本书承以下课题资助：

北京市医院管理局临床医学发展专项"扬帆"计划（临床技术创新项目）：认知行为治疗规范化服务研究与推广（课题编号：XMLX201403）

首都临床特色应用研究：老年情绪障碍跨诊断小组认知行为护理干预程式的编制及效果研究（课题编号：Z171100001017060）

认知行为小组治疗

中文翻译版

Cognitive Behavioral Group Therapy
Challenges and Opportunities

原著者　Ingrid Söchting

主　审　李占江

主　译　郭志华

译　者　（以姓氏笔画为序）

王丽娜　王莉红　罗　佳

贺美玲　郭志华

科　学　出　版　社

北　京

图字：01-2017-4849

内 容 简 介

全书内容共三篇 17 章。第一篇讲述了认知行为小组治疗的基本原理、循证依据、效果和小组过程，以及小组治疗的要点。第二篇集中讲述了认知行为小组治疗当前面临的挑战及应对之策。第三篇则具体描述了针对不同群体的认知行为小组治疗方法，其中包含了文献回顾和作者的临床经验，同时列举了一个认知行为小组治疗模式的案例。最后本书的附录介绍了 10 个有用的治疗工具，读者可以结合自己的实践酌情应用。

本书写作特色在于作者高度总结了自己多年的临床经验，非常重视小组过程在治疗中的作用，同时提出跨诊断的理念，这是不同于一般的认知行为治疗著作的地方。本书内容实用，通俗易懂，适用于已经具有一定认知行为治疗基础而想要进一步学习认知行为小组治疗的精神卫生工作者阅读参考。

图书在版编目（CIP）数据

认知行为小组治疗 /（加）英格里·索奇廷（Ingrid Söchting）著；郭志华主译.—北京：科学出版社，2017.10

书名原文：Cognitive Behavioral Group Therapy: Challenges and Opportunities

ISBN 978-7-03-054065-2

Ⅰ．①认…　Ⅱ．①英…　②郭…　Ⅲ．①行为治疗　Ⅳ．①R749.05

中国版本图书馆CIP数据核字（2017）第185138号

责任编辑：王灵芳 / 责任校对：何艳萍
责任印制：徐晓晨 / 封面设计：陈　敬

科 学 出 版 社 出版
北京东黄城根北街 16 号
邮政编码：100717
http://www.sciencep.com

北京凌奇印刷有限责任公司 印刷
科学出版社发行　各地新华书店经销
*
2017 年 10 月第 一 版　开本：720×1000　1/16
2021 年 3 月第三次印刷　印张：16
字数：291 000
定价：58.00 元
（如有印装质量问题，我社负责调换）

认知治疗（cognitive therapy）由美国宾夕法尼亚大学的精神病学教授阿龙·贝克（Aron T. Beck）博士于 20 世纪 60～70 年代创立，后来融合了行为治疗技术发展成为认知行为治疗（cognitive behavioral therapy，CBT）。自 CBT 创立以来，由于其具有科学、高效和结构化的优势而得到迅速发展，目前已经成为欧美等发达国家的主流心理治疗方法，并且得到了这些国家精神疾病临床治疗指南和医疗保险系统的推荐和接受。英国政府于 2008 年投入巨资推出了一个庞大的改善心理治疗服务计划（improving access to psychological therapies，IAPT），CBT 是首推的心理疗法，至今这个计划仍然不断改进。近十年来，随着各地 CBT 培训班越来越多，以及国外出版的专业书籍源源不断地被翻译成中文，我国的精神卫生工作者对 CBT 的了解逐渐深入，学习的热情越来越高。近年来业内相继成立了中国心理卫生协会认知行为治疗专业委员会、中华医学会精神病学分会认知行为治疗协作组和中国医师协会精神科医师分会认知行为治疗工作组，进一步推动了国内 CBT 的发展。2016 年 8 月，习近平总书记在全国卫生与健康大会上指出：要加大心理健康问题基础性研究，做好心理健康知识和心理疾病科普工作，规范发展心理治疗、心理咨询等心理健康服务。习总书记的讲话令人振奋，我们相信，随着我国心理治疗服务的发展与完善，CBT 将会成为未来我国精神卫生领域的主流心理疗法。

尽管目前 CBT 在西方发达国家的初级保健和二级医疗机构中得到应用和推广，但仍然面临着治疗师不足与不断增长的病患需求的矛盾。我国由于认知行为治疗研究与实践起步较晚，相关培训不足，相比西方发达国家，治疗师更为稀缺。为解决这一供需问题，除了加大培训，培养更多的认知行为治疗师外，改进服务方式、提升服务效率也是一个有效的办法，比如应用小组的形式完成认知行为治疗过程，即认知行为小组治疗(cognitive behavioral group therapy，CBGT)。在小组中，患者不仅能得到治疗师的指导和帮助，而且组员之间也能够相互支持和启发，获得更大的益处，还可节约医疗资源，成本-效益较高。为此，CBGT 在国外开展得越来越多，国内学者也关注到我国心理治疗服务的现状，开始关注到 CBGT 服务形式，初步开始了一些培训和临床上的研究试用。遗憾的是，虽然国外相关领域的著作较多，国内针对小组心理治疗，特别是 CBGT 的专著很少，特别是在跨诊断视角下如何开始 CBGT 就更显得稀缺。 本书是 2014 年以来的新作，作者拥有丰富的小组认知行为治疗经验，同时也开展了大量科学研究，真正践行了认知行为治疗"科学与艺术"的原则，值得我们认真学习。

本书有三个特点。一是作者在书中并非用全部笔墨来描写各种精神障碍的认知行为小组治疗流程，而是对大量最新文献以及自己的个人经验进行总结升华，故书中有很多令人耳目一新的观点，极大启发了读者的思路。二是由于作者前期有精神动力学治疗的背景，其高度重视"小组过程"在治疗中的作用，这是其他认知行为治疗著作所较少提及的，也是当这部书的主译与我讨论应该将"cognitive behavioral group therapy"翻译为"小组认知行为治疗"还是"认知行为小组治疗"时最终选择后者的原因。三是作者在书中多处提及跨诊断的认知行为小组治疗，为小组治疗的未来普及与推广指明了方向。作者的涉猎面之广、经验之丰富、思考之深入令人钦佩。

全书共三篇 17 章。第一篇围绕着 CBGT 的基本原理、研究证据、与个体认知行为治疗的效果比较和小组过程理论展开描述，并采用抑郁症的案例展示了小组治疗过程的要点。第二篇集中讲述了 CBGT 当前面临的具体挑战及应对之策，也就是如何做的问题，比如怎样吸引患者加入到小组治疗，减少脱落；怎样处理小组成员的异质性和建立跨诊断小组，如何整合正念、人际动力等治疗成分从而提高效果；如何才能成为一名合格的认知行为小组治疗师。第三篇则具体描述了针对不同年龄群体（成人、老年人或青少年）、不同文化民族背景及不同精神障碍（抑郁症、惊恐障碍、广泛性焦虑障碍、强迫障碍、精神分裂症、囤积障碍、物质依赖等）的 CBGT 治疗方法，其中包含了文献回顾和作者的临床经验，并且还分别呈现了一个认知行为小组治疗模式的案例。另外，本书的最后还附录了 10 个有用的治疗工具，读者可以在自己的实践过程中酌情应用。本书主要适用于已经具有一定认知行为治疗基础而想要进一步学习 CBGT 的治疗师，但是相信，无论何种水平、何种流派的心理治疗师，都能从自身视角获得对自己有益的知识和技能。本书虽然是关于小组治疗的，但其中的一些观点和方法对于个体认知行为治疗同样适用。

很高兴，本书由我的学生（现在也是我的同事）郭志华博士翻译完成。他是精神卫生专业的研究生，毕业后在北京安定医院接受了严格系统的精神科住院医师训练。在我们团队一起开展认知行为治疗的科学研究及举办培训班过程中，他同时系统学习和实践了认知行为治疗，积累了较为丰富的经验。这部书的翻译完成是他在认知行为治疗领域成长的见证，很高兴看到他的坚持和进步。我对全书进行了审校，统一了格式、体例及术语。在审校过程中，我其实也学到了很多，希望读者也能够从中受益，特别是想要在自己的医疗机构中开展认知行为小组治疗的同行们。另外，还要感谢科学出版社的编辑们为本书的出版所做出的努力。

由于水平有限，时间仓促，译著中若存在错误和纰漏之处，恳请各位读者和同行们批评指正，以便下次再版时能够予以纠正和完善。

李占江

首都医科大学附属北京安定医院教授、主任医师、博士生导师

首都医科大学临床心理学系主任

中国心理卫生协会认知行为治疗专业委员会副主任委员

2017 年 6 月 10 日

本书是许多人共同工作的结晶。我从同事（行）的教学、督导、咨询、合作研究及相互启发中获益良多。

本书的完成还需要感谢我们项目团队中的众多成员，他们相信自己的治疗师，因此，能够完成自我暴露和修正他们既往所秉持的自我诋毁性的信念。

最需要感谢的是我们心理健康团队中富有技能和支持力量的同事。按照姓的首字母排序，他们分别是艾伦·艾布拉姆斯（Ellen Abrams）临床咨询师、贾斯万特·博帕尔（Jaswant Bhopal）精神科医生、维罗妮卡·克利夫顿（Veronica Clifton）社会工作者、洛娜·克拉特汉姆（Lorna Clutterham）精神科护士、丹尼诗·科尔斯（Denise Coles）临床咨询师、阿比·达希（Abi Dahi）精神科医生、希瑟·唐纳森（Heather Donaldson）精神科医生、莫林·埃德加（Maureen Edgar）咨询心理学家、萝丝玛丽·梅斯默（Rosemary Messmer）临床咨询师、贾马尔·密瑞尼（Jamal Mirmiran）精神科医生、埃里卡·欧·尼尔（Erica O'Neal）精神科医生、苏·保罗（Sue Paul）助理康复师、尼古拉·皮戈特（Nicola Piggott）护士、丹·林（Dan Ring）职业治疗师、佩特拉·鲁顿（Petra Rutten）职业治疗师、希拉·史密斯（Shelagh Smith）职业治疗师、贝蒂·塞德（Betty Third）职业治疗师、达伦·托普森（Darren Thompson）精神科医生和托娃·沃林斯基（Tova Wolinsky）社会工作者。我还要对精神科医生哈利·卡林斯基（Harry Karlinsky）、拉杰·卡塔（Raj Katta）、卡洛琳·斯坦伯格（Carolyn Steinberg）和戴维·科恩（David Cohen）及心理学家提莫太·克罗威尔（Timothy Crowell）、英格里·费多罗夫（Ingrid Fedoroff）和苏亚·思瑞卡姆斯瓦兰（Suja Srikameswaran）对本书的大力支持表示感谢。

回到更早的时期，我要感谢毕业学校的导师詹姆斯·玛西亚（James Marcia）和罗伯特·雷（Robert Ley），他们为我提供了精神动力学、发展心理学和人本心理治疗的训练；感谢我的第一位认知行为治疗导师——乔治亚·内梅茨（Georgia Nemetz），现在仍然是我学习的榜样；也要感谢我实习和博士后时期的认知行为治疗（cognitive behavioral therapy，CBT）督导师——威廉·科赫（William Koch）、皮特·麦克林（Peter McLean）、兰迪·帕特森（Randy Paterson）、查理斯·布兰斯费尔德（Charles Brasfield）和林恩·奥尔登（Lynn Alden），他们的 CBT 督导、教学和应用都做得非常好。

已经有几个学者花费时间和精力阅读了本书的部分或者全部章节。我深深感谢精神科住院医师玛格丽特·王（Margaret Wong）、约翰·瓦塔尔（John Tavares）

和艾伦·贝茨（Alan Bates），他们从 CBT 小组治疗初学者的角度提供了有价值的反馈，同时向阅读过本书的有经验的小组治疗师致谢。例如，心理学家科林·艾莉森（Colleen Allison）阅读了全部初稿，提醒我补充最新的研究发现；精神科医生乔治·哈吉帕洛夫（George Hadjipavlou）阅读了其中的几章并对书的内容和风格提出了许多建议；心理学家罗莎琳德·卡奇普尔（Rosalind Catchpole）分享了自己进行儿童小组治疗的最新经验；临床心理学系博士生艾莉森·维尔斯特（Alison Welsted）和科斯蒂·科尔曼-麦克法兰（Kirstie Kellman-McFarlane）分享了她们的有关强迫性囤积研究的经验；心理学家希瑟·富尔顿（Heather Fulton）提供了教授和传播药物成瘾的 CBT 治疗经验；心理学家马赫什·梅农（Mahesh Menon）对精神病一章做了有益的点评。

特别感谢图书馆员香农·隆（Shannon Long），他在几年中提供了关于小组治疗项目的文献，韦泽·苏珊娜·戴格尔（Wizard Suzanne Daigle）帮助对附录中的表格进行了排版，卡佳坦·雅卡尔（Kjartan Jaccard）对作者索引做了认真和辛苦的标注。

还有许多其他同事，因为太多，这里就不再提及他们的名字。他们在近些年里对支持和影响我的 CBT 工作也起了很大作用，对本书有直接的作用。例如心理学家西奥·德格（Theo Degne）和克里斯多夫·威尔逊（Christopher Wilson），与我合作撰写了《低强度 CBT 的牛津指导》，从而为本书的结构提供了一些框架；心理学家马克·劳（Mark Lau）也参与了《低强度 CBT 的牛津指导》的写作，且对正念部分给出了详细的意见；约翰·奥格瑞得尼克祖克（John Ogrodniczuk）教授则是我临床研究的导师。

感谢乔-安·柯克（Jo-Anne Kirk）主管，给了我时间来完成这本书。

特别感谢威利·布莱克韦尔（Whiley Blackwell）团队：高级编辑达伦·里德（Darren Reed）和凯伦·希尔德（Karen Shild），助理编辑奥利维亚·威尔斯（Olivia Wells）和艾米·米舒尔（Amy Minshull），排版编辑乌穆德哈瓦利·娜瑞丝曼（Kumudhavalli Narasiman），财务主管瑞瓦太·卡利亚莫泰（Revathy Kaliyamoorthy）及项目经理拉迪安·卢德尔·塞尔万奈丁（Radjan Lourde Selvanadin）。他们的鼓励、理性及同我良好的交流使得整个过程都很愉悦。也衷心感谢本书的最初 4 位提议者，他们不仅对此书表现出了极大的兴趣，也提出了建设性的建议和反馈。

感谢我的家人，没有他们，我的意志很快就会耗尽。尤其感谢我的爱人道格拉斯·托德（Douglas Todd），他是一名记者，非常有耐心，他不止一次阅读了全部书稿，提出了很好的建议使得本书的语言更加生动。道格拉斯对心理学和心理治疗展现出的兴趣值得我珍视和学习。由衷地感谢我已经长大成人的孩子——英格里·卡尔坦（Ingram Kjartan）、托尔斯腾（Torsten）和西格布里特（Sigbrit）——你们用各自的方式表达了对我的支持，从而使得本书的意义更加不同寻常。我珍视你们兄妹之间的团结。

　　我还要把感谢带给我丹麦的家人，母亲——卡琳·米切尔森（Karin Michelsen），妹妹——精神科医生阿斯特丽德·索奇廷（Astrid Söchting）及我亲爱的喜欢读书的父亲罗伯特·索奇廷（Robert Söchting）。

　　感谢所有直接或间接完成本书的人。书中的任何错误、不清楚的描述、错误的理解或解释都由我最终负责。

认知行为小组治疗的深度和广度

我在 20 世纪 80 年代读心理学研究生时，主要学习的是个体心理动力治疗，根本没有想到自己现在居然会写一本关于认知行为小组治疗的著作。

虽然得益于心理动力治疗的训练，但我也开始认识到认知行为治疗的许多好处，包括疗程更短、更经济，使患者自费治疗成为可能。个体认知行为治疗和小组认知行为治疗都为具体问题提出了具体的解决办法，特别是与情绪和焦虑有关的问题。治疗师一般把认知行为治疗当成一种病症或问题趋向的心理治疗，强调个体行为的改变和对自身、周围或日常生活环境认知模式的改变。认知行为治疗师更多集中在问题或障碍的维持因素上，而非造成它们的因素，他们帮助患者理解和解决障碍从而更好地生活。认知行为治疗通常对患者的目标、需求和个人历史表示出深切的尊重和同情。事实上，认知行为治疗也值得冠以"以患者为中心"和"与患者合作"这样的词汇。

认知行为小组治疗（cognitive behavioral group therapy，CBGT）内容丰富。患者得到的不仅仅是更为有效的帮助，还可以不用再担心在乘坐公共交通工具时受到传染和染上传染病。他们同时体验到自己的恐惧被病友感同身受，且可能最重要的是，他们被其他人看成是一个完整的人，而非仅仅是一个"强迫症患者"。看到患者的转变是认知行为小组治疗带给患者和治疗师的共同好处之一。与个体认知行为治疗不同，认知行为小组治疗使患者有机会接触社会，尽管仍不全面。毫无疑问，作为个体的患者，将会受益于他们在社会当中的情绪和行为，使其会变得更好。随着许多西方社会的隔离趋向日益明显，针对个体的小组认知行为治疗确实能够给个人带来超越治疗本身的东西。

在西方社会的心理健康培训领域，我们看到对于个人的幸福、韧性和目的与意义的强调日益增加，即所谓的积极心理（positive psychology）治疗。积极心理治疗的倡导者包括心理学家马丁·塞利格曼（Martin Seligman）和精神科医生乔治·瓦林特（George Vaillant）等。他们指出，心理和精神病学界一直以来局限于带有贬意的标签针对症状进行工作，而非对患者采取整体的并强调力量的观点。我在本书中则认为，认知行为小组治疗既提供了有效的症状缓解，又促进了积极的个体资源，而这在个体治疗当中很难实现。认知行为小组治疗还把治疗从对个人的关注转移到对社会和世界的关注上。认知行为小组治疗体现了一种民主和集体的感觉，它为与精神疾病做斗争的人们提供了与医护人员和病友一起并肩作战的机会，并帮助患者克服社会隔离和病耻感。

我之前说过"小组认知行为治疗到了最好时期"，表示现在并非常态。这种最好时期当然能够吸引小组治疗师，但也提出了为什么不能经常使用这种方法的问题。与任何手段一样，认知行为小组治疗需要一些基本的技能，但同样重要的是保持开放，在不违背 CBT 大原则的前提下进行修正和尝试新的办法。一个有益的比喻是，音乐——练习弹奏乐谱虽然枯燥，但是对于日后提高及与他人一起弹奏却是必需的，与小组治疗中的搭档合作也是如此。

我写本书的目的就是帮助认知行为小组治疗的开展者更加自信地带领他们的团体，且关注加强团体的许多方法，从而使这种治疗方法更行之有效。本人作为一个认知行为小组治疗师，是从 1994 年担任惊恐障碍小组的实习治疗师开始的。回顾这一小组，我为自己带领小组成员回顾家庭作业时所采取的传统的个体认知行为治疗模式而感到羞愧。"谢谢，下一个。"想到没有充分利用集体的经验解决家庭练习的困难时，我感到莫大的损失和难过。我认为引入小组治疗可以增强信心，尽管出现了一些意外情况，但是我们没有一个退出者（必须指出惊恐障碍可能不需要太多关注小组影响过程，所以对于认知行为小组治疗新手而言，是一个练手的机会）。我们成功地在 8 周的时间里每次 2 小时在同一房间里治疗 8 名患者，这大大节省了人力和物力。后来我每周带领 4～6 个小组。

本书适合认知行为小组治疗的新手和老手。我认为我只是起到了穿针引线的作用。我在本书当中分享了关于认知行为小组治疗的学术和临床研究，此外，还有我在 20 年里发展、运用、培训和评价认知行为治疗的经验，当然不乏从其他治疗者那里学来的内容。与个体治疗不同，CBGT 通常至少还有一位专业人员作为见证人和观察者，这使我花了一段时间去适应，毕竟之前已经习惯于在私密的空间里进行治疗。但是认知行为小组治疗为个体反馈和咨询提供了很好的机会，而这是许多个体治疗所不具备的。所以，"我们"指的是我的同事和学员，学员主要是心理学和精神科的实习生，同时还有职业治疗、咨询、社会工作和护理行业的学员。本书与其他著作的共同之处在于，它涵盖了认知行为小组治疗行之有效的大部分障碍，也就是所谓的情绪障碍等常见心理健康问题。不同之处在于，对如何通过实施和运用认知行为小组解决问题方面提供了更多的讨论。此外，它还显示了如何把认知行为小组治疗应用到尚缺乏临床研究但充满前景的临床问题和人群身上。

细心的读者可能会注意到，我对于认知行为治疗当中的"行为"强调颇多。在个体治疗中，我倾向于在认知和行为干预中间保持平衡。但在小组治疗中，我的经验明显偏重于行胜于言，形式就是暴露和小组活动，认知行为治疗小组凝聚力越强，每个人的动机和最终结果受到的影响就越大。除了强调行为干预外，还有三大主题贯穿本书。

我强调的第一个主题是，认知行为小组治疗为推动共同获益提供了独特的机会，使用的手段就是为大部分心理疾病提供了高质量、低价格的心理健康服务。第二，认知行为小组治疗必须更加认真地对待过程变量，以使之更为行之有效。第三，虽然未必需要很高的学历才能成为认知行为小组治疗师，但却需要认真培训，深刻理解合作的重要性，且跟进最新技术发展才能实现和保持基本的和先进的技术。

本书分三篇。第一篇是对认知行为小组治疗相关的基本原理、研究和理论的介绍。该部分结尾两章谈到了如何利用认知行为小组治疗处理最为司空见惯的抑郁症。在阅读第一篇时，有经验的治疗师可能希望他们的认知行为小组治疗技术得到肯定，且从他们的实践当中获得新的角度和观点。

第二篇更务实，谈到了如何做的问题，治疗师和心理健康管理人员面临着建立和开展可行的认知行为小组治疗项目的问题。我们将考察下面的问题：需要多少必要的培训才能带领认知行为小组治疗？小组成员需要多大程度的同质性才能行之有效？成员如何为认知行为小组治疗做好准备？如何避免脱落以及如何在一个小组当中建立个体暴露等级？第二篇还讨论了成功执行认知行为小组治疗的几大挑战及解决办法。除了引用我自己的经验，我还倾向于使用重要文献。特别是在第 7 章，我首先采用文献回顾了认知行为小组治疗的跨诊断方法，然后提供了具体案例。

第三篇探索了小组治疗文献中较少关注的认知行为小组治疗对于某些人群的机遇。这些人群被包括进来是因为他们很可能是健康关注的新重点，当然是在公共体系当中。不管是个体还是小组认知行为治疗在传统上都具有很窄的年龄范围并带来一些问题，通常是 18～65 岁人群中的焦虑和抑郁障碍。第三篇还展示了认知行为小组治疗如何有效干预老年人、儿童和少数民族群体，以及具有强迫性囤积、成瘾和精神病的人群。该篇每章都将描述所展现的人群，其中包括按照美国精神病学会的《精神障碍诊断和统计手册》（第 5 版）（DSM -5）所制订的诊断标准，回顾了现有文献，以及呈现一个认知行为小组治疗模式的案例。我努力在文献回顾和实用案例之间达成平衡。回顾的目的是帮助繁忙的临床医生来了解认知行为小组治疗领域的最新进展。

本书主要适用于治疗已经出现临床症状，但还不需住院治疗的患者群体。所描述的认知行为小组方案可被认为是二级治疗。典型的患者被初级治疗的家庭医生或社区心理健康管理者推荐过来，他们能够确认患者是否需要更加专业的治疗。被推荐过来接受认知行为治疗的患者可以首先尝试低强度疗法，比如阅读自助手册、观看 DVD 光盘或者在心理健康网站互动，但是这些是不够的。本书的重点集中在社区心理健康门诊中的小组，但同样适用于私人心理健康机构。

本书所有临床案例和对话都进行了保密处理。因此，一个案例消除了代表个人的信息，往往代表的是几个患者的情况。我使用小组治疗师一词时交替使用了"group therapist""group facilitator"和"clinician"。

我希望本书能鼓励有志于小组认知行为治疗的专业人员进一步研究，这一针对常见心理健康问题的有力干预方法。

第一篇 认知行为小组治疗的基础

第三篇　不同年龄和人群的认知行为小组治疗

第一篇　认知行为小组治疗的基础

第一篇前三章阐释了认知行为小组治疗的基本原理、研究和理论。开始的这些章节充满了临床案例，目的是展示如何实践这些认知行为小组治疗的原则。第 1 章举例说明把个体认知行为治疗延伸到小组。第 2 章讨论了小组认知行为治疗在熟悉并积极投入小组过程因素时更为有效的原因。第 3 章系统阐述了认知行为小组治疗对本书所涵盖障碍的研究发现。这一背景信息将为第一篇最后更实用的两章提供背景，它们将详细阐述如何利用认知行为小组来治疗抑郁症。

第 1 章

把认知行为治疗延伸到小组

　　认知行为小组治疗在更便捷和更廉价治疗心理健康问题方面发挥着重要作用，无论是个人付费，还是政府付费。在政府付费治疗体系当中，认知行为小组治疗可以在保证质量的前提下大幅削减开支和提高效率（Bennett-Levy，Richard，& Farrand，2010）。不占用私人办公室或机构的小组治疗对患者来说更廉价，因为私人小组治疗师同时治疗几个患者时不会向他们收取与个体治疗相同的费用。本章系统地回顾了个体认知行为治疗是如何快速发展及为什么小组模式是这种成功的合乎逻辑的延伸。把个体认知行为治疗延伸到小组背景并非一帆风顺。惊恐障碍小组治疗案例展现了其中的一些挑战。本章结束部分讨论了与个体认知行为治疗相比，认知行为小组治疗的独特疗效及同一个认知行为治疗小组打交道的方法。

为什么认知行为治疗越来越多地应用于常见心理健康问题

　　受到心理健康问题袭扰的个体日益增多。抑郁和焦虑障碍是最主要的心理健康问题，北美地区成人抑郁症的终身患病率为16%，而成人焦虑障碍的终身患病率为28%（Kessler，Chiu，Demler，&Walters，2005）。出现这种趋势有几个原因。一些原因可能反映了人们对心理健康问题和接受治疗的日益增长的意识。然而，即使把更好的公众教育考虑在内，焦虑和抑郁的比例仍呈上升趋势。其中可能有更大的社会经济趋势，从而导致一些健康研究人员坚定地指出，更高的精神疾病患病率与社会经济不公平有关。几乎所有心理健康问题的比例，特别是焦虑障碍，均随着社会经济地位的下降而增加，从而使得不良的心理健康既是贫穷和不公平的原因，又是贫穷和不公平的结果（White，2010）。有趣的是，不公平同样伤害着富人。在贫富差距日益拉大的国家，比如美国，我们看到即使是富人也出现了更高比例的抑郁和焦虑。与之相反，日本的收入差距较小，于是各种社会经济地位人群的精神疾病比例就较低。在社会经济因素基础之上，拥有坚强牢固的家庭、友谊和社会关系对于男女精神幸福至关重要；相反，任何家庭、社区结构和社会支持的破裂与心理健康问题的增加都不无关系（Alexander，2010）。

许多焦虑和抑郁障碍都可以得到药物治疗，通常患者的家庭医生也采取这种方法。对于抑郁而言，新药包括选择性 5-羟色胺再摄取抑制剂（selective serotonin reuptake inhibitors，SSRIs）；老药包括三环类药物，如丙米嗪。新药比老药的不良反应更轻微，因此受到医生的欢迎。新药还可以用来治疗焦虑症。研究表明，认知行为治疗和药物对治疗急性期抑郁症具有同等效力（DeRubeis，Siegle，& Hollon，2008），但是认知行为治疗停止后更可能不复发，而药物停止后则很可能复发（Hollon，Stewart，&Strunk，2006）。联合药物和认知行为治疗可能对治疗抑郁症特别有效。最近英国一项涉及 469 名受试者的随机对照研究表明，只有在治疗当中采取认知行为治疗时，患者才开始康复。在为期 6 个月的跟踪调查当中，46%的接受认知行为治疗者未复发，而接受常规治疗者仅有 22%未复发，治疗效果保持了一年之久。我们的经验是，更加严重且对于药物治疗有效的抑郁症患者，更容易参加规律性的小组治疗。特别是，我们注意到这些小组成员从睡眠管理中获益，并且服用药物后活力增加，因此，不会因为惰性或动力不足而错过小组治疗。

况且，不论有效与否，许多人由于各种原因并不喜欢服用药物。对于抑郁症患者而言，抗抑郁药常带来一些不良反应，比如体重增加和性欲下降，结果导致社交中的自信与快乐感觉减少。对于具有抑郁症的老年患者而言，新陈代谢降低使他们必须减少服药量，因此，未必有什么疗效。其他人则倾向于学习可持续的自助技能，而非依靠外部的药物，结果代价也很高（Cooper 等，2007；Dwight-Johnson，Sherbourne，Liao，&Wells，2000）。对于倾向于积极管控自身健康者，认知行为治疗是一个具有吸引力的选择。临床工作者把认知行为治疗当成一种以症状或问题为中心的心理治疗方式，强调个人的行为改变和思维模式的转换。告诉患者认知行为治疗是一种短期治疗，一般只有 8～16 周，且在治疗期间需要反复练习学到的新技能以保持疗效。

认知行为治疗在大多数西方国家均存在，且越来越多地在诸如中国等世界上的其他国家使用。事实上，加拿大情绪和焦虑治疗网总结的临床指南建议，把认知行为治疗当成治疗抑郁障碍（Ravindran 等，2009）和焦虑障碍（Swinson 等，2006）的一线治疗，因为越来越多的证据表明，认知行为治疗行之有效。英国国家健康和临床优化研究所（National Institute for Health and Clinical Execllence，NICE，2009）也建议使用认知行为治疗来治疗抑郁和焦虑障碍，其中包括具有轻度抑郁的人群。认知行为治疗不仅帮助个体享受到更高的生活质量，且非常经济。在强调认知行为治疗的成本-效益之前，我简单介绍一下什么是认知行为治疗。

认知行为治疗的原理

认知行为治疗由 20 世纪 60 年代的行为治疗演变而来。行为治疗是斯金纳、沃尔普、艾森克和巴甫洛夫等生物学家和医学家实验的产物。这些早期的行为主义者把心理病理机制简单地概念化为学习过程,比如经典或操作条件反射(Hawton,Salkovskis, Kirk, &Clark, 1989)。他们反对西格蒙德·弗洛伊德(Sigmund Freud)及其后人提出的心理动力学理论,认为心理治疗就是解决生命前 5 年未解决的内心冲突。不是集中在诸如梦、记忆和自由联想等精神现象上,这些早期的行为治疗师专门集中在行为的环境因素上。他们证明了环境因素导致两种基本的学习形式,经典条件反射和操作条件反射。我们都熟悉巴甫洛夫的狗的条件反射试验。

最初,狗对于食物(无条件刺激)的味道产生无条件的分泌唾液反应。然而,随着时间的发展,伴随着食物出现规律的铃声,狗仅仅听到铃声就可以引起唾液分泌,甚至没有食物时也是如此。于是铃声(条件刺激)就引发了条件反射。我们在现代的认知行为治疗诊室中看到了其他形式的经典条件反射。一个女人非常怕猫,躲避猫。其实刚开始时她并不害怕猫,后来变得越来越明显是因为她在朋友家第一次出现惊恐发作时有几只猫在场。看到猫就构成了条件刺激,因为它与惊恐发作时的不愉快体验联系了起来,尽可能回避猫就成了条件反射。治疗手段包括暴露于猫及与惊恐发作有关的场合。操作条件反射包括操纵环境因素,目的是塑造一个人的行为。比如第 17 章将会显示,接受治疗的成瘾患者可能同意接受代金券来购买商品,这可作为日益减少的成瘾行为的奖励。给予奖励,正面强化了想要的行为。

到 20 世纪 70 年代,运用经典和操作条件反射模式的行为治疗被广泛用于解决一系列问题,多为焦虑和某些特定恐惧。然而,从认知科学中观察到的结果开始挑战学习的严格行为模式。认知行为治疗的先驱,如心理学家阿尔伯特·艾利斯(Albert Ellis)和精神科医生阿龙·贝克(Aaron Beck),他们均强调心理治疗中认知因素的作用。他们发现,某些思维对刺激的解释可以影响到个人的行为反应(Hawton 等,1989)。比如,回避猫的女人担心她再次在猫出现时惊恐发作,可能她的想法如"我无法应对惊恐发作""惊恐发作意味着我疯了"加剧了这种恐惧。对于具有抑郁的人而言,自我批评和夸大思维(如"每个人都是那么聪明,而我什么都说不出来")在维持抑郁症状中的重要性成为贝克关注的重点。他开创的抑郁认知理论后来将认知行为治疗变为现实。

大部分认知行为治疗师的关注重点在环境和认知因素之间摆动。正如我们在本书中所见到的一样,某些心理问题需要更多的行为干预,其他需要更多的认知干预,更多的则是要求两者结合。行为治疗的关键治疗原则就是暴露(直面恐惧),目的是通过系统脱敏消除条件反射的恐惧。认知治疗的核心是认知重建(改变一个人的思维和解释）。认知重建包括帮助患者的思维逐渐变得更加灵活和富有弹性，而不是先入为主（如"我确信我的老板想要开除我""我心跳很快，意味着我心脏病犯了"）。

最近，认知行为治疗经历了一次新的转变，这被誉为第三次浪潮。第一次是行为浪潮；第二次是认知浪潮；第三次是正念训练和接受与承诺治疗（acceptance and commitment therapy，ACT）浪潮。正念训练可被描述为不断针对现实的经验觉醒。以正念为基础的认知治疗（mindfulness-based cognitive therapy，MBCT）与传统认知行为治疗的不同之处在于，它较少关注人们的思维内容，而更多关注人们对于思维的接受程度及人们与思维之间的关系。第5章显示了以正念为基础的认知治疗如何发展成为一种维持治疗的手段，以应对认知行为治疗成功治愈抑郁症后仍有可能复发的问题（Lau，2010）。

时至今日，认知行为治疗是一个广泛的领域，包括针对许多心理问题的一系列不同但又相互重叠的治疗方法。经过60年的实证研究后，认知行为治疗被证明能够高效地治疗各种心理障碍（如抑郁、惊恐、强迫、广泛性焦虑、社交焦虑、恐惧症、创伤后应激障碍、成瘾和精神病）、医学问题（比如，与睡眠有关的障碍、性功能障碍、糖尿病、慢性疼痛和心脏疾病）及生活当中无法诊断的问题（如缺乏自信、自卑和愤怒）。认知行为治疗还有助于人格障碍，尽管在小组模式当中比较难以驾驭，具有挑战性（Bieling，McCabe，& Antony，2006）。

认知行为治疗的成本-效益分析

认知行为治疗作为一种经济的治疗方法在英国突出地体现出来。2007年，当时的工党首相托尼·布莱尔（Tony Blair）公布了伦敦经济学院的抑郁报告（2006），其中显示抑郁每年至少造成190亿美元的损失，占国民总收入的1%。根据抑郁报告，2006年英国有100万人由于心理障碍而领取失能补助，大概每人每月1200美元。一份加拿大的报告估计员工因为心理健康问题（包括药物和酒精成瘾）每月需要花费雇主4000～9000美元。英国的抑郁报告进一步指出只有不到5%的患者接受了有效的心理治疗。由于这份报告，当时的布莱尔政府每年拨款2.8亿美元来培训认知行为治疗，从而提高治疗效果，而患者无须付费。这项计划后来被称为英国改善心理治疗服务计划（British Improving Access to Psychological Therapy，IAPT）。卡梅伦政府在2011～2015年为该计划拨款6.52亿美元，因为该计划取得了很好的效果（Clark，2011；Clark等，2009）。

尽管英国政府不惜血本投入认知行为治疗，但必须指出这是有其现实考虑的。英国政府意识到，如果不改善公民的身体素质，特别是出现大量病休现象，政府将蒙受更大的损失。澳大利亚政府是另外一个采取措施增加有效心理治疗服务如认知行为治疗的例子，它的改善计划允许患者在心理学家那里每年接受 10 次政府付费的心理治疗服务（Australian Department of Health and Aging，2009）。

如果采取小组形式，认知行为治疗将更经济。因为与个体治疗相比，小组治疗的效率是其 4 倍。且不会出现资源浪费现象，如果 1～2 个患者不出勤，其他患者仍然可以得到治疗。另外，在成本分析当中，有研究指出，对于惊恐障碍，小组治疗的成本是 523 美元/人，个体治疗的成本是 1357 美元/人，而药物治疗的成本是 2305 美元/人（Otto，Pollack，&Maki，2000）。由于如此经济，认知行为小组治疗在政府支持的社区卫生诊所中越来越受欢迎。不过令人感到迷惑的是，为什么认知行为小组治疗没有在政府健康部门的主导下被更广泛地推广。其中一些原因可能是因为得到训练的治疗师数量不足或在发展和维持小组时所面临的挑战。在区域更小的社区当中将一定数量的具有相同问题的人在短时间内组成小组是一个问题。以上这些及其他原因将在第 6、7 和 10 章详细讨论。

把个体认知行为治疗延伸到小组设置中

即使对于受到最好训练的认知行为治疗师而言，把认知行为治疗放到小组背景之下也需要仔细、小心规划。这些现实困难包括如何将从个体认知行为治疗中抽取的内容转化为小组模式，同时要处理小组动力。在下面的文本当中，首先考察内容上的挑战——使用一个惊恐障碍小组作为一个具体案例，然后从认知行为小组治疗的角度分析影响过程的挑战。

个体认知行为治疗模式已经可以成功地转型为小组模式。临床研究提供了很好的证据表明，认知行为小组治疗强迫、抑郁、社交焦虑、进食障碍、精神病和物质滥用等一系列障碍有好的疗效（Burlingame，Strauss，& Joyce，2013）。尽管结果不错，模式转换也不是直截了当的。现有个体认知行为治疗模式的扩大，以及大部分患者的障碍高度具体化，意味着至少一个小组治疗师需要接受系统培训才能使治疗行之有效。对于焦虑而言，10 种不同的焦虑障碍也各有各的模式。由于认知行为小组治疗所用的模式是个体认知行为治疗的修订，且次数是固定的，因此，一些治疗成分也许需要进行重组。这个惊恐障碍案例的模式只是一个例子，对于强迫和抑郁等其他障碍的个体认知行为治疗模式同样需要修改转型为小组形式的设置。

把认知行为治疗转化为认知行为小组治疗：惊恐障碍案例展示

伴有或不伴有广场恐怖（agoraphobia）的惊恐障碍（panic disorder）是一种司空见惯的焦虑问题，经常导致本来功能良好的人无法开车或走出去乘坐公共交通工具。按照美国《精神障碍诊断和统计手册》（第 5 版）（美国精神病学会，2013）

所示，惊恐障碍的特点是不断出现意想不到的惊恐发作（备注 1）。惊恐发作表现为突然出现极度恐惧或紧张，几分钟内达到顶峰，出现下述至少 4 类症状，心跳加快、出汗、颤抖、气短、窒息感、胸痛不适、恶心、头晕、晕倒、非真实感、麻刺感或者分离。害怕失控、变疯或者死亡。至少每周发生一次，持续 1 个月，并出现以下 2 项：①持续担心再次发生；②与发作有关的非适应行为（回避惊恐发作的行为，比如回避锻炼或者不熟悉的环境）。惊恐障碍可能包括也可能不包括广场恐怖症。根据 DSM-5（APA，2013），广场恐怖症包括在以下 5 种场合下至少 2 种场合出现显著的恐惧或焦虑：①使用公共交通工具（如汽车、公共汽车、飞机）；②在空旷场所（如停车场、市场）；③在封闭空间（如商场、剧院、影院）；④在排队或人群中；⑤独自出门。

在极端情况下，具有惊恐障碍的患者回避出门，且几乎天天待在家。在医院，由于需要重点考虑更为严重的精神疾病，惊恐障碍往往被忽视。然而，不予治疗带来的个人与社会损失是巨大的。导致本来受过良好教育、行为高效的个人常常请病假，不过认知行为治疗可以取得良效。

一个惊恐障碍认知行为治疗小组一般每周碰面 1.5～2 小时，连续 10 周。在同质的惊恐障碍患者小组当中，可以包括 12 个人，但是通常认为最佳人数为 8 人。一个惊恐障碍小组可以包括具有广场恐怖者和不具有广场恐怖者。一个惊恐障碍小组结构严谨，且像"教室"一样。患者容易有动力，且相对不关心其他问题，如家庭背景问题。这就使治疗师可以按照标准程序担任教学角色。惊恐障碍小组一般被认为是最容易带领的。治疗手册大同小异，而且巴洛（Barlow）与克拉斯克（Craske）编撰的《掌控你的焦虑和惊恐》（*Mastery of Your Anxiety and Panic*, Fourth Edition，2007）就很合适。它提供了含 12 次会谈的认知行为治疗计划来治疗惊恐障碍。与许多其他认知行为治疗手册类似，它需要经过改编来适应小组设置。与其他治疗方法的主要不同是有些治疗成分需要提前被引入小组。

一次标准的惊恐障碍小组治疗开始时，所有成员轮流汇报过去 1 周内他们有多少次惊恐发作或接近惊恐发作，以及他们如何使用应对技巧。接下来就是一些信息内容，如呼吸的机制、二氧化碳/氧气平衡的重要性，或说明如何建立个体暴露等级（第 9 章将详细叙述），或如何挑战对于身体感觉的错误解释。对于惊恐障碍所有这些不同的治疗要素都出现在巴洛和克拉斯克的治疗手册当中。课程结束时再轮流发言，治疗师确保为所有患者的家庭作业设定了现实和合适的任务。在一个惊恐障碍小组当中，治疗师的主要任务就是掌握时间，在小组庞大时做到这一点并不容易，且要确保所有材料都有涵盖。我们已经发现请患者充分练习身体内部感觉暴露及现场暴露并非易事。在巴洛和克拉斯克的治疗手册当中，这些暴露练习直到第 6～8 次治疗才正式开始，甚至在手册的早期版本中开始的时间更晚。与惊恐障碍的个体认知行为治疗即巴洛和克拉斯克的手册不同，小组治疗的次数有限——通常为 10 次，且延伸到完全暴露的工作通常不可能。

故意引起令人害怕的身体感觉，如通过稻草呼吸产生呼吸受限的感觉，是认知行为治疗惊恐障碍的一个关键原理。通过实际制造所担心的身体感觉，患者开始意识到尽管这些感觉非常不舒服，但是它们并不会危及生命。这些挑战又被称为内部感觉暴露（interceptive exposure）。这对于治疗惊恐障碍至关重要，因为患者对于身体感觉的敏感性已经大为增加。例如，不是害怕商场本身，而是害怕带来的诸如心跳加快等感觉才使人们远离商场。我们建议小组治疗师灵活使用手册并在第 4 次治疗介绍暴露，然后帮助患者设定每周的暴露目标。巴洛和克拉斯克的手册中建议约 8 次内部感觉暴露（如过度呼吸、原地跑步、通过稻草呼吸、转圈），且他们都能够并应该在治疗师的带领下在小组内完成。如果治疗师提前实行这个练习，比如在第 4 次治疗，他们可以在 3～4 周的时间里引入 2～3 次内部感觉暴露。

与之类似，可以对具有广场恐怖的成员在第 4 次治疗开始时现场暴露（vivo exposure）。这些治疗师需要意识到这些成员是谁，且确保他们通过家庭作业的形式面对自己回避的场合。例如，患者艾米尔（Amir）害怕去人多的地方，他的最高暴露等级是"坐 4 小时飞机"去自己喜欢的地方。由于知道他无法在 10 周的时间里完成这项任务并在组内反馈，我们尝试让他与其他具有广场恐惧的成员一起早点开始暴露。从第 4 次治疗开始，艾米尔每周的目标就是开车到当地机场，然后停留在那里与自己的妻子和旅行社人员讨论出行方案。至于内部感觉暴露，艾米尔还在小组治疗课程中接受指导使用稻草呼吸。他在飞机上对于惊恐发作的恐惧，在很大程度上是由于他过度敏感从而认为自己无法得到足够的空气，可能导致缺氧而亡。与许多具有惊恐障碍的患者类似，艾米尔并不特别担心坠机。他坚持练习忍受有限的空气摄入，从而使他建立信心能够在诸如飞机的封闭空间内待较长时间。在人多的房间和公共汽车上的现实场景暴露也为他搭乘飞机打下基础。

在巴洛和克拉斯克的手册当中，过度估计（overestimation）和去灾难化（decatastrophizing）的认知要素也被引入。比如，里面有许多有效的关于如何挑战死于心脏疾病的过度估计或去灾难化的小组讨论。小组治疗师使用白板来展示组员的例子。正如本章后面我所指出的一样，任何小组讨论或练习都要求治疗师尽量带动全组。他们实现这一点不是自己提供答案，而是依靠全组的力量。他们还鼓励更为安静的组员参与讨论，而不是仅仅待在那里。比如，一个治疗师可能说，"我们现在有三条证据表明珍妮弗（Jennifer）的心跳不可能达到危险的程度（没有心脏疾病、心跳加快无害、快速心跳最终会恢复正常）。琳达（Linda），你能理解这些吗？有什么补充的吗？"非常安静的组员可能会简单地回答："我能够理解，明白了。"于是享受到参与感并且有机会练习发言。或琳达可能会补充信息："对我而言，我学会注意到我的心率无缘无故的变动是一个常见的现象。"珍妮弗可能回答："谢谢，琳达，我猜心脏也不完美，只要我们顺其自然，就会安静许多。"

在认知行为小组治疗中管理小组过程

受过心理动力学培训的治疗师都理解个体患者和治疗师之间具有许多复杂的情感联结表现。很难描述 8 个患者与 2 个治疗师之间的多重关系。不仅组员与治疗师之间有互动，而且组员之间也有互动。小组治疗师本人也有自己的动力，反过来投射到其他组员身上。所有这些互动的质和量通常被称为小组动力（group dynamic）、小组气氛（group climate）或小组过程（group process），并且等同于个体治疗当中的治疗契约（therapeutic bond）或联盟（alliance）。小组过程一词将在本书后面通篇使用。小组过程包括一系列独立因素，将在第 2 章予以描述。

小组过程的复杂性对治疗师的专业能力具有更高的要求。他们使用的不仅包括具体的认知行为治疗技术，还包括小组中所有的人际互动和影响过程。常常听说认知行为小组治疗师同意分工，一个负责发放材料，一个注意成员在做什么，这就是过程。尽管这有些实用价值，但是我的体会是认知行为小组治疗工作的性质并不适合这种分工。正如后面的例子所示，常常会出现意外情况。

如果一个治疗师回答自己"不负责解释暴露（exposure）和反应阻止（response prevention）的工作原理（强迫症案例），而是确保所有人都安全"，小组领导力的可信度就遭到了破坏。这可能被一些小组成员解释为知道暴露和反应阻止的治疗师未必能保证所有人的安全。

还有一种情况是治疗师可能被看成无能或不投入。在这个例子当中，组员苏珊（Susan）有一个自我贬低的负面自动思维"我是一个手忙脚乱的糊涂虫"，其中一个治疗师正在询问她支持其想法的证据。治疗师只顾问她的例子，而她实际上并没有特别严重，于是这就变成了小型的一对一的治疗。这在小组认知行为治疗当中不可避免，某种程度上也是允许的。但是在这种情况下，"小组过程"治疗师试图关注另外一个组员汤姆（Tom），而他突然哭了起来并准备离开房间。其他组员开始脱离治疗，他们陷入自己的想法和情绪之中。如果负责内容传递的治疗师问其他人关于苏珊的情况，这种一盘散沙的局面就可以得到避免。有人甚至可能说苏珊经常准时到达，这明显不是"手忙脚乱"。

虽然认知行为小组治疗可以借鉴个体治疗的东西，但是针对某一特定障碍并能明确处理小组过程的认知行为小组治疗方案几乎并不存在。我曾经见过一个方案《成瘾的小组认知治疗》（*Group Cognitive Therapy for Addictions*，2012）。第 2章将继续讨论过程和内容的不同并对它们加以整合。

在我回顾如何开始一个认知行为治疗小组和第一次治疗的重要性之前，我先讨论一下与个体认知行为治疗相比，认知行为小组治疗的独特好处。

小组治疗模式的独特好处

当符合 3 个条件时，任何治疗都变得更加有效。患者与治疗师之间的关系或小组过程必须强大。治疗目标必须明确，且同时被患者和治疗师所接受，患者必须很好地理解哪些任务是治疗的重点从而来实现这些目标。认知行为小组治疗提供了一种独特的机会来创造一种强大的小组关系或是小组变量来发展应对技巧，甚至小组形式强化了标准的认知行为治疗程序（Coon 等，2005）。这些步骤包括回顾家庭作业、诸如暴露和思维挑战等治疗任务，且布置新的家庭作业。

小组可能为参与人员提供一种归属感，从而与社会隔离及遭到社会羞辱和边缘化的常见感觉相对抗。有时候，尽管大部分认知行为治疗小组并没有明确的自尊问题，但是社交自信还是有很大提升。小组活动结束后，我们常常发现患者会继续聚会甚至一起旅游。我对患者们能够"同舟共济"感到吃惊。小组治疗的一个最有收获的方面就是进入某个第一次治疗，比如，参加一个强迫症小组——见证了最初紧张和羞愧的气氛如何转变成为一种放松开放、接受自我与他人及充满希望的气氛。在只有 2 小时的时间里，一些并不清楚的小组魔力发生了。

达成一致的治疗目标对于认知行为小组治疗来说并不是一个很大的问题，因为每个小组通常都有一个名称，很清楚地表明了这个小组是做什么的。比如，惊恐障碍小组、抑郁症小组或创伤后应激障碍小组。小组之前的评估或小组取向治疗进一步帮助患者正确理解他们所挑选的小组能否帮助他们达成目标。当所有成员都说他们希望从小组当中得到什么时，第一次治疗其实是提供了一种检查。成员可能说他们寻求更好地理解自己的问题且建立技能来更加有效地管理自己的紧张或压抑情绪。当听到其他人渴望类似的结果时则强化了小组的总体目标，并提高了所有人的动力。

认知行为治疗的一个主要成分就是强调学习适应性的应对技巧，手段是直接从事各种行为和认知任务。这集中在学习新的技能并替代帮助较少的任务（回避是寻求认知行为治疗的人一个通用的适应不良的应对方式），这可能是在小组中开展认知行为治疗最重要的理念。小组模式帮助患者从治疗师那里学习，同时他们之间也相互学习。认知行为小组治疗师说有可能更多地控制自己的思维，进而影响人的情绪和行为。在许多情况下，认知行为小组治疗可能让患者第一次有机会从其他患者那里获得关于自己行为的反馈。一个小组为彼此接受和给出建设性的反馈提供了一种独特的机会。在小组设置下，苏格拉底对话（备注 2）或引导发现（guided discovery）等认知行为治疗概念具有了崭新的意义。

认知行为治疗中的引导发现意味着治疗师并没有迅速提供回答或方法，而是让患者回答一系列问题来发现其目前意识之外的相关信息（Padesky &

Greenberger，1995）。治疗师倾听、反映和总结。通过这一过程，患者对自己的问题得出一种新的理解方式。因为患者通过自身的推理获得了不同观点，因此他们新的理解更加可信。在认知行为小组治疗中，小组治疗师鼓励组员彼此之间提供这种支持性的提问。下面是一个例子，小组治疗师如何借助组员的力量帮助患有惊恐障碍的成员曼迪普（Mandeep）提高他理解和应对害怕某些身体感觉的能力。

　　曼迪普：我不准备参加老板的退休派对活动，因为如果我晕倒的话将非常可笑且丢人。

　　治疗师：听起来好像害怕晕倒是你倾向于在家而避免社交活动的一个关键因素。

　　曼迪普：确实如此。我知道上次上课时，有人说过在惊恐发作中晕厥几乎不可能，但是这对我来说并非如此。

　　治疗师：有人建议曼迪普如何应对自己对于晕倒的恐惧吗？

　　纳地亚：我想知道在感觉惊恐时你晕倒了多少次？

　　曼迪普：嗯，如果你的意思是失去意识的话，我实际上没有晕倒过。但是我感觉也快了。

　　李：你怎么知道你快晕倒了？

　　曼迪普：嗯，我的腿像胶一样，我的大脑一片空白，还有时候目光模糊，所以我知道我快要晕倒了。

　　拉里：还记得我们在前2节治疗当中谈论的惊恐发作症状吗？在我看来你正在经历其中的一些，特别是双腿打战。我也有那种情况，我过去对晕倒也感到恐惧。

　　李：有些东西我记得不是很清了，但是我知道惊恐时血压是不稳定的，时高时低。

　　曼迪普：我认为我们惊恐时血压容易上升一些。

　　纳地亚：不错，而我们晕倒时，我们的血压实际上是下降的。这与我们的交感和副交感神经系统的影响是有关系的。在我们惊恐时交感神经被激活，对吗？（看了看治疗师）

　　曼迪普：哦，所以那感觉类似晕倒，但实际上与真正的晕倒不同吧？

　　拉里：我只是想说，我真的理解你，曼迪普，但是在我看来你和我都错误地认为我们的焦虑症状意味着我们即将晕倒，其实那在生理上是不可能的。

　　曼迪普：以后我会提醒自己所有令人害怕的感觉比如头轻和腿颤不舒服，但是并没有危险。它们与肾上腺激素升高有关，也就是我们在第一节课上所说的恐惧面前的3种反应（战斗、逃跑、僵住）有关。

　　拉里：没错，甚至你或我快要晕倒时，其实并不真的危险。出现的概率很低，所以我再也不继续担心了。

纳地亚：我们的治疗师是否可以帮我们再回顾一下战斗-逃跑反应？

治疗师：当然可以复习一下。小组里还有其他人希望复习一下吗？

在小组成员提问和总结的帮助下，曼迪普重新发展了另一种自己能够理解的对于惊恐的解释角度。与治疗师简单地告诉小组成员如何去想或做相比，通过这一提问和探索的小组过程通常使答案更为可信。

最后，认知行为小组治疗设置还可以强化运作一个小组的标准认知行为治疗程序。这些包括复习和布置家庭作业及课程之间的任务。曼迪普的案例显示了治疗师如何让小组支持一个成员挑战自己对于晕倒的过度夸大。家庭作业不顺利的小组成员可能从学习其他成员如何成功完成家庭作业中获得好处。随着小组发展，治疗师常常惊奇地发现，小组成员如何相互帮助设定新的和相关的家庭作业。成员之间甚至可能相互开玩笑来设定更具挑战性的家庭作业。治疗师在合适的时候尽量鼓励利用幽默的方式来强化认知行为小组治疗的程序。甚至抑郁小组在小组过程强大时也会爆发出笑声。我们发现小组成员的合作对象不仅仅包括小组的带领者，也还有组员，从而使他们的个体治疗方案最大化，其中也包括他们的家庭作业计划。

在上面的部分中，我详细阐述了如何开始一个认知行为治疗小组。从小组一开始就要强调联结（小组过程）的重要性、目标和任务。

如何开始一个认知行为治疗小组

认知行为治疗是一种有时间限制的、目标集中的和高度结构化的治疗形式。认知行为小组治疗与上述描述并没有太大区别。认知行为治疗小组容易成为封闭性团体，意味着所有人从开始到结束都是在一起的。然而，每周增加一两个新成员进入开放小组也是行之有效的，我在第 15 章和第 17 章列举了一些例子。时间较短的小组治疗针对焦虑障碍，如惊恐障碍小组（一般为 8～10 次治疗）。时间较长的小组包括中重度抑郁、创伤后应激障碍、强迫性囤积和成瘾问题（一般为 16～20 次治疗）。

设置小组治疗室

在新的小组第一次治疗之前，治疗师要确保设置好房间。一定要保证提前完成，使患者觉得受到欢迎，而不是看到治疗师忙着布置桌椅。一般来说，一个认知行为治疗小组请患者围坐在一个四方形或马蹄形的桌旁。治疗师可以坐在一起，也可以不坐在一起。如果治疗师坐在一起，能够强化认知行为小组治疗师主要是老师的职能，同时患者也可以在听讲时头朝向一个方向，避免不断的转换注意力看谁在讲话。有的 2 名治疗师喜欢对面而坐，这样一方面他们可以做出肢体语言，比如敲敲桌子，意思为"你说得太多了——让我来解围吧"。另一方面，坐在一起方便在脚下使用动作暗语。我倾向于设置 2 个治疗师。然而，只有一个治疗师的情况也很常见。有时候一个治疗师的效果比 2 个还要好。社交焦虑小组和强迫症小组需要用到暴露技术，最好使用 2 个治疗师。大部分认知行为小组治疗项目还是倾向于使用 2 个治疗师，但有时候人手不够。

房间通常要有白板、记号笔、挂图或是投影。一定不要忘了桌子上准备好两三盒纸巾，还有削好的铅笔。在治疗时，最好在门口挂上免进牌——"治疗进行中，请勿打扰"。我们曾经有过教训，就在一个女性患者口述遭遇性侵的经历时，医院工程队的一个彪形大汉突然破门而入。

第一次治疗

第一次治疗至关重要。它设定了框架，解释小组治疗的结构、小组基本规则、认知行为治疗原理，且创造了希望和积极预期。治疗师还定下了透明、温暖和合作的基调。我们很少让患者缺席第一次治疗（除非家里有急事），如果确实他们缺席，我们让他们参加下一组的治疗。

在第一次小组治疗中，发给患者一个文件夹，其中有每次治疗的日期和主题内容（参见附录 A，以抑郁症小组为例）。接下来有前 4 节治疗的讲义，并告诉患者随着治疗的进展我们会添加新的讲义。告诉患者随身携带讲义，这也可以说是患者的自助手册。如果预算允许的话，一些课程还发给患者一个已经出版的手册，比如第 4 版《掌控你的焦虑和惊恐》（Barlow & Craske，2007）。

每个人都有自己的姓名标签，包括治疗师在内。治疗师首先致欢迎辞，对患者初次参加小组治疗感到紧张予以正常化，破除患者对于未来期望的模糊观念。在每次小组治疗开始时，治疗师都要讲明今天的日程安排。他们可能说："对于我们今天第一次治疗，我们有很多事情要做。首先，我们治疗师要做自我介绍。接下来我们看一些基本规则和期望，然后听取你们对小组的希望。之后讨论什么是惊恐障碍（或其他障碍，依据小组的类型而定）。我们将讨论一个模型，显示如何破解惊恐障碍。最后我们将描述这个小组治疗包括什么，并且让你们开始做第一份家庭作业。听起来如何？你们有什么要补充的吗？"

日程安排一经设定，治疗师就要开始自我介绍，强调自己的专业和特长。实习生要实事求是，承认自己缺乏经验，对于一些人而言，这可能是他们第一次主持小组治疗。治疗师自我介绍的方式是树立尊重、诚实和坦率的模范。有时候，患者会问治疗师是否经历过某种障碍，这时最好予以回避。还有其他真诚回答这类问题的办法。小组治疗师可以说任何人都处于心理健康连续谱的某一点上，而且谁都无法避免精神问题。

我们接着一起看基本规则，以及对于他们出席小组治疗的期望，如何处理缺席和迟到、保密性、社交活动，最后对认知行为治疗做简单介绍，要特别强调积极参与和家庭作业。至于基本规则，治疗将根据情况而定，并没有严格的规定。有时允许患者自带食品，甚至提供茶点。有时则只允许携带饮料。一般而言，认知行为治疗小组比其他治疗更加宽松。我的建议是，如何处理和组织结构每个治疗师都不同。通过具体的阐述，我希望帮助初涉认知行为小组治疗的同行们有一个良好的开端。

缺席与迟到

缺席是一个大问题，因为小组治疗是短期治疗，且每次治疗都有新的信息。我们请患者不要缺席超过 2 次。如果超过，请重新开始。患者通常都会配合，并且认为这符合他们的利益。迟到也是应该从治疗一开始就处理的一个问题。和其他小组治疗一样，认知行为治疗小组只有守时治疗效果才能最好，因为这强化了生活结构和对他人的尊重。小组治疗师完全可以规定自身的迟到"法则"，只要他们能够清楚地予以说明即可。当然，小组成员不能按时到达有很多原因，其中回避是一个常见原因。症状也是一个阻碍，一个患有强迫症的老师常常迟到，因为来之前她必须花 30 分钟在学校卫生间反复洗手。

可以理解患者不愿意在治疗中直面自己的恐惧或者情绪。我们用术语谈到了这些东西。虽然我们合理化了小组成员的恐惧和纠结，我们还清楚说明小组治疗房间必须在开始 5 分钟后关门，而迟到者需悄悄进入就座（如果迟到超过 30 分钟，请提前通知小组）。如果成员错过了开始的轮流汇报环节（成员轮流汇报上周的情况和家庭作业），我们可能不再给他们报告的机会。为了显示惩戒，我们对于迟到者不给予积极的关注。认知行为小组治疗师应该严格遵守认知行为治疗的学习准则。

保密和小组外的社交活动

保密是任何心理健康治疗小组的通用法则。虽然患者点头表示明白，但是他们常常对于保密意味着不做什么并不清楚。为了减少这种焦虑，我们告诉患者他们完全可以在小组内部谈论自己的经历，但是不要指名道姓或描述别人。与之类似，有时候我们鼓励组员加强社交，但同时治疗师请组员不要在小组外私自会面。当我们解释称一些人听说其他人在小组外搞社交活动时，他们可能有失落感，大家通常都能理解。有趣的是，这可以反复提醒，且治疗师需要注意整个小组。在一个成年小组，一个女人很难理解为什么她不能邀请另外一个落单的组员参加圣诞晚餐，由于不想显得不近人情，治疗师决定让全组进行讨论，并做出决定，其中包括对于邀请的限制。这一例子显示了治疗师并不是强硬实行小组规则，而是进行民主讨论决策。

关于保密还有另外一个影响因素。偶尔，在较小的社区当中，参加同一小组治疗的 2 个人意识到他们彼此认识。他们的孩子可能在同一个球队；他们可能去同一个教堂或居住在同一所公寓。这不可避免，因为小组成员的名字是保密的，到了正式治疗时才予以公开。当发生这种情况时，治疗师要表达自己的关切，声称这种情况确实发生了。我们解释称只要他们愿意，完全可以在同一个小组，或者其中一个退出参加下一个小组。这通常需要同小组治疗师进行一些讨论。有一个例子，2 个为同一家组织做志愿者的人在认出彼此时明显不愉快。一个说："我不想离开，但是她确实需要治疗！"失去一个不易取代的组员令人感到沮丧，但是治疗师必须学会根据情况进行应对。

成员介绍

邀请小组成员分别介绍自己。强调即使对于没有社交焦虑的人而言这也不容易，我们借助统一的自我介绍结构来减少焦虑。我们请患者回答白板上的 3 个问题：①你最喜欢吃什么食物？②你为什么参加这个小组？③你希望从这个小组得到什么？第 1 个问题明显就是打破沉默，强调个体化的、轻松的气氛。第 2 个问题是核对该小组是否符合患者的目标。如果强迫症小组的患者说她准备克服儿时受虐，则目标无法达成。对于第 3 个问题，成员倾向于回答说"学会如何更好处理焦虑"或"理解为什么我反复陷入同一模式不能自拔"。这些答案为治疗师强化小组中的任务和技能提供了机会。

在自我介绍当中，治疗师千万不要进行冗长的一对一对话。一些成员迫切希望讲述自己的故事。治疗师坚决但是温和地把这个成员的话与小组目标和其他成员的话联系起来。比如，如果山姆准备说他老板有多么不公，治疗师将说："你在接下来几周时间里诉说的机会很多，我们很高兴你参加进来。与玛丽类似，你工作当中的困难造成了你的抑郁。在这个小组当中，我们希望为你们提供一些技能来帮助你们更好地应对。"如果治疗师不确定如何使自我介绍更加简短，他们将无法实现本次会谈日程的目标。这破坏了小组成员的信心，特别是治疗师的信心。

认知行为小组治疗的预期

所有患者在结束第一次治疗时都应该清楚明白自己需要从认知行为治疗小组当中获得什么，治疗如何进行，努力完成作业，且同样重要的是，他们完全可以信任治疗师有能力指导他们渡过难关。虽然具有专业知识的治疗师占据主导地位，但是他们必须提醒组员所有会谈都包含自我陈述和组员互助。治疗师解释说第一次会谈时可能会多讲一些，但希望后面的时间里组员能够越来越多地提出问题并相互帮助，提供建议和反馈及接受反馈。他们进一步解释称反馈必须要尊重他人。他们可能发现一些组员比其他人更容易交谈，他们鼓励喜欢谈话的组员带动不爱说话的组员。值得强调的是，组员从认知行为小组治疗中的收益并不取决于组员说了多少。一些非常安静的组员也会从中受益匪浅。

第一次治疗的倒数第二个环节就是关于具体障碍的教育，通常有录像辅助。最后一部分是发给组员一些测评量表。治疗师解释跟踪个体进展的好处并且对项目评价目标进行总体比较。要求小组成员在家完成测评，然后带到下一次治疗中。第6章包括了各种结果测评的信息。

认知行为小组治疗师笔记

认知行为小组治疗师面前都有带记录纸的笔记板。这可让他们检查作业时做好笔记。认知行为治疗小组中有各种表格来监测焦虑或进行行为试验。小组治疗师在每次治疗结束时复印这些表格，患者将其放入文件夹进行保存。治疗之后，小组治疗师利用笔记在他们的表格中做出正式的进展记录。在大多数心理治疗项目当中，仔细记录每次治疗是必要的，而且可以帮助治疗师总结患者在治疗中的进步。尽管在认知行为小组治疗过程中记录是允许的，很重要的是这不能影响小组过程。如果一个治疗师书写过多，表面看起来是在吸收信息，而且也没有四处张望，但这明显有脱离患者的嫌疑。还会让小组成员怀疑治疗师关于他们的记录。我的方法就是解释自己为什么要做一些记录及如何使用，并补充说患者完全可以看我的记录。

接下来的治疗

在第一次治疗后，所有接下来的治疗都按照同一结构进行：①欢迎组员分享和回顾最近一周的活动及家庭作业；②治疗师展示新的材料，并且回顾之前介绍的材料；③治疗中的练习，如暴露或认知重建；④根据组员的表现布置新的作业。

每次治疗一开始，治疗师对每一个人要表示欢迎，宣布谁请假不来了或会晚到，通过介绍新的材料或练习来设定日程安排，并且他们询问日程是否有需要增加的内容，如果有，那就加上。比如，一个组员可能说她这一周过得不好，因为被辞退了，希望从组里得到一些帮助。治疗师这时可以建议暂停轮流发言，花一点时间给予她支持，然后再完成其他任务。

总　结

本章回顾了认知行为治疗的发展历史、原理和常见应用。认知行为治疗是全世界范围内一系列心理健康问题的治疗选择。认知行为治疗能节约经费，如果按照小组进行，更加如此。讨论了把个体认知行为治疗模式转换到小组模式的困难，并以惊恐障碍为例进行了示范。然后回顾了第一次小组治疗的基本要素，不管问题类型是什么。尽管小组认知行为治疗的局限性是缺少个体化的治疗计划，但小组模式可以给患者提供一种归属感，这超越了缓解病症本身。小组模式有助于患者获得支持和联系，是认知行为小组治疗的关键力量。在下一章节，我们将进一步审视研究小组模式的独特性是如何发挥作用的，特别是如何把过程因素融入到基本的认知行为小组治疗当中去。

备　注

1. DSM-5 中惊恐障碍的诊断标准（APA，2013）与 DSM-IV 相比没有变化（APA，2000）。

2. 认知行为治疗术语"苏格拉底对话"来源于古希腊哲学家苏格拉底（公元前 470～前 399），通过提问的方式引出答案，帮助人们理解自己的问题所在。

第 1 章参考文献

第 2 章

小组过程与内容

前一章显示，尽管认知行为小组治疗有很多优点且前景光明，实施起来却很有挑战性。本章将继续讨论治疗师如何通过仔细考虑内容传递和小组过程而使他们的小组更加强大。尽管比较小组认知行为治疗和个体认知行为治疗的研究传递出的信息是两大模式都有效（见第 3 章），但还是有人甚至包括认知行为治疗师认为小组治疗效果不如个体治疗。我理解这种怀疑的态度。既要坚持高度结构化，每次治疗都必须有预设的教育材料，时间是固定的，同时又不能看起来像在课堂一样，做到这一点确实不易。当我带人际治疗（interpersonal therapy，IPT）小组时，我承认经常处于放松状态，因为我没有必要做特定的展示，而只是对于治疗中发生的事情予以处理，进而促进个体和小组的发展。我不是贬低动力学小组治疗师的技能，而是说认知行为小组治疗师需要很高的技能，把两种不同的治疗传统、小组治疗和认知行为治疗融为天衣无缝的一体不是容易的事情。本章的开始对认知行为治疗小组的过程与内容进行了理论探讨，然后采用具体的临床案例显示过程因素如何在认知行为小组治疗中支持内容的传递。

小组治疗过程和内容

先说一点小组治疗的历史。小组心理治疗开始于 20 世纪 50 年代。有或没有精神障碍的人都可参加这种小组，通常他们被称为 T 小组，而 T 代表训练（敏感性训练，sensitivity training）。这些小组并不遵循某个固定的结构或模式，而是允许成员自由互动，相互支持。时至今日，这些支持小组被认为是过程小组。过程小组仍然流行，而且在公共和学术心理健康机构存在。对于许多心理健康专业人士而言，特别是老一些的治疗师而言，小组治疗仍然基本等同于过程小组。专业的小组治疗组织，比如在美国和加拿大的小组治疗组织，也强调过程小组，但很难发现他们能提供认知行为治疗。与此同时，随着过程小组快速发展，认知行为治疗成为该领域的"新生儿"，强调一种更加注重结构、集中于问题及处理当下的治疗方法。认知行为治疗原先是个体形式的治疗,尽管认知行为治疗也使用小组模式,但这种适应并非一帆风顺。因为治疗师教育小组成员有关他们各自的问题和应对技巧,所以认知行为治疗小组充满了不同的内容和结构,但是一旦一群人集中到一起,一系列人际动力因素便开始发生作用,这自然会影响小组工作的方式。

小组治疗文献中的两大关键趋势提供了理解小组认知行为治疗师所面临的挑战的背景(Burlingame,Strauss,&Joyce,2013)。第一是考察过程——小组成员联系和体验小组的方式,假设主要是这些动力因素和互动促进了积极改变。小组过程被伯林盖姆等(Burlingame 等,2013)定义为小组内部改变的理论机制,其中包括小组发展、治疗因素、小组结构的程度和时机及人际反馈。在这一小组过程中,总体治疗效果也受到了治疗师因素(如除了教育展示、认知能力和跨文化能力,一些领导特点诸如温暖、理解能力和与小组一起工作的能力是改变的载体),患者因素(如人际技能、理解能力和语言流畅能力)及结构因素(如长短、频率和设置)的影响。这种过程方法在欧文·雅洛姆(Irvin Yalom)的《小组心理治疗理论与实践》一书中最为典型。在一个过程小组当中,人们应该康复得更好,这是因为工作是由小组完成的,即在组员相互联系和体验小组的过程中完成。

与之形成对比,内容(也称为结构化)方法,其中包括认知行为治疗,集中于引起改变的具体治疗方案。该方法认为人们因为在小组内部完成工作,而不是被小组完成而康复得更好。临床工作者和研究人员已经把个体认知行为治疗模式运用到小组背景来治疗诸如抑郁、社交焦虑和广泛性焦虑、强迫症、精神病和成瘾行为等一系列病症。几种认知行为小组治疗方案已经出版,并且提供了循序渐进的治疗指南。尽管研究一般支持这些改良的个体认知行为治疗方案的效果,在社区环境下开展认知行为小组治疗的实际情况却不如书本上描绘得那么成功。认知行为小组治疗师发现他们无法在有限的时间内传递许多治疗要素,并且没有办法给予个人足够的关注,固定的认知行为治疗方案对于如何处理过程中的互动问题很少能提供帮助。

尽管在理解大趋势方面有用,内容和过程却并没有那么明显的划分。要说认知行为小组治疗完全是内容,而雅洛姆式的人际小组完全是过程就过于简单了。有经验的小组治疗师都明白二者兼顾不是没有可能。伯林盖姆及其同事(2013)提出了治疗师如何更好地理解提升治疗效果的多因素概念化。他们强调既要坚持改变的形式理论(如认知行为治疗),又要坚持治疗师在小组治疗中展现出的小组过程。

❦ 小组过程理论 ❦

在理想的认知行为治疗小组中,治疗结果是由下面的因素决定的:①治疗师对于内容的表达能力；②利用小组过程因素的方式。一些治疗师列出了与认知行为治疗小组过程有关的一系列因素。其中一位治疗师把这些因素划分为以下类型：①小组成员因素（如小组成员的病症和人格特点对彼此的影响）；②治疗关系（如小组成员与治疗师之间是否信任，组员之间是否信任，治疗师之间是否信任）；③个体变量（如患者期望值、患者满意度、可能预测结果或脱落的变量）的效果；④小组改变机制（如启发、包容、凝聚力及期望的小组过程等）。

本章集中在第 4 类型——小组改变机制方面。然而，其他因素也很重要，将在整本书中进行讨论。雅洛姆的小组过程模型在小组改变机制的任何方面都至关重要，这种方式也被其他学者采纳。雅洛姆的小组治疗因素视角启发了认知行为治疗小组。积极的方面包括增加了参与引发焦虑的行为或挑战认知的动机。不幸的是，只有很少的临床心理学学生能理解熟悉雅洛姆的工作。此外，整合和丰富现有的治疗传统的机会非常多。

在 2005 年第 4 版《小组心理治疗理论和实践》一书当中，雅洛姆和雷克斯（Leszcz）列举了 11 种小组治疗因素。不熟悉该理论的人需要知道，这些都是针对典型的人际问题或人生胶着感的疗法。小组成员可能患有也可能不患有情绪或焦虑障碍，而且雅洛姆式小组在抑郁或焦虑方面也不是完全一样。因此，把这些因素总结成为具有特定诊断的认知行为治疗小组可能对雅洛姆所谓的人际关系过程是管中窥豹。尽管 11 种不同因素被其他各种心理治疗小组提出过，读者可能毫不奇怪这些因素之间是高度相关的，而且它们绝对不是单独发生或起效的（MacNair-Semands，Ogrodniczuk，& Joyce，2010）。这 11 种因素包括：①灌注希望；②普遍性；③模仿行为；④传达信息；⑤利他；⑥小组凝聚力；⑦存在因素；⑧情绪宣泄；⑨相互学习；⑩发展社交技巧；⑪再现原生家庭关系。

本章剩下的部分将利用简单的对话举例解释一些小组过程如何运作。我将使用一个强迫症小组作为例子。选择强迫症可能有些武断，其实可以挑选任何小组来例证具体的过程因素。但是我们发现过程因素特别适用于强迫症小组，部分原因是组织小组成员进行暴露练习具有挑战性。第 13 章将详细描述如何运用认知行为小组来治疗患有强迫症的青少年。

实践中的小组过程——强迫症案例展示

在接下来的篇幅当中，每个雅洛姆治疗因素都在同一个强迫症小组的治疗中进行讨论。我按照重要性列举这些因素，从治疗师的角度来看认知行为小组治疗是如何治疗强迫症的。

灌注希望

具有强迫症的人不愿意接受小组治疗。这是可以理解的，因为他们感到羞愧。他们担心被看成是疯子或令人恶心。他们的强迫症状可能包括干扰孩子或要求丈夫一回家就脱光衣服，因为他们担心会污染自己的家。具有强迫症的人平均 10 年之后才会来寻求帮助，这比其他焦虑障碍者要长得多。具有强迫症的人常会自己努力改变，如果家人意识到他们生病，他们也会试图帮忙。不幸的是，这种帮忙往往适得其反。因为家人往往支持他们对于强迫或保证的要求。可以理解的是，他们宁愿把衣服洗 3 遍，也不愿意患者发脾气。对亲人说："我不认为你碰了那女孩"，说上 15 遍也并非什么难事。可是，毫不奇怪的是当有人最终寻求治疗时，希望就变得渺茫了。下面就是如何在小组当中相互鼓励灌注希望。

治疗师：所以，我们现在第一次治疗快要结束了，我们希望你们都清楚这个强迫症小组如何能够帮到你们。我们只是大概谈了治疗成分，你们对于这个方法如何适用于自己有很多问题，但是随着每周的发展，你们会越来越清楚。在离开之前，你们还有其他问题或者建议吗？

吉姆：我只是想说我从未碰到过别的人患有强迫症，且我也不敢相信简妮上班路上突然掉头回家看看是否把门锁好。她说她准备面对恐惧使我觉得我也能够做到。

朱丽亚：是啊，我也准备面对自己的恐惧了。尽管听起来面对恐惧很可怕，但是知道我们是共同面对时使我觉得来这儿对了。

孙明：我非常感谢你们医生说，尽管非常困难，但是你们承诺都会安全，且一切在我们的掌控当中。我只是觉得来到这里就有了希望，我不知道这个小组在我的城市已经存在多年了。

治疗师循序渐进地强化希望的感觉，结束时可以这样说："我们很高兴你们加入小组，并且有勇气进行尝试。我们知道任何人直面难以避免的东西都很困难。我们可以说这里有巨大的支持，而且这将使艰难的工作更加容易，有时甚至有趣。我们真的希望与你们并肩作战。"几乎无一例外，第一次强迫症小组最后是大家谈笑风生，互相打招呼然后离开。

普遍性

对于一位强迫症患者而言，了解到并不是仅仅自己在做奇怪的事情是一个巨大的安慰。作为一名治疗师，我们应该宣传普遍性，甚至要让人们知道自己的强迫状况相当普遍。下面就是一个如何运用普遍性来强化治疗投入的例子。

吉罗德：我知道只有我没有分享我的强迫症状，我很高兴治疗师告诉我不是必须这样做。当小组大部分人都在关注某个人的恐惧时仍然相当有效。

汤姆逊：我还可以，但是当我听说彼得不再碰到减速器就下车时对我很有帮助。

吉罗德：我的强迫症状与众不同，并且我认为没有人听说过，可能甚至连治疗师都没有听说过，因为我从来没对别人说过（看着治疗师）。那么，我来说说，我只有别人在场时才敢抱孩子，因为我害怕自己可能会掐死她（吉罗德开始哭，其他人将桌上的纸巾盒推给她）。

治疗师：我们理解分享有多么困难，虽然你害怕别人看不起你，但是你需要知道我们见过许多母亲具有同样的强迫症状。所以，在这种意义上，你的恐惧不是独一无二的。它们被称为"伤害强迫"。这是相当常见的强迫症状。记住，这些强迫症的形式不同，但是它们与你是一个什么样的人毫无关系。

汤姆森：那意味着我不应该认为自己是一个危险的司机吗？（接下来小组讨论强迫症是一种临床现象，而并不反映一个人的人格）

模仿行为和同伴榜样

缓解恐惧焦虑的一个重要方法就是分享这种恐惧。任何治疗强迫症的认知行为治疗主体部分其实都是暴露和反应阻止（exposure and response prevention，ERP）（见第 13 章）。暴露和反应阻止包括面对恐惧或极力回避的刺激（暴露），以及克制不从事强迫活动（反应阻止）。在所有强迫症小组当中，前 4 次治疗都包括关于强迫症的教育和列出强迫症的一系列情境和刺激。之后一直到结束，小组成员开始练习个体暴露和反应阻止。让同伴而非治疗师塑造暴露和脱敏是小组认知行为治疗的一个有用成分，由于这一点，我甚至都不想从事个体强迫症治疗了（除非因为法律的原因而不能进行小组治疗）。

在包括暴露和反应阻止的每次治疗当中，治疗师和小组成员轮流讨论暴露的困难。治疗师寻找机会实施模仿行为，即同伴互助暴露，而且可能说像下面的一些话。

治疗师：现在是我们第 6 次治疗了，我们想知道你的情况。乔，你同鲍利斯一起去男洗手间的感受。在公共洗手间触摸墙壁在你的恐惧等级中是 50/100，所以现在你的治疗已经到了一半，我们认为你可能已经准备好了（鲍利斯已经克服了对公共洗手间的许多恐惧，现在正在治疗与家用洗涤用品污染有关的强迫症状）。听起来好像你今天就想挑战自己，或你对于暴露心中还有其他想法吗？

乔：我正准备谈谈，我认为现在是时候触摸墙壁、马桶和冲洗几次了。

在完成小组中的暴露后，乔：哇，确实恶心，但是看到鲍利斯如此冷静，我感觉容易许多了。他甚至把我的手放在马桶上，还问昨晚的曲棍球比赛。我几乎忘记了自己的手在哪里，鲍利斯他太聪明了。

传达信息

传达信息指的是组员分享有助于治疗强迫症的信息。为了举例说明组员之间如何相互学习，我们将继续讨论乔和鲍利斯的例子。

鲍利斯：是啊，我已经发现试图不对手触碰了什么东西强迫而是去想一些我关心的事情能够帮助我把手更长时间地放在所谓的脏东西上面。我很喜欢曲棍球，所以我常常尝试在脑子里回顾精彩的比赛。

乔：我绝对要尝试一下，但是由于我们地方队不好，我尝试着在做暴露治疗时想我喜欢的美国球队。

利他

之前提到的鲍利斯和乔的例子同样显示了利他在认知行为治疗小组当中的作用。组员相互支持，共同渡过困难的暴露难关。利他通常在人们理解他人时出现，尽管每个人的关切和问题都不相同。小组治疗师能够通过强化相互学习与帮助而推进利他。在小组一开始，组员通常都不确定他们在多大程度上能够相互帮助——这是因为他们认为他们在组外无法从事社交活动。通常而言，随着小组的发展，除了治疗师的催生，许多自发的利他行为也出现了。下面仍以鲍利斯和乔为例进行说明。

乔：尽管我对于做暴露的方法很自豪，我开车后仍然必须要洗手。

治疗师：你知道，乔，没有人能够阻止你做你觉得必须要做的事情。我们鼓励你提醒自己，你关于手被污染的强迫很严重，但是这只是强迫症而已。你可以做出选择如何应对。你可以现在就洗手，你也可以推迟回家后再洗手或直到吃饭时再洗手。

乔：我知道，我知道。这种感觉就是太强烈，说实话，上次治疗结束后，我在这幢大楼的另外一个洗手间里洗了手，不是这一片区域，而是在大门一侧。

鲍利斯：嘿，乔，让我陪你去开车好吗？

小组凝聚力

随着小组的发展，归属感很容易建立，并且人们觉得能越来越安全和舒服地讨论自己在暴露练习中的强迫与困难。尽管治疗师不断寻找机会来强化这种归属感和接受感，一些小组很明显比其他更有凝聚力。毫不奇怪的是，具有最高凝聚力的小组也是出席率最高和动机最强的小组——且他们对于改善的预期是现实的。最初有少数退出是可以的，但是到了中间和最后阶段再退出将对凝聚力产生很大的破坏性。剩下的成员可能以为是自己做错了什么才导致同伴退出的。强迫症患者非常敏感，而这影响到了凝聚力。

当凝聚力强大时，组员害怕小组结束是正常的，特别是那些第一次就感受到了被理解和接受的强迫症患者。甚至在小组结束后，治疗师也可以通过小组的名义进行治疗。

马可：我害怕在我不向你们报告后，自己无法坚持行为暴露。

本：我也会想念每周一聚的日子，因为我每次离开时都感觉好多了。

治疗师：在结束后继续保持联系怎么样？

本：我将记住你们所有人，我肯定无法忘记你们。当我感到压力时，我会想起你们并且记得是你们给我的支持。

马可：不错，我也会这样做。如果可能的话，我将在我们最后一次治疗后制作通讯录，然后我们继续保持联系。

存在因素

存在因素指的是组员如何面对人的状况，更多关心他们的生命，而不被小事羁绊。乍一看，存在主义的问题可能与强迫症小组中的症状处理无关。然而，我们发现强迫症对患者有很大的改变生命的负面影响，他们被封闭在一个暗处，质疑生命的意义和价值。对于治疗顺利的人而言，存在主义问题经常不请自来，下面的对话就是一个例子。

卡仁：我不敢相信我浪费了多少时间在毫无意义的整理厨房上，让我的丈夫和孩子感到非常不爽。我甚至不让丈夫和我一起做饭，因为他会弄脏我的柜台和案板。我现在自由了，我对于如何整理厨房关心少了。我看到根据颜色摆放的辣椒都觉得好笑。在这我又笑了。

托尔：但是想想你浪费了多少时间及和家人一起做饭的快乐。现在你的强迫症再也无法控制你，把你的激情变成监狱了。

卡仁：谢谢，托尔，但我觉得儿子和女儿还很小，他们仍然有机会享受和我们一起做饭的美好回忆。我的丈夫送给我一本意大利菜谱来肯定我的进步。他为我感到骄傲，而且我们的关系从来没这么牢固过。

宣泄

尽管传统的认知行为治疗小组并不明确地关注或鼓励宣泄，即以表达负性（或正性）情感的方式去除痛苦压抑的感觉，实际上这却经常发生。在最初的几次治疗中，小组治疗师可以邀请组员来表达他们对强迫症的感受。将强迫症拟人化是对儿童的一个常见干预方法，但我们发现它同样适用于成人。

我们请成员画一幅他们的强迫症图像。从下面的人被链子拴在桌子上的图像可以看出，这个组员体会到自由被剥夺的折磨，他反反复复抄写笔记，直到绝对完美为止（图2-1）。

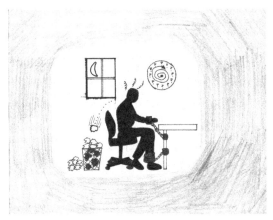

图2-1 人被链子拴在桌子上

当组员轮流分享图画后，通常都会泪流满面，甚至连治疗师都为这种障碍带来的囚禁感所打动。

人际学习和新型社交

行之有效的认知行为治疗小组必须保持时刻关注病症，而不能成为人际支持治疗小组。如果结构变得松散，大多数成员在克服症状方面就无法取得明显进步。过多的"说"及"做"得不够可能会导致鼓励回避面对打破强迫行为的工作。然而，治疗师可以鼓励成员体会新的社交方式，同时保持关注强迫症状。相互提供支持是创造人际机会的一种方式，也是一种反馈困难的方式。小组成员常见的行为是发展一种新的肯定方式，正如布雷特在下面的对话里所表达的那样。

布雷特：约翰逊，我觉得你连续3周不断说你不介意你的强迫症挺有意思的，你要把你的外表保持绝对对称。虽然我们其他人都在努力暴露，但你说你的强迫并没有给你带来多少焦虑，并且你拒绝上周小组活动时我在你前额上画几个点。你在家里好像也没有做多少练习。

约翰逊：我只是不确定这种治疗是否对我有效。

布雷特：我希望没有冒犯到你，但是我记得你说如果不关注外貌，你就会非常担心失去自己的好外貌。这表明你可能在回避暴露工作，我们小组已经完成了一半的工作。

约翰逊：没错。我需要听有人说到这一点。我的女朋友担心我不愿治疗，同时害怕问我。我非常担心搞糟自己的外貌，但是还是要重新投入治疗。

布雷特：我认为，我对你说得已经够直截了当了，以前从来没有对别人这么坦率过，但是我确实关心我们这里的所有人，并且希望你们对自己也能实事求是。

利用小组呈现原生家庭

这种过程因素也被称为原生家庭小组的纠正重演（Yalom & Leszcz，2005）。集中于症状的小组故意不试图创造第二家庭的感觉，尽管有机会重新体会儿时的创伤。当然那并不意味着这些治愈机会不会发生。治疗师可以轻而易举地成为严父慈母，而组员都是互亲互爱的兄弟姐妹。当然也可能出现相反的情况，恰好强迫症小组的一个成员具有更多的原生家庭问题而治疗师却不甚了解。这可能是，例如强迫症状具有了控制与儿时性或身体虐待有关的内部冲突的功能。如果不是暴露治疗或试图解决之前的虐待，小组治疗可能会变成一种创伤、痛苦。另外的组员或其中一位治疗师可能会让受害者联想到虐待他（她）的人。暴露的强度可以成为治疗师和小组让患者放松的调节器，比如每天泡澡 3 小时保持干净。在这些情况下，组员可能同意离开小组，并且接受创伤治疗或专门针对由于性、身体或心理受到的侵犯所产生的污染强迫的认知行为治疗（Coughtrey，Shafran，Lee & Rachman，2013）。针对这种隐喻或精神污染的认知行为治疗承认，传统的暴露治疗并不适用于非外部污染的患者，比如对公共浴室的锁具产生强迫症状的原因正是他们遭遇虐待的内部记忆或他们自虐的想法等。诸如"我是一个肮脏的令人恶心的人"的信念反映了人们如何将他们遭受的虐待内化。

小组过程研究和认知行为小组治疗的应用

治疗强迫症的认知行为小组治疗师可能自信心会有所增强，因为他们使用雅洛姆的治疗因素视角并通过自己的小组认识到一些场景。然而，记录 11 种因素可能看起来非常多，而且它们不仅仅只是面上做做而已。本章主要是提醒治疗师应尽可能投入小组，因为这能够带来更好的治疗结果。小组心理治疗研究人员的工作表明这 11 种因素可以简化为四大因素：①灌输希望；②获得情感表达；③意识到关系的影响；④社会学习。这四大因素来自于因素分析研究（Lese & MacNair-Semands，2000）。这种成功的因素分析创造了一种更简洁的版本——《治疗因素问卷》（简版）（*Therapeutic Factors Inventory-Short Form*；Joyce，MacNair-Semands，Tasca，& Ogrodniczuk，2011；MacNair-Semands 等，2010）。

以上面提到的强迫症为例，我们看到布雷特如何自信地对约翰逊反应，并且认真对待他，可能一方面因为组员相互信任，另一方面他们把小组视作一个彼此可以诚实地表达自己的场所。于是获得情感表达和意识到关系的影响这两大因素发挥了作用。乔和鲍里斯之间的相互支持是小组治疗师推动社会学习的结果。

除了这些工作，还有其他研究人员试图确定在小组治疗当中发挥作用的关键治疗因素，比如情绪意识觉察、问题定义改变、关系气氛和他人集中与自我集中都被提了出来（Kivlighan，Multon，& Brotional，1996）。使用更少、更具普遍性的小组治疗因素将使认知行为小组治疗的过程更为可控。未来的临床研究可能发掘新的小组治疗因素。

认知行为小组治疗师可能意识到他们已经纳入几种过程因素，或他们可能开始看到失去的机会。公正地说，我们正在看到认知行为治疗小组从严格的教育示范转变到鼓励组员相互联系。这种改变为优化结果带来了很多机会。比如，在关于精神病和成瘾的第 16 章和第 17 章，我讨论了两本新的认知行为小组治疗手册。两本手册都列举了本章所用的雅洛姆治疗因素（Strauss & Hayward，2013；Wenzel，Liese，Beck，& Friedman-Wheeler，2012）。这些可能是第一类针对具体问题的认知行为小组治疗手册，清楚说明了如何对影响小组过程的因素工作。通观本书，我讨论了如何把小组过程因素应用到标准的认知行为小组治疗上来解决一些具体的问题。

另外一种针对小组过程因素进行工作的实际方法就是让治疗师评价他们是如何将其融入到自己的认知行为治疗小组当中的。

斯科特的一般小组治疗技巧评估量表

在其小组认知行为治疗著作（限定于 5 种焦虑障碍和 1 种情感障碍）中，迈克尔·斯科特（Michael Scott，2011）提供了一个非常有用的附录，即《一般小组治疗技巧评估量表》（*General Group Therapeutic Skills Rating Scale*）。这是一套大纲，可以让小组治疗师与他们的认知行为治疗小组更好地配合。评级的目的是衡量治疗师如何在认知行为治疗小组当中落实内容并且管理斯科特定义的过程——这是小组互动的全部。该量表可以作为小组治疗师自我评估的工具，也可以在治疗师培训中使用。其中包括 9 块内容：①回顾家庭作业，设置日程；②重要性；③适应性；④包容性；⑤其他障碍；⑥扩大支持和减少批评；⑦利用小组成员作为典范；⑧治疗师展示技巧；⑨处理小组问题。每一块分数分别为 0、2、4 或 6，其中 6 分最高，代表治疗师在这一块能力最强，技巧最熟练。如回顾家庭作业/设置日程是个体或小组认知行为治疗的基本结构部分。最低的 0 分表示治疗师根本不看家庭作业或不设日程。其他部分都是专门针对小组模式的。

比如利用小组成员作角色扮演可以让人打分，当治疗师集中在自身作为说服的资源时评为 0 分（最低），当治疗师能灵活地调动组员积极性且确保他们在治疗后能够应用到实际评为 6 分（最高）。另外一项是包容性，最低水平是治疗师被吵闹的患者控制，而中间水平是治疗师能够让所有组员拥有合理的发言时间，但是无法让不爱说话的组员说话。

利用斯科特量表可以帮助治疗师实现自我反馈且意识到他们可能想要给予更多关注。在抑郁症小组结束后的总结上，治疗师可能在包容性上给自己 4 分，承认少数组员主导了今天的治疗且他们没有时间检查最安静的两个组员的作业。治疗师可以使用斯科特的量表作为跳板相互反馈表明他们是真正在听。在惊恐障碍小组治疗后，一个治疗师这样对自己的同事说："我对于你演示的内部感觉暴露印象深刻，你做的 PPT 不错，而且提供了一些自助材料。我还喜欢你让我们中的两个首先展示练习。在我弄断一根稻草并用它来呼吸时很可笑（备注）。我认为应该在他们做练习时让所有人都放松。我认为今天的治疗师在展示技巧方面完全可以得 6 分。"

总　　结

本章全面叙述了认知行为小组治疗中整合过程和内容来治疗一系列心理问题的方法。特别是强调了欧文·雅洛姆的工作，并且使用一个强迫症的认知行为治疗小组对 11 个治疗因素进行了临床示范。本章还回顾了旨在把 11 个因素减少为四大因素的小组心理治疗研究，与此同时捕捉到了主要和关键的小组过程。最后，本章提出了一个针对认知行为小组治疗师的过程评价体系。下一章将重点回顾本书所涵盖的各种障碍的认知行为小组治疗文献。

备　　注

通过稻草呼吸，就像星巴克里的吸管一样，限制吸入空气，对于害怕氧气不够用的惊恐障碍患者来说是一个挑战。

第 2 章参考文献

小组与个体认知行为治疗的疗效比较：文献回顾

认知行为治疗师可能很高兴成为一个治疗传统的一部分，不仅仅是"认为"我们在做很好的工作。认知行为治疗师应该保持开放的态度，并且要对患者和小组的反馈或修正真正感兴趣。这种立场不是认知行为治疗师所独有的，而只是认知行为治疗师特别定义了它们。研究显示，治疗师具有夸大的关于个体有效性的自我评价（Walfish，McAlister，O'Donnell & Lambert，2012），其中包括一些发现显示最无效的治疗师把他们与最有效的治疗师相提并论（Hiatt & Hargrave，1995）。

当然，赞扬（BT）并不意味着所有认知行为治疗师在进行有实证支持的 CBT 干预时同样有效。研究已经确定了很多能够提高各种心理治疗效果的治疗师因素，其中就包括认知行为治疗（比如能够让患者理解，能够鼓励患者尝试新的解决方法和放弃不合适的模式）。对于认知行为治疗而言，除非治疗关系或是小组过程的特点是信任、接纳、共情和温暖的，否则技术干预不太可能取得成功。实证支持心理治疗师和实证支持的干预方法同样重要。

由于我们愿意发现临床问题并进一步审视，所以不管我们参与执行临床研究或通过文献回顾使用研究与否，认知行为治疗对于许多临床工作者而言都非常舒服。不管怎么说，我们都准备根据新的证据做好实践上的改变。于是，建立在证据基础上的实践成为认知行为治疗师的指导原则，同时这意味着当我们为一种特殊的障碍或问题选择治疗方案时，我们会查阅文献。我们意识到研究证据并不一定代表绝对的事实，因为心理科学和心理治疗学在缓慢地进展，新的发现会转变成为临床实践新的指南。CBT 治疗师的训练包括了研究方法的课程，他们意识到研究结果和具体使用的研究方法一样重要，其中包括选择的统计分析。能够批判性地评价任何研究设计和方法的能力很重要。然而，这种技巧在心理健康治疗训练计划当中并未得到传授。

使认知行为治疗得以成名的许多研究结果存在的一个问题就是它们说明的是人们平均而言做了些什么。换言之，就是哪种治疗方法会在不同治疗当中"胜出"。但是它们并未说明为什么这种方法不行或针对哪些患者不行。这类群体有时候被称为少数派别。不是依靠比较研究结果，这种少数派别能够从"真枪实弹"当中获得好处（White，2010）。因此，重要的是不要狭义地解释证据，意味着只有随机对照研究的结果。认知行为治疗师也能从其他证据当中获得益处。证据有很多形式，其中包括个案研究和无对照组的社区诊所小组、治疗前和治疗后的结果评价、简单等待列表控制设计，以及作为更多技术干预的必要条件的治疗关系和小组凝聚力的研究和理论。事实上，广泛的研究显示，认知行为治疗对 50%~80%的人群都行之有效（最高的是惊恐障碍，最低的是广泛性焦虑障碍），认知行为治疗研究目前更多地把问题转向少数群体（Lambert，2013）。

本章将考察认知行为小组治疗对于本书涵盖的心理健康问题的有效性，特别考察了针对同一障碍的个体认知行为治疗和小组认知行为治疗的效果。接下来的章节包括了涵盖各种话题的更加具体的文献回顾。当临床工作者和项目管理人员试图更加熟悉认知行为小组治疗研究时，他们会自然而然地对有效性证据和改善患者功能产生兴趣。下面清楚地显示，所有回顾的障碍大部分研究都支持等效假设。换言之，从随机对照研究到非随机社区诊所有效性研究等都未发现个体和小组认知行为治疗效果有多大差别。

在考察小组治疗效果时需要记住的一个因素是，研究并未将获益的所有方面都进行分析。传统对于认知行为小组治疗的测量上有些获益并未计算在内，比如自尊的提高、社会隔离的减少及生活质量的改善。比如一些惊恐障碍小组成员受到鼓励参加社区瑜伽课程，仅仅是因为一个组员声称自己非常喜欢瑜伽。她的好处明显变成了大家的好处。另外，尽管文献显示对于一些问题而言，小组模式优于个体模式，但这与治疗师的经验并不吻合。我们的小组往往达不到文献中描述的结果。因为研究中的治疗师是经过精心挑选的，而社区中的小组治疗师达不到这个水平。

最后，治疗效果的评价自然而然地只反映了所提供的治疗类型。认知行为小组治疗是一系列障碍的新疗法。很多小组治疗师继续感受到他们在某种程度上是尝试如何把个体模式搬到小组背景下使用。任何对于认知行为小组治疗的评价限制在其目前的服务模式上，并且仅仅是建立在研究和一线小组治疗师反馈基础上的其中一步。本章最后为认知行为小组治疗实践的研究提供了建议。

抑 郁 症

抑郁症是小组认知行为治疗模式得以确立的第一种障碍（Beck，Rush，Shaw &Emery，1979）。过去 30 年里使用认知行为小组治疗抑郁症的研究呈上升趋势。这种稳步上升反映了认知行为治疗师更加熟悉且更加擅长这一领域。如下所述，临床研究人员预测认知行为小组治疗对于抑郁症的治疗将随着小组过程因素的增加而更为成功。

在塔克（Tucker）与奥伊（Oei）2007 年的综述当中，他们得出结论认为小组认知行为治疗和个体认知行为治疗同样有效，而且成本更低。其他几位研究者得出了类似的结论，指出小组认知行为治疗行之有效，且效果与个体治疗差不多（Burlingame，Araya，2011；DeRubeis & Crits-Cristoph，1998；Oei & Dingle，2008；Scott & Stradling，1990）。最近一项荟萃了 34 个关于门诊和住院患者的个体和小组认知行为治疗有效性研究的元分析结果表明，认知行为小组治疗对于抑郁症与个体认知行为治疗疗效相当（Hans & Hiller，2013a）。最令人鼓舞的方面是认知行为小组治疗只需更短的时间（大约 11 次治疗）就能够达到和个体认知行为治疗（大约 21 次）同样的疗效。而且认知行为小组治疗退出比率更小。尽管个体认知行为治疗的平均退出率没有报道，小组和个体治疗的整体退出率是 24.6%，而认知行为小组治疗的退出率仅为 21.4%。然而，这些退出率被认为是不可以接受的（Hans & Hiller，2013a）。我会在第 6 章对抑郁症的小组认知行为治疗中给出我的对策建议。

上面提到的研究中患者都是 18～65 岁的成年人，但是更年轻或更年老一些的患者同样适用于这些结论。对于年老一些的人而言，迄今为止少量研究显示小组认知行为治疗和个体治疗一样行之有效。小组认知行为治疗在某些方面更占优势，因为社会隔离在老年人群中被认为是抑郁症的一个更重要的诱因（Kennedy & Tanenbaum，2000；Krishna 等，2010）。克里希纳等（Krishna 等，2010）指出，尽管他们的研究发现认知行为小组治疗对于老年抑郁症有更好的统计学效果，但是与其他治疗比较差异不大，提示老年人的认知行为小组治疗疗效有待进一步改善（第 11 章将讨论针对老年人的认知行为小组治疗）。对于青少年而言，我们看到治疗师同样喜欢用认知行为小组治疗，认为它与个体治疗并驾齐驱（Clarke，Rohde，Lewinsohn，Hops，& Seeley，1999；第 12 章将继续讨论儿童抑郁症的认知行为小组治疗）。

通过上面的总结，小组治疗师可感受到其在治疗抑郁症上偏向采用小组治疗获得了证据支持。但是它们也有不尽如人意之处。审视许多研究发现，这种方法并不像我们想象的那样行之有效。别令等（Bieling，McCabe，& Antony，2006）认为在他们对于抑郁症的治疗中，小组过程因素并未考虑在内，这也是许多疗效没有更好的原因。这种假设与本书精神一致：认知行为小组治疗师可以更多利用小组过程。奥伊与丁格尔（2008）在他们挑战"治疗师迫切需要发展和评价一种相关的小组治疗理论，特别是小组过程理论，才能有重大突破"的观点上反映了这一精神。

社交焦虑障碍

对于个体治疗与小组治疗的优劣研究不一，但是总体而言，还是基本一致的。

尽管有些研究认为小组治疗占优势，大部分研究，包括一些元分析（Fedoroff & Taylor，2001；Gould，Buckminster，Pollack，Otto，& Yap，1997）都未能发现其中的区别。临床直觉是，明确根植于社交场合的问题可能以小组设置解决最好。然而，正如我们将看到的那样，这未必如此，并且在治疗社交焦虑的设计和执行上仍有改进的空间。

霍普（Hope）、海姆贝格（Heimberg）和布鲁赫（Bruch）等（1995）发现社交焦虑人群从小组治疗当中受益匮浅，而斯丹吉等（Stangier，Heidenreich，Peitz，Lauterbach，& Clark，2003）并未发现小组模式特别有效。当斯丹吉等对小组与个体治疗进行为期15周的比较时，他们发现个体治疗疗效超过了小组治疗（个体50%治愈，而小组只有13.6%）。治疗方案包括了所有的标准治疗成分，转移注意到外部线索，停止安全行为，纠正扭曲的自我形象，行为试验和认知重建。尽管治疗模式应有尽有，但斯科特（2011）提出了一种有用的观察结果，即只有一半的治疗了包括行为暴露。进一步证明暴露重要性的是霍普（1995）的研究，其中暴露本身在整个小组治疗项目中非常重要，至少短期内如此。

按照斯科特对斯丹吉研究的分析，在小组背景下，患者可能无法接受足够的暴露从而克服他们的社交恐惧，这一点我同意。这些机会包括创造更多的暴露，比如，角色扮演和在假设的观众面前发表演讲，更不用说对诸如手掌发热和出汗或者口干舌燥等的内部感觉暴露了。有趣的是，其他研究已经发现小组模式在重现社会交往方面的现场暴露优于个体治疗（Wlazlo，Schroeder-Hartwig，Hand，Kaiser，& Mvnchau，1990）。

尽管研究显示小组治疗行之有效，特别是在暴露方面，很多小组治疗师承认社交焦虑小组的效果达不到研究显示的疗效。最近的一项研究比较了社交焦虑的4个中介因素（回避、自我关注、与社交环境有关的认知过程和事后处理过程），结果发现个体CBT对此更为有效（Hedman等，2013）。但是最有趣且与预期相反的是，个体模式导致了回避行为的大幅改善，尽管暴露练习也在小组模式中得到了强调。黑德曼（Hedman）等对这种令人困惑的结果提出了各种推测。他们认为可能个体治疗关注量身定制的暴露练习。他们还提出个体认知行为治疗当中针对某种负性信念的行为试验与小组设置下的暴露练习相比具有更好的效果。最后，一项关于焦虑障碍的元分析结果显示，在社交焦虑障碍的治疗脱落率方面，小组治疗与个体治疗没有差异（Hans & Hiller，2013b）。

这些对于社交焦虑的小组治疗研究可以帮助治疗师考虑对小组的改进。小组中涵盖行为暴露至关重要，同时也应该关注小组治疗之间的个体暴露持续练习。毋庸置疑，社交焦虑障碍的小组治疗方法仍需要创新。我们的实践与斯科特等治疗师（2011）类似，把惊恐障碍患者与社交焦虑障碍患者混编是改进治疗效果的一种可能手段，因为这两种障碍都会突然出现恐惧发作。但是惊恐障碍与社交焦虑障碍混合使小组气氛更为轻松。社交焦虑障碍常常与惊恐障碍患者的互动更好。即使没有得到治疗师的明确鼓励，具有惊恐障碍的小组成员也从社交互动中获益。第 7 章将专门讲述这种跨诊断治疗方法。

❧ 强　迫　症 ❧

　　在本章当中，关注强迫症小组治疗研究的部分最多，但是很少把小组治疗与个体治疗加以比较。一系列研究发现强迫症在小组模式中能够得到有效的治疗（Whittal & McLean，2002；McLean 等，2001；VanNoppen，Steketee，McCorkle，& Pato，1997）。当直接与个体治疗比较时，强迫症的小组治疗效果确实不错，堪与个体治疗相媲美，其中包括预防复发的比率（Whittal，Robichaud，Thordarson，& McLean，2008）。豪列塔等（Jaurrieta 等，2008）发现小组治疗与个体治疗不仅在半年至 1 年的随访当中有效，且脱落率也非常接近。法尔斯图亚特（Fals-Stewart）、马克斯（Marks）和夏菲（Shafer）等（1993）的研究发现，小组治疗和个体治疗在症状减轻方面不相上下。值得一提的是后面的结果评价包括一种高频率的治疗——每种模式高达 24 次治疗。最近一项小组治疗与个体治疗的比较研究结果证明这两种模式疗效相当（Jonsson，Houggard，& Bennedsen，2011）。

　　一些类型的强迫症使用纯粹的小组治疗模式特别难以治疗，可能需要附加个体治疗。奥柯尔等（O'Connor 等，2005）对一般认为难治性的各种强迫症进行了疗效比较，比如强迫观念。一个例子就是一个人因为害怕在教堂产生猥亵的想法，比如"上帝是个烂人"而拒绝继续去教堂。这种病例不仅需要小组治疗，还需要之前的个体治疗。个体治疗包括 16 次治疗（其中前 14 次每次一个小时，而最后 2 次每次 1.5 小时）。两种模式都行之有效，但是个体治疗能带来焦虑和抑郁的更大改变。另外，正如别令等（Bieling 等，2006）所指出的那样，奥柯尔小组人数太多了（每组高达 13 人），这削弱了小组治疗的效果。社区门诊的强迫症小组每组人数一般不超过 8 人。

　　与其他病症类似，向患者推荐小组治疗很难。奥柯尔等（2005）的研究发现，38% 的强迫症患者拒绝小组治疗。他们不愿意把自己的恐惧让别人知道。他们担心得不到足够多的关注，也担心在小组中有可能会获得新的强迫症状。与奥柯尔的研究类似的是，我们的研究中患者也出现了同样的情况。他们羞于坦白性、宗教和冒犯的强迫内容是可以理解的。然而，最近一篇关于焦虑障碍的 CBT 元分析结果显示，强迫症的个体治疗和小组治疗脱落率没有差异，平均脱落率都是 15.06%（Hans & Hiller，2013b）。解决具体的强迫症状的小组治疗方法将在第 6 章进行讨论。

广泛性焦虑障碍

著名的模式研究专家密歇尔·杜加斯（Michel Dugas）认为，在治疗广泛性焦虑障碍方面，小组治疗和个体治疗同样有效（Dugas 等，2003）。广泛性焦虑障碍的个体治疗模式集中在担忧的积极性、问题解决训练和对于不确定性的暴露练习，它们被改造后适用于小组。尽管小组中退出率更高（10%），但研究人员指出许多人发现他们在社交上的隔离更少，且有机会向别人学习。与其他焦虑障碍相比而言，在广泛性焦虑障碍当中，个体治疗与小组治疗比较的文献不多，所以在最近的元分析中广泛性焦虑障碍的部分被忽略了（Hans & Hiller，2013b）。一些研究人员得出结论认为个体治疗比小组治疗效果更好（Covin，Ouimet，seeds，& Dozois，2008），但是由于缺乏实际比较造成了人们无法自信地得出这种结论。

治疗师愿意利用小组的方法治疗广泛性焦虑障碍，并且许多取得了成功，但是他们同时意识到疗效还有改进的余地。这可能部分与 CBT 如何在小组背景下操作有关。治疗师在小组中解决问题，特别是做惊恐障碍的暴露练习具有挑战性。一些治疗师感到这些传统的认知行为治疗干预并不够，于是他们寻求利用正念训练改进广泛性焦虑障碍的小组治疗（Orsillo，Roemer，& Barlow，2003）。第 8 章将讨论如何运用问题解决和担忧暴露的干预方法，同时利用正念方法提高疗效。

惊 恐 障 碍

在等效假设当中，惊恐障碍也不例外（Evans，Holt，& Oei，1991；Roberge，Marchand，Reinharz，& Savard，2008；Sanchez-Meca，Rosa-Alcacar，Marin-Martinez，& Gomez-Conesa，2010），但前提是抑郁不严重（Neron，Lacroix，& Chaput，1995；Rief，Trenkamp，Auer，&Fichter，2000）。尽管具有惊恐障碍的患者与强迫症相比并不羞于坦白自己的病情，但是大部分人（高达 95%）还是倾向于个体治疗（Sharp，Power，& Swenson）。我们的临床实践当然也并未反映出这么高的比例。与之相反的是，患有惊恐障碍的人比其他焦虑障碍的人更愿意接受小组治疗。与我们的经验一致的是，最近关于惊恐障碍的一篇元分析结果显示，与小组治疗相比，个体治疗的脱落率更高（Hans & Hiller，2013b）。惊恐障碍小组结构紧凑及条理性强解释了为什么小组治疗更容易被患者所接受。

对于儿童焦虑障碍的研究，其中包括惊恐障碍、强迫症、社交焦虑障碍及广泛性焦虑障碍，发现小组治疗与个体治疗疗效相当（Liber 等，2008）。第 12 章将阐述小组认知行为治疗对于儿童的益处和挑战。

创伤后应激障碍

最常见的创伤包括车祸、自然灾害和身体与性侵犯。到目前为止，没有元分析研究比较小组治疗和个体治疗的疗效，只有一项研究对两种治疗模式脱落率的差异进行了比较（Hans & Hiller，2013b），结果发现它们的脱落率相同。有几项研究主要针对车祸后的创伤后应激障碍，认为小组模式更为有效。盖尔·贝克等（Beck，Coffey，Foy，Keane，& Blanchard，2009）发现针对交通事故的 14 次小组治疗效果优于最少接触的个体治疗（其中包括评估创伤后应激障碍的 4 次电话支持，但是没有治疗干预），有效率分别是 88.3%和 31.3%。与个体治疗相比，这种最少接触当然并不公平。泰勒等（Taylor 等，2001）发现在 12 次的小组治疗结束后，车祸相关的创伤后应激障碍有了明显的改善，其结果要优于之前的个体治疗。泰勒研究当中的小组模式包括标准的成分，如教育、放松、认知重建及想象和现场暴露。泰勒小组治疗的良好结果与创伤小组的同质性相关，也就是说，大部分人如司机、行人或者乘坐摩托车的人都直接或间接感受过车祸的巨大痛苦。

最近关于暴露（通过想象详细描述创伤事件的细节以实现暴露）治疗创伤的元分析结果发现，这种方法与没有暴露成分的小组治疗同样有效。这篇文献得出结论认为小组暴露对于创伤的负面影响没有证据。选择的研究包括与交通事故、性侵和暴力有关的创伤（Barrera，Mott，Hofstein，& Teng，2013）。

毫不奇怪的是，让受过创伤的人接受小组治疗很难。汤姆逊、王尔德与博恩（Thompson，Wilde & Boon，2009）的研究发现 50%的人不愿意参加小组治疗。但是很多治疗师报告小组治疗是有效的，尽管许多人同样不愿意参加。一些应对之策将在第 7 章进行讨论。

成　瘾　行　为

在治疗物质滥用和成瘾方面小组模式得到的支持越来越多。最近关于物质使用的两项比较研究结果显示，小组治疗和个体治疗同样有效（Nyamathis 等，2011；Sobell & Agrawal，2009）。两项研究的作者得出结论认为小组模式比个体模式要好。小组模式不仅效果好，且节省治疗师的时间。这些研究结果令人振奋。小组治疗成瘾行为已经有很长的历史了。第 17 章将考察一系列具体的成瘾行为小组治疗。

精　神　病

在对思维障碍个体治疗成功的基础上，临床研究者考察了小组治疗的有效性。

尽管远未达到优于个体治疗，小组模式还是得到了实证支持（Johns & Wykes，2010）。和其他障碍一样，把认知行为治疗延伸到小组模式道理是一样的。除了成本-效益，小组模式还减少了社会隔离，使用积极的同伴压力来鼓励练习新的技能，而且能在总体上通过同伴的示范作用获得了新的应对技巧。最近 5 年精神病的小组治疗研究挑战了个体治疗优于小组治疗这一传统观念（Chung，Yoon，Park，Yang，& Oh，2013；Saksa，Cohen，Srihari，& Woods，2009）。

尽管文献支持小组模式，但是使用小组治疗精神病的治疗师还是面临着相当大的挑战。第 17 章提出了有望改进精神病的小组治疗的新方法。

强迫性囤积

小组治疗强迫性囤积的患者取得了显著的疗效（Muroff 等，2009；Steketee，Frost，Wincze，Greene，& Douglass，2000），其治疗囤积和个体治疗一样行之有效，可能甚至不需要家庭训练。根据吉莱姆等（Gilliam 等，2011）的研究，家庭训练配合小组治疗与单纯的小组治疗相比似乎并没有增加多少疗效。

吉莱姆的研究是一个研究如何增加我们临床实践的很好的例子。我认为大部分治疗师都认可我的这种与常理相悖的结论，并且认为不进行家访在减少治疗师负担的同时也减少了开支。这些研究人员以及许多囤积调查人员注意到小组治疗特别有吸引力，这是因为它减少了强迫性囤积患者的极端社会隔离状况。我将在第 15 章分享关于强迫性囤积小组治疗的研究及其临床意义。

语言与文化

最后，说几句关于小组治疗中遇到的语言与文化障碍。尽管研究数量不多，但是结果却足以促使把建立在西方文化基础上的治疗模式应用到全球范围。尽管缺少个体与小组治疗的直接比较研究，但是把以英语为基础的治疗手册进行语言和文化的修订很容易就在中国移民（Wong，2011）、西语移民（Miranda，Azocar，Organista，Dwyer，& Areane，2003）和黑人女性（Kohn，Oden，Munoz，Robinson，& Leavitt，2002）中产生良好的效果。这些修订不仅仅包括人际和家庭关系，而且还涉及家庭作业问题。以上这些以及其他临床问题都将在第 14 章进行讨论。

从研究发现中得到的信息

通过回顾文献，争论强化小组治疗而非个体治疗有什么意义吗？很明显，如果两种治疗效果相当，但是小组治疗更为廉价，那么就很容易向管理部门推荐后者。

然而，作为治疗师，我们对于目前的研究并不满意。我们一直在努力理解和改善小组过程和小组治疗因素。这些改进反映在未来的研究结果上面，包括症状的改善和经验的增加。考虑到大部分参与各类临床研究的评估人员并非是对小组治疗感兴趣的治疗师，小组治疗的好处可能被低估了。很多 CBT 治疗师希望能改进小组治疗，因为有许多可改进空间。接下来的观点都将反映在后面的章节当中，特别是第 6 章、第 7 章及第 13 章。

第一，小组很可能对自觉参与治疗且不是非个体治疗不可的患者有更好的疗效。改进我们推广小组治疗的方式能够明显提高患者接受这种治疗的动机，甚至患者会主动寻求小组认知行为治疗。第二，故意扩大治疗当中的行为成分，特别是强迫和社交焦虑障碍，可能使成员在治疗与相互交往过程中做得更多。鼓励创伤小组做更多的暴露还可扩大运用小组过程的潜力。所有这些都需要技巧娴熟的治疗师，他们不仅能够执行个体暴露任务，且能把小组凝聚在一起。第三，我们需要尽量强调各种类型的小组因素，为同伴支持、互动和有意义的关系创造机会。第四，改进小组过程要求治疗师要齐心协力，因为他们不仅仅是各自为战，且是需要相互协调（第 10 章讨论了治疗师合作的技巧和艺术）。直接邀请小组成员点评小组体验以及症状改善的结果评估等都将帮助治疗师改进小组状况，使之更具吸引力和有效性。

总　　结

本章考察了个体治疗与小组治疗比较的关键文献。总体而言，个体治疗和小组治疗疗效相当。治疗师应该与时俱进改进小组治疗。其他顺应潮流的方法还包括每月一聚切磋治疗技巧，讨论新出版的书籍和期刊中的最新进展。定期的小组点评也应该提倡，新的治疗手册和治疗师使用某种方法的经验也应该予以讨论并用来改进小组治疗干预。

接下来的两章将讨论认知行为小组治疗的原则和研究发现。它们提示了治疗师应该怎样发展和使用积极有效的小组治疗方法来治疗抑郁症。

第 3 章参考文献

第 4 章

抑郁症的认知行为小组治疗：心理教育和行为干预

抑郁症是造成重大个人和社会损失的公共卫生问题。到 2020 年，抑郁症将成为世界第二大花费最高和致残的疾病，而排在第一位的是心脏疾病（Murray & Lopez，1996）。如第 1 章所述，约 16%的美国人都在一生的某个时点患过情感障碍。在英国，将近 1/6 的成人出现过某种类型的抑郁（National Institute for Health and Clinical Excellence，2009）。由于抑郁症是一种慢性疾病，所以这些数字会越来越大。很多人一生有过数次抑郁发作。我们迫切需要一种对这种严重疾病行之有效的治疗方法。认知行为治疗对各种严重程度的抑郁症都有效，既能够治疗严重的抑郁症，也能够治疗轻一些的抑郁症。认知行为治疗师应该把这些发现同公共部门和决策部门分享。

抑郁症的广泛流行及高复发率造成越来越多的患者需要接受有效的心理治疗。抑郁症的小组治疗已经成为社区心理健康的重中之重。正因如此，我专门利用第 4 章和第 5 章来讨论对抑郁症的治疗。其他病症的治疗最多只用一个章节进行阐述。

抑郁症的诊断

认知行为治疗小组既可以治疗重度抑郁症，也可以治疗恶劣心境。5%～9%的人患有重度抑郁症，他们的特点是：①至少为期 2 周每天的大部分时间都处于抑郁情绪中；②对大部分日常活动失去兴趣。根据 DSM-5（美国精神病学会，2013）（备注 1），以上两种主要症状之一必须附带以下 3～4 种症状，症状总数须达到至少 5 种，明显的食欲/体重下降，失眠或睡眠过度，容易发脾气或行动迟缓，疲乏，感觉到自己没有价值，无法集中注意力，迟疑不决，反复想到死亡或自杀或自杀行为。抑郁发作可以分为轻度、中度、重度及伴随精神病性症状的重度（如出现妄想、怀疑被人迫害或出现幻听）。重度抑郁如果持续至少 2 周以上也可能是其他精神疾病的一部分，比如双相障碍或分裂情感障碍。

恶劣心境也被称作是慢性的轻度抑郁，影响大约 3% 的人口，其特点是病程超过 2 年，至少伴有 2 种其他症状，胃口差，失眠或嗜睡，无力疲倦，缺乏自信，注意力差或做决定困难，或感觉无望。根据 DSM-5（美国精神病学会，2013），恶劣心境又被称为持续抑郁障碍。患有持续抑郁障碍的人不可能有超过 2 个月的症状缓解期。值得注意的是，消极的自杀观念（如认为一个人即使死了也不能让事情改变）是症状表现的一部分，但不是持续抑郁障碍实际诊断的一个参考症状。一个人完全可能多年患有心境恶劣，然后转为重度抑郁发作。如果一个人被诊断患有持续抑郁障碍和间歇性重度抑郁发作，有时被称为"双重抑郁"。抑郁还常常伴随有焦虑，导致 DSM-5 将焦虑的痛苦体验作为重度抑郁发作或持续抑郁障碍诊断的一部分。

在大部分认知行为治疗小组中还会出现另外一种类型的患者，既达不到重度抑郁发作的程度，也达不到持续抑郁障碍的标准。有些被诊断为双相障碍（在抑郁和躁狂发作之间循环发作），其他可能有也可能没有既往抑郁史。尽管一些项目不接受不符合 DSM-5 诊断标准的人，但是如果过去的历史显示这个人一直持有负面思维，且有离婚、失业、严重受挫或重大的生活变化如退休等情况，最好应予以防治。好高骛远或求全责备的人也应该予以治疗。

与之相反的是，如果在评价中发现抑郁症患者显示出对自身的思考方式不感兴趣，否认自我批判式思维，或是没有好奇心，另外一种形式的心理治疗，如人际心理治疗（第 8 章会简单介绍）可能更为适用。如果组员不断抵制认知歪曲的概念，小组可能就有问题，因为这种认知策略的关键部分占到了标准抑郁症小组内容的 50% 以上。因此，最好把这些患者排除，向他们提供其他解决方法。

对于重度抑郁发作的患者，不建议采用处理功能失调性信念（dysfunctional beliefs）的认知工作，至少在开始阶段应该如此（Hollon，2011）。治疗需要首先集中在行为激活。尽管行为激活是上述认知行为小组治疗的核心要素，一些患有重度抑郁发作的人可能在接受以认知干预为核心的标准小组治疗前，最好先进行专门的行为激活治疗。

以贝克抑郁症认知模型为基础的治疗方案

所有认知行为治疗方案都建立在阿龙·贝克的认知理论之上。贝克坚持认为负面和自我批判的思维方式来源于精神过滤，对自我、周围环境和未来的认知被扭曲（Beck，Rush，Shaw，& Emery，1979）。人们认为这种过滤是一种更为深刻的认知结构，是一种图式，从而造成日常的负面观点。想想一个女性思考为什么朋友不给自己打电话的思维模式："为什么莉莎不给我回电话？她可能不愿意和我一起去吃中饭，或是她只是可怜我才这样做的。我认为在我们说到一起去吃中饭时她却对芭芭拉眨眼睛"。这些不考虑实际而快速得出结论的习惯思维是抑郁症患者可以进入认知行为治疗的标准。

在贝克的模型当中，图式随着时间而发展，通常是开始于儿童时期，然后受到关键事件的影响而导致抑郁症状。下面就是贝克对于这一过程的描述。

在青少年时期，有抑郁倾向的人会对某些类型的生活情境过于敏感。这些痛苦情境最初造成了负面态度的植入和加强，从而构成抑郁的要素，后来这些要素可能会被激活成为抑郁症。当一个人遇到生活事件提醒其原来的痛苦经历时，他（她）就可能抑郁。这种过程很像条件反射，一旦反应链形成，类似的刺激就形成反射（Beck，1967/1972，P.278）。

再回到之前的例子上，那个想知道为什么莉莎不给自己回电话的女人可能在初中时有过被排挤的痛苦经历。即使她在上大学时有一些与思维方式相似的好友在一起的积极体验，原来的痛苦也很容易在类似的情况下被激活。

根据贝克的理论，我们了解到我们的思维和我们的认知可以发挥巨大的作用。于是，有必要处理这些抑郁症患者的思维方式。我们可以看到任何批评认知行为治疗"是一种缺乏传统的表面疗法"的观点都是站不住脚的。甚至莎士比亚也在《哈姆雷特》中预示了认知行为治疗的出现，比如其中提到"不管好还是坏，不都是想象使然吗？"希腊禁欲主义哲学家爱比克泰德也曾经说过"我们对于周围的事情本身并不苦恼，苦恼的是我们的思想"。

上面的引言很有启发，但是绝对不是要把思维置于事件本身之上。思考一下如何才能减少虐待、自然灾害、失去亲人及社会不公的悲剧吧。在进行认知行为治疗前会非常严肃地考察一个人的青少年期，特别是他们对事件的看法和解释。把现在与过去联系起来是认知行为治疗小组的一项重要工作。这不仅非常有利于个体，对小组也形成了更为理解的态度。

经常接触抑郁症患者的治疗师，无论是个体还是小组，都知道这些患者非常固执己见。患有抑郁症的人通常也能意识到这一点，从而加强了他们自我惩罚观念的恶性循环，"我能够理解为什么女友离开我。她说我固执是对的。有几天我都没有力气问候她，更不用说周末一起出去享受了"。抑郁症认知行为治疗中的教育有一部分是帮助人们理解他们的性格其实并不固执，而是抑郁的临床症状，缺乏走出自己的思维模式和理解他人的能力。小组治疗模式给患者提供了与他人他事建立联系的机会。当小组成员逐渐显示出对彼此的关心和兴趣时，情绪和自我评价的确出现了好转的迹象。经常听到有人讲述他们从自我沉湎中解脱出来的如释重负感。

小组治疗抑郁症的例子

与个体 CBT 治疗类似，完整的小组治疗方案包含四大要素：①对于抑郁症及其认知模型的教育；②行为策略，其中包括自我监测日常活动和目标设置；③认知策略，包括确定、挑战和取代负性思维；④预防复发策略。

　　附录A提出了一个12周治疗，每周2小时的小组认知行为治疗方案。它来自于对抑郁症个体CBT治疗的两个关键资料，《精神疾病的认知行为治疗》（Fennell，1989）中的抑郁篇和格林伯格与帕迪斯基（Greenberger & Padesky，1995）所著的《理智战胜情感》。这种修订的模式建立在6~10人的小组之上，他们患有不同程度的抑郁症，从阈下抑郁到中度抑郁。大部分是被他们的家庭医生推荐过来，另有一些是通过电话训练的方式进行自助，但效果不好。接受小组治疗的基本条件是能够定期参加，有足够的能力按时到场，且能在治疗中积极表现和完成家庭作业。如果存在主动或被动的自杀行为，则需要监测并给予其他援助。对于小组，所有组员都把抑郁症作为他们的主要问题。虽然其他诸如焦虑障碍的问题也存在，但是要让患者知道这一问题不会在小组中予以重点解决。

　　所有组员都有之前的摄入性评估和组前趋向会谈（第6章将详细描述这种评价和趋向过程）。这种趋向集中在对关键思维模式的洞察力和组员参与的预期上。患者被告知小组主要是教育性质的，治疗师提供新的信息及每周练习，但是组员应该能够提供和接受及时的反馈。这为对小组中自我暴露程度及与其他抑郁症患者互动的紧张程度等问题进行讨论创造了机会。

❖ 心 理 教 育 ❖

　　前两三次治疗主要是进行抑郁症和认知行为治疗方法的教育。最初一次治疗是自我介绍和设置基本规则，然后提出认知行为三角，讨论想法、情绪和行为之间的关系。一个治疗师把三角画在白板上，或使用其他方法予以展示（图4-1）。另外一个治疗师解释想法对情感和行为有什么样的催化作用。然而，千万不要说是想法导致了抑郁。想法不完全导致抑郁，而是与抑郁有关。

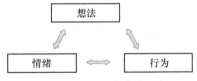

图4-1　认知行为治疗三角

　　治疗师在第一次治疗时一般不突出某个组员，而是使用假设的例子说明某种想法（比如莉莎不想同我一起吃午饭）如何影响到一个人的情绪（比如伤心、难过）和行为（比如早早上床而不是出去散步）。与之对照，在同一情况下的健康想法也来自于小组的推动。小组通常同意一个不抑郁的人会认为，"莉莎可能有事，她忘记吃午饭了"。这个小组通常很快建议采用关心的态度，记得明天给莉莎打电话，且按照计划从事。第一次治疗前，我们放了一个视频，内容是关于抑郁症患者是如何康复的。视频之后的讨论提高了动机和积极的预期（关于视频的建议在第 6 章给出）。

　　抑郁症患者常会问抑郁症从何而来，这个问题会在第 2 次治疗时解决。虽然很多人认为他们是机体失去了平衡，但是大部分人认为还存在其他影响因素。治疗师在讨论开始时应该说明所有的心理健康问题并非源于一种因素，最好避免过于简单的主观臆断。我们谈到了基因问题、内部性格、机体问题、早年环境、重要生活事件及主观压力。在讨论中，我们倾向于小组在文件袋里放一份材料（第 1 章描述了文件袋的使用），《抑郁症的认知模型》（参见附录 B）。一个治疗师带领小组研究该模型，并且解释认知行为治疗师倾向于把抑郁症看成既是一种思维障碍又是一种情绪障碍，认为我们的思维方式对情绪和行为具有深刻的影响。与第一次治疗一样，另外一名治疗师同时也展示了想法—情绪—行为的三角模式。

　　我们接着继续讨论贝克的认知模型。我们使用抑郁症认知模型中的例子（附录 B），但是要鼓励患者根据自己的生活提出经验和功能失调性思维的例子。事实上，我们为患者提供了"空白的"认知模式，以用来建立更好的理解他们抑郁的自身认知模式（附录 B）。在解释认知模式时，我们强调早年的生活经历影响到我们大部分人。这些可能包括与兄弟姐妹相比不公的对待，由于死亡或离婚失去了父母，遭到欺负，或是被老师不公平对待及更为极端的身体或性虐待。由于孩子的大脑充满了弹性，且很容易受到影响，这些重要经历可能导致"自己不够好""不如别人聪明"或"不够可爱"的个人认知。我们把这些信念称之为功能失调性假设（dysfunctional assumptions），这种假设等同于图式或核心信念。对我们许多人而言，生活还将继续，我们并没有认识到这些假设。它们在某种意义上处于沉睡状态。然而，当一个关键事件发生时（很少有人能够逃脱这种情况），比如工作当中发生重大冲突、关系破裂或孩子出现严重问题，这些假设就会被激活，并且影响到我们处理危机的方式。比如，有人的假设是"我不够好"，就容易认为工作或婚姻的冲突大部分或完全是他们的错误。与之相反，没有或只有少量功能失调性假设的人们（一些自我批判精神是好的，因为这样能够防止自恋），能够理解所有关系其实都是双向的，而一方承担所有责任可能影响到有效的协商和妥协。谈到这时，我们看到房间里的人们纷纷点头，甚至有人失声痛哭。

　　利用小组治疗抑郁症的新手常常问老手如何处理小组中的哭泣。这是一个很好的问题，而且老手往往能够看到新手面对这种情况手足无措的情形。最好听之任之，治疗师不要做出太多反应。其他组员可能会请治疗师递纸巾给哭泣的组员。治疗师可能回应说"我们理解你们回忆起了艰难往事"或是"你的悲伤是有道理的；我们欣赏你将它很舒服地表达出来"或是"这个小组是一个你不想让你的家人或朋友参与而分享情感的地方"。

我们继续解释说如果这些功能失调性假设不予以治疗，它们将产生一种持续的负面的自我批判评价。按照贝克的话说，就是负性自动思维（negative automatic thought）。患者谈到这种感觉时，就像是脑袋一团乱麻或是有人在背后戳自己脊梁骨。有些人能够把这种负性想法的"声音"（备注2）与过去的经历联系起来，比如一个父母或者父母一样的人，但是通常没有具体人。一个小组治疗师创造了自己的CBT技术被称为"驱逐布告"（eviction notice），意思是鼓励组员"驱逐"头脑当中的负面声音。如果不把这些负面自动想法驱逐出去，它们很容易导致一系列抑郁症状。每种症状类型（动机、身体、认知、行为和情感）都将在小组讨论中涉及。

这时也将讨论重度抑郁和恶劣心境的区别。小组成员往往不知道他们的诊断结果，而只是按照他们他们自己的理解或是家庭医生的说法知道自己是抑郁症。如果时间允许，应该邀请小组成员审视自己的认知模式且讲述自己的人生故事。这是自愿的，并不是正式的家庭作业，但在大多数小组当中，患者愿意分享他们的故事，在人们倾听且联系彼此的过程中促进了小组凝聚力。我们允许这种生活回顾，洞察图式的发展过程，并把它带到第3次治疗当中，然后我们将从过去转移到现在。我们解释说将继续了解过去，但是我们不准备过于详细地挖掘过去。偶尔，有一些人对于他们的家庭出身感兴趣。这是抑郁症"寻根问底"的特征。这是一种不会有结果的前思后想，并会随着抑郁情绪的改善而减轻。有时候，从抑郁当中恢复的人继续对于理解过去感兴趣，这时应该建议他们在小组治疗结束后，可以继续接受其他形式的心理治疗，比如动力性治疗。

行 为 干 预

尽管贝克的认知模型强调了认知歪曲在抑郁的发展和保持中所发挥的核心作用，认知行为小组治疗师倾向于首先进行行为激活。根据我们的经验，精力的增加和自信的提高来源于使用认知策略完成各种任务。认知工作包括挑战一个人的想法（将在第5章进行阐述），这可能成为思维不健全的人的压力[比如很难集中注意力和（或）从不同的角度观察问题]，于是任何精力和自我效能感的增加都有所助益。而且，行为任务并不要求更深刻地考察一个人的思维模式，所以更容易在一切都不熟悉时开始参与小组。本章剩余部分将集中在行为干预及确认情绪的重要性方面。

在第3次治疗时，治疗师开始行为方面的工作，解释在抑郁症中，动机发挥作用会有延迟，也就是说，我们做得越少，我们觉得越累，能量越匮乏。我们故意强调这是抑郁的症状，并且鼓励人们反思为什么给抑郁症患者贴上"懒惰"或"无趣"的标签是错误的。缺乏精力且认为不能做很多事情可能是抑郁症的一个标志。在认知行为治疗初期阶段就应该解决这个问题，其中包括重新认识一些观念，比如，所有人都需要 10 小时睡眠这一观点是不正确的。治疗师接着鼓励他们讨论过去喜欢哪些活动，但已经停止做了，并希望恢复。对于停止做他们喜欢做的事情的人们而言，治疗师可以发出一份清单（参见附录 C，"我喜欢做的 10 件事情"）。按照诊断定义，抑郁症患者郁郁寡欢且无法胜任工作和承担配偶、父母或者朋友等义务。了解到组员如何安排他们每一天的活动很有帮助。

自我监测是经典的认知行为治疗技术，而日常活动评价表（Fennell，1989；Greenberger & Padesky，1995）是一种有价值的行为干预方法。我们把这当作第 3 次和第 4 次治疗之间的家庭作业。这个量表让人们记录他们每小时都在做些什么，使用只言片语来评价他们的感受，包括愉悦感和掌控感，级别是 0～10。小组治疗师可以轻而易举地每天做这种记录，每小时记录一次。我们把这当作更多了解自己的练习。需要问的问题很多，所以很少有成员能完成整个 1 周的记录；然而，我们坚持使用它是因为组员喜欢并且认为它有用。在做家庭作业时，治疗师鼓励组员表达他们对自己的认识且相互提供反馈。比如一个妇女很惊奇地发现她很擅长叫孩子起床上学（得了 8 分），但这并没有多少乐趣（只有 4 分）。认识到这一点后，她设定了一个目标，提前半小时起床，在周围人仍在睡眠时冥想一刻钟。让安静一会儿使她更能享受同孩子在一起的早晨。在自我监测的回顾当中，通常充满了幽默。常常有人大叫，"我已经掌握了睡眠的技巧，而且非常擅长在沙发睡眠，完全是 10 分"。我们鼓励人们对于自己的日常活动记录保持诚实，包括睡眠、看电视等，即使什么都不做。当人们觉得在小组当中安全而且得到支持时，这种诚实不是问题。来自自我监测的结果成为设定更正式目标的基石，常常与日益增加的娱乐活动有关。

在认知行为治疗当中，目标设定是关键。这是因为当人们产生抑郁情绪时，往往什么也不做。逃避娱乐或者其他必需的活动等（比如安排就诊预约或购买杂货）往往很有可能剥夺了抑郁症患者获得正强化的机会。回避行为成为一种负强化。按照认知行为治疗术语来讲，由于预期产生痛苦的后果而回避，然后某些行为被负强化了。在抑郁症中，想象的负性事件可能是无法完成任务，无法享受娱乐活动，或被他人拒绝。因此，通过躺在家里的沙发上，这些所害怕面对的东西就不会发生了。

专注于目标做更多是治疗抑郁症的关键一步。明确目标和采取行动实现目标激发了人们生活的动力，且提供了测量进步的方法。在第 3 次和第 4 次治疗中，治疗师会介绍目标设定的艺术和技巧。一种方式就是使用 SMART 目标设定法。

具体（Specific）——我计划每周锻炼 2 次，且更加积极。

自身（My own）——我选择这个目标是因为我想达到而不是朋友说会对我有帮助。

行动（Action oriented）——我计划去公园散步和放松。

现实（Realistic）——我计划去健身房 1 次而不是每天都去健身房。

时间（Time defined）——我计划锻炼 1 次（安排在每周四下午 6 点在健身房），而不是锻炼很多次（备注 3）。

关于更多的目标设定，以认知行为治疗为基础的"改变之路项目"提供了许多建议（Paterson 等，2006）。

除了让组员设定一个切实可行的计划外，还应该设定具体的时间，并且要考虑到潜在的阻力。所有这些都应该形成书面文字材料（Greenberger & Padesky，1995）。预期的障碍可以让组员展示出他们开始了解彼此，也可以刺激产生创造性的互动。要确保所有组员家庭作业中都有一个 SMART 目标方案，这可以最大限度地提高完成目标的机会。

治疗师应该鼓励组员相互支持。接下来的对话显示治疗师错过了一次利用组员作为示范的过程因素——通过信息传达，使用雅洛姆式的语言。治疗师没有做错，他们表现出了对于温迪（Wendy）的理解，但是小组没有被调动，温迪没有向他人学习的机会。温迪例子后面就是建议治疗师如何调动整个小组。首先就是失去的机会。

治疗师 A：温迪，本周你设定了什么目标？

温迪：我需要从沙发上起来，打算每天去散步。

治疗师 B：你很努力。还记得我们谈到过抑郁症的一个症状就是浑身无力，而不是说你就是这样。

治疗师 A：我也注意到你的目标有点大，而且可能不切实际。你能否具体说说你散步的距离？

治疗师 B：可能一开始每周散步 3 次就行而不是每天。根据我们的经验，每天散步需要付出很大的努力，我们希望你能够成功达到目标并感觉良好。

温迪：有道理，并且我也不喜欢在雨中行走。

治疗师 B：意识到困难就好，且天气预报说最近有很多雨。

温迪：我想我可以买一把新伞，我的旧伞丢了。

治疗师 A：很好。祝你好运，温迪，我们期待最后的结果。

在下面的例子当中，治疗师把注意从自己身上转移到患者身上。

治疗师 A：温迪，本周你设定了什么目标？

温迪：我需要从沙发上起来，打算每天去散步。

治疗师 B：对于温迪每天散步的目标，大家有什么看法吗？

夏洛特：我觉得这个目标不错，而且我也需要更新我的健身卡了，但是我不会告诉我的家人每天都去。

温迪：你几天去一次？

夏洛特：我准备开始时每周 2 天。皮特，你的目标呢？

皮特：是啊，每周 2 天对我来说也是一个挑战。

温迪：好，我开始也每周 2 天。

治疗师 A：每周 2 天有什么困难吗？

温迪：我不喜欢在雨中行走。

治疗师 B：我也是，怎么办？

琳达：我要准备好防雨的裤子、靴子及雨伞，否则就麻烦了。雨中行走其实挺有趣的。

温迪：好，我买一把新伞，以后每周 2 天，每天半小时步行。

拉尔夫：你启发了我，我也想把我的目标从健身房转向外面的步行，不管刮风下雨。

正如我们从上面的交流中所看到的那样，组员间可以相互激励，且抑郁小组设置的目标一般大同小异。它们通常纳入 3 类：①日常活动，比如"购买和进吃健康的食物"；②必要活动，比如"按照计划行动"；③愉快活动，比如"给一年未见的老朋友打电话"或"申请参加陶艺课"。小组治疗师教育患者如何远离抑郁症，帮助他们理解平衡的重要性，且要日复一日地做这 3 类活动。理查兹（2010）提出了一些有用的建议，帮助患者循序渐进地设定目标。治疗师与患者一起制订作业目标至关重要。仅仅给患者一张表格填写目标经常没有效果。作为认知行为治疗师，要积极与患者合作来制订家庭作业，并且在下一次治疗时进一步询问。如果做不到这一点，患者就不确定他们的预期，从而会加重他们的失望情绪并继续采取回避行为。

聚焦情绪，为思维记录做准备

在第 4 次治疗当中，我们转而集中于确定情绪状态或者感受上。这被简单介绍为进行思维记录前的准备工作，思维记录将在第 6 次治疗开始（将在本书第 5 章重点描述）。讨论情绪的原因是，我们越能确定我们的情绪，就越能了解情绪是如何随着思维而改变的。小组成员一般对这种理念表示感兴趣和欢迎。治疗师可以研究《理智战胜情感》（Greenberger & Padesky，1995）中的情绪列表，该列表包括 25 种不同的情绪。我们已经发现了一个扩展的列表——情绪轮，包括 78 种情绪状态，可以进行更加丰富和细腻的练习。情绪轮很容易从网上下载（或参见附录 D）（备注 4）。使用情绪轮来理解核心的六种基本情绪（愤怒、伤心、高兴、恐惧、有力、平静）及其相关感觉。治疗师对这些情绪解释时应给出例子。比如，一个人可能非常愤怒，是一种情绪高涨的状态；但是，可能这种愤怒背后还有其他情绪，这种情绪更难发现和接受，可能是嫉妒或者不安。产生其他类似例子小组通常没有问题。对认知行为治疗的一种批评就是它容易低估情绪在思维和行为中的作用。纳入一种集中于情绪的治疗技术，比如情绪轮，就是克服这种局限性的一种方式。

讨论结束时，组员要做一个练习，每个人轮流使用情绪轮检查自己的情绪，并且诚实地确定一种主要情绪，比如说，"现在，我正感受到_____"。可能涉及许多不同的情绪，其中包括"测试"小组的安全性与无条件接受，尤其是当有人说"我感到很烦""生气"或"愤怒"时。治疗师确保所有情绪都能准确表达。最好不要进行评论，不管患者说什么，只须采用接纳的不加评判的表情，然后简单点头同意即可。当患者表达的是一种想法而不是一种情绪时（这是一种常见的错误），治疗师通常予以纠正。比如，像"现在，我觉得自己被误解了"就是一种想法，因为这可以被挑战而且别人可以表示不同意。与之相反，真正的情绪无法被反驳。许多患者发现需要对想法和情绪之间的不同提高认识，因为过去他们从未关注过这个问题。

这种情绪集中练习建立在对许多门诊患者常常出现的"述情障碍"的研究基础之上，旨在通过改善这种状况的干预来提高其他治疗效果（Ogrodniczuk，Sochting，Joyce，& Piper，2012）。而且，具有述情障碍的人很难同其他人进行交往，常常感到自己被疏远。不管多么简短，情绪集中训练对于个人是有好处的，也可以提高一个小组的凝聚力。家庭作业包括监测出现强烈情绪的 5 种场合，把它们记录下来，并列出相关情绪，从 0～100 给它们评分。

在抑郁症的小组治疗中利用小组

抑郁症的小组治疗中包括许多小组过程因素。考虑到无望感司空见惯，且是严重的抑郁现象，灌注希望可能是最重要的因素。治疗师清楚明确地教育患者关于抑郁症方面的知识：为什么不是他们的错，这个小组如何帮助他们。然而，治疗师千万不要对认知行为治疗过分推销，因为缓解的比例仍然不够理想且复发率不低。使用比较缓和的语言可以帮助患者现实地确定预期，比如"这个小组是你痊愈道路上的一步"，"我们将一起克服这个疾病"或者"由于各种原因，你可能在完成家庭作业方面会遇到一些困难"。一定要邀请组员来分享他们认为对克服问题有用的东西。小组治疗师要明确鼓励小组成员之间进行交谈，我们要利用一切机会与他们进行交流。如何应对现实问题将在第 6 章进行探讨。

重新获得社交技巧增加自信对于治疗抑郁症很有帮助。在组员怀疑他们的社交技巧时，小组模式的帮助最大。具有抑郁症的人常常对自己持负面的态度，比如他们会自责："我当然不会有任何朋友，我总是说不，我总把事情搞砸！"这些组员从其他组员那里获得反馈："不，不是你把事情搞砸，而是你的抑郁症造成的。你在组里对我的帮助很大，我觉得你能理解我，而且我想跟你交朋友。"所有组员都提供反馈且进行互动。我们观察到人们开始协调他们对自身的批评与对别人的积极影响之间的矛盾。小组模式可以提供很多方法打破抑郁症的自我贬低的恶性循环。

总　结

本章显示了抑郁症认知行为小组治疗的前半部分，包括以下成分，教育和讨论想法、情绪和行为之间的联系，贝克的认知模型，抑郁症状的介绍，日常生活监测，目标设置，以及提高组员对于自身情绪的识别等。所有这些都为行为干预之后的认知重建工作打下了基础。下一章将包括认知重建的几条建议和临床案例展示，强调如何在小组中使用思维记录，这对小组成员和治疗师来说都不是一件容易的事情。

备　注

1. 从 DSM-Ⅳ开始，重度抑郁发作的诊断标准尚未变过（APA，2000）。

2. 抑郁症中自我批评的声音与精神病患者听到的声音是不同的。然而，当抑郁症患者出现幻听时就意味着出现了精神病性症状，需要精神科专门处理，并且可能需要离开小组。

3. SMART 还有另外一种解释，M 代表可测量的（measurable），A 代表可完成的（Achievable），R 代表相关的（Relevant），即是我自己的目标。

4. 情绪轮是由格洛丽亚·威尔科克斯（Gloria Willcox）于 1982 年建立的。

第 4 章参考文献

第 5 章

抑郁症的小组治疗：认知干预和预防复发

上一章讨论了阿龙·贝克的抑郁症模型及其在小组治疗的心理教育和行为部分中的使用。本章将继续讨论贝克模型对于理解思维（认知）在抑郁症中的作用。不同认知干预形式都集中在提高患者对思维内容和质量的意识上。本章将集中于如何在小组中使用思维记录，但同时也会讨论其他认知策略。本章结尾部分将讨论预防复发，描述认知行为治疗策略和以正念为基础的认知行为治疗方法。我觉得开始部分应该描述贝克对于认知行为治疗的贡献，因为他影响了我们对于认知行为治疗的投入。

在转型成为认知治疗师之前，贝克接受了广泛的心理动力学训练。作为一名动力学心理治疗师，他深知密切关注患者资料的重要性，这些资料既有情绪的，也有语言的。他非常注意患者出现强烈情绪之前的事情，经常问他们的想法，哪怕转瞬即逝。毫不奇怪的是，很多患者无法说出这些认知现象，因为它们处于潜意识和意识的交界之处。自从贝克的观察之后，大量事前想法对于情绪影响的研究出现了（Padesky，2004）。

支持抑郁症患者发展认知重建技巧是认知行为治疗师的一个重要任务。患者思维的重建有一系列步骤。首先，治疗师支持他们的患者确认与强烈负性情绪有关的想法和图像。然后是对想法进行提问，这个过程鼓励患者不要小看想法，而是要确认其准确性。在此前的第 4 章，我们看到强烈的负面情绪可能导致想法不能准确反映客观现实。最后，考察想法可能导致一种更加平衡的想法的产生，从而更加接近现实。这种捕捉-评价-替代的循环是认知行为治疗的核心。治疗师与患者进行认知重建（cognitive restruction）时常常使用失能（dysfunctional）与功能（functional）、非理性（irrational）与理性（rational）或现实（realistic）与非现实（unrealistic）这样的词汇。不同的治疗师用语不同，依据他们个人的习惯而定。一些人不喜欢使用术语，比如他们使用适应不良（maladaptive）与适应很好（adaptive）或有用（unhelpful）与无用（helpful）等词汇。

很多认知行为治疗师反对使用"积极思维"（positive thinking）这样的用语。

患者也常常提及他们听说认知行为治疗是一种帮助人拥有幸福想法的疗法。治疗师按照自身偏好，且依据快乐对于他们的意义，他们可能会也可能不会将"积极思维"用于抑郁人群之中。我通常反驳认知行为治疗就是"积极思维治疗"的观点，而倾向于用"现实治疗"来描述。对患者进行认知行为治疗的一部分工作就是挑战他们的想法，因为当他们有强烈负面情绪时常常接触不到其他信息。强烈的情绪似乎强化了我们思维中的认知局限性，我们从第 4 章莉莎的例子就可以看出，不能一起吃饭时，她就认为朋友不喜欢自己。我可能说："你的情绪是现实的，你和别人都能证实这种情绪，但是它们未必是现实的反映。当我们抑郁或焦虑时，我们的情绪可能战胜了理智。认知行为治疗就是帮助你恢复理智。抑郁或焦虑并不意味着你失去了智慧或者推理能力"。患者愿意使用批判性的思考技巧以及他们的智慧。

被称为思维记录的工具可以帮助治疗师和患者采用更加现实的想法取代非现实的思考。思维记录可以从两栏表到七栏表。简单一些的常常包括两栏，没有帮助的不真实的想法，比如"我就是做不到"；以及有帮助的真实的新想法，比如"我很喜欢学习，且可以做到很多事情"。帕德斯基（Padesky）在 20 世纪 80 年代发展的一种七栏思维记录表经常用在面对面的个体与小组认知行为治疗当中。它出现在《理智战胜情感》（Padesky & Greenberger，1995）中的"理智战胜情感治疗师指南"上。这种七栏思维记录与其他思维记录的不同之处在于它通过寻找支持和反对的证据去评价一种负性的热点思维。通过考虑证据的正反面，患者可以发展出一种全面的观点来取代原来的错误思维。

小组中的思维记录

除了帕蒂斯基与格林伯格关于认知行为小组治疗的临床手册（1995）和一张关于平衡行为的小组认知行为治疗光盘（Padesky，2001）外，很难再找到如何进行小组思维记录的临床案例。个体与小组使用思维记录的主要差别在于，后者使治疗师有机会借助其他小组成员来帮助某个个体确定他们的错误想法。从某种意义上来说，一个人的思维通过与其他几个人的问题和观点比较后进行现实检验。而且，了解别人的热点思维并提出反对的证据，可帮助所有人反省自己的错误想法。于是，治疗师可以利用集体的经验对"检验事实"保持好奇心和客观性。这种情况证明了人多力量大的道理。下面的对话显示了小组为治疗师进行思维记录都提供了哪些支持和启发。

治疗师 A：我们正考虑准备另外一个思维记录的案例。有没有人上周情绪不好呢？

胡安妮塔：有的，我就是这样，我伤心害怕，因为这牵涉我的母亲，且我准备周末去见她，但是我已经决定了不去参加家宴（开始哭泣）。

治疗师 B：看起来很及时，胡安妮塔，我们可能要回顾一下发生了什么并给予你援助。你能够告诉我情况如何吗[他走到白板面前写了七栏：①情境；②情绪；③自动思维（图像）；④支持错误想法的证据；⑤不支持错误想法的证据；⑥其他平衡的想法；⑦评价现在的情绪]？

胡安妮塔：周六，我和母亲一起出去逛街了，她买了一些化妆品，我买了一小瓶护肤霜。母亲周六晚上给我打电话指责我不负责任，因为她知道我有些债务需要偿还。

治疗师 A：没错，你讲出了问题，并且我们能够理解你同母亲之间的交流多么令人沮丧。在"情境"下，我将写下，周六晚上独自在家，给母亲打电话（治疗师提醒小组成员描述这种情况应该包括人物、事件、时间和地点）。附录 D 显示了胡安妮塔完成的思维记录。

治疗师 B：你感觉到情绪怎样（治疗师开始思维记录且就前 3 项提出问题）？

胡安妮塔：伤心、生气、恐惧、被威胁、无助和忧郁。

治疗师 B：好，哪种是最强烈的情绪，你如何评价其强度？

胡安妮塔：恐惧 90%，生气 70%，无助也是 90%。

治疗师 B：好，我能够理解这些情绪相当强烈。在你被母亲质问时头脑里想的是什么？

胡安妮塔：我不喜欢她，而且她虽然比我有钱，但自私自利。她有什么权利批评我？

苏珊：我母亲也是一样，我经常不同意她这样管理我的生活，特别是我的财务，但是我不知道如何让她退出。

到了这时，整个练习可能有偏离和瓦解的风险。发生的方式各种各样。当人们具有类似的自动思维时，希望提供相互支持的愿望非常强烈，且小组很容易超越一个过程小组。为了展示思维记录的价值，有必要在小组治疗中至少完成一个案例。治疗师的责任是控制时间，并且把小组的关注重新集中到个体上，在这种情况下，就是在胡安妮塔身上。然而，治疗师还要抓住机会评论任何一个人的思维记录案例对其他人的意义。所有组员都在自己的表格上写下胡安妮塔的例子。另外一种偏离的例子就是治疗师接受另外一个人的负性自动想法而没有进一步征求意见。在胡安妮塔的例子中，把"我母亲自私"的想法记录到第三栏。

偶尔，治疗师可能错误地接受关于另外一个人的负性自动思维且将它写到第三栏。这就是治疗师合作的效用所在。如果一个治疗师开始有点纰漏，搭档治疗师可以参与进来，以确保思维记录练习回到正确的道路之上。这包括直接回到板书上。我们千万不要对评论别人的负性自动思维盲目接受。如此做，我们会陷入麻烦之中，不可能评价患者生活中的某个人是一个混蛋，因为他们可能是也可能不是。要点是负性思维必须总是关于有问题的个人的。对此，治疗师的处理方式是询问组员："如果你的哥哥是个混蛋，对你有什么意义？"组员可能说："我很弱，抗不过他。"这是一种合适的自动思维，可以寻找支持或反对的证据。同样，在胡安妮塔的例子当中，可以进行讨论的是她的母亲到底是什么模样，而不是盲目接受胡安妮塔所说的母亲颐指气使、自私自利。

治疗师 A：胡安妮塔和苏珊，我们理解你们的不满并且我们将有机会讨论你们同母亲的关系，但是就这个练习而言，胡安妮塔，你母亲批评你的财务管理说明了什么呢？

胡安妮塔：我担心母亲是正确的。我希望我能像她一样。我并不相信我能够管好钱。我就像一个孩子，可能我是一个自私的人。如果我破产而且无家可归怎么办？

雷曼德：不，胡安妮塔，你说的都不对。在我看来，你不自私。

治疗师 B：我欣赏你的反应，雷曼德，你等一下，我们将很快讨论胡安妮塔是否正确。胡安妮塔，在你提出的这些想法和恐惧当中，哪个最消耗你的能量？哪个是你希望最先处理的？

胡安妮塔：我认为是理财的失败，因为这对于我来说很重要，而不仅仅因为我母亲。

治疗师 B：（圈到"我是一个理财失败的人"的想法）现在，我想要大家想象我们是一个法官或陪审团，而胡安妮塔正在因为"理财失败"而接受审判。我们如何才能公平合理地判决呢？

布仁丹：我不确定，但是我认为应该检查支持或反对她的想法的证据。

治疗师 A：确实如此。所以根据我们对胡安妮塔的了解和你对自己的了解，你有什么证据支持失败的观点呢？我们提出什么问题才能获得更多信息？

布仁丹：你还有债务没有还清吗？

胡安妮塔：没错，且我已经是第 2 次欠债了。

治疗师 B：好，这听起来是一个确凿的证据，我把它列在第 4 栏，还有其他的吗？

胡安妮塔：我对我丈夫保密，我知道自己不诚实。

治疗师 A：好，尽管不披露你的债务未必表示你就在财务上失败，我们先写下来，因为这反映了你如何看待自身。还有财务失败的其他证据吗？

胡安妮塔：没有了，主要是入不敷出。

治疗师 B：让我们转到第 5 栏。有证据认为胡安妮塔不是理财失败的人吗[帮助完成第 5 栏的进一步问题在《理智战胜情感》中有提供（Greenberger & Padesky，1995）]？

德文：胡安妮塔正在接受治疗，处理自己的问题。这对我来说是一种力量和成功。

布仁丹：是啊，而且她善于听取意见。记得我曾经建议她跟银行顾问谈谈。听起来你做了，胡安妮塔？

胡安妮塔：我做了，非常感谢你的建议，布仁丹。我的顾问确实对我有帮助且态度很乐观。我当然没有破产。

艾华纳：几周前你说过你的工作时间减少了，胡安妮塔？

胡安妮塔：没错，我的工作时间减少了，且我损失了 20% 的收入。

艾华纳：我认为那很重要。我不知道你们什么情况，但是我挣多少花多少，如果收入减少，就会陷入麻烦。

利卡多：胡安妮塔，我想知道你努力摆脱债务是一直以来的问题还是最近的？

胡安妮塔：不，我在学校时不错，而且曾经有一个女朋友找我问如何省钱（哭中带笑了）。过去 4 年出现了变化。我猜是由于我抑郁的问题造成的。

治疗师 A：很好的问题，艾华纳和利卡多。胡安妮塔，这些证据反对你的想法吗？

胡安妮塔：某种程度上是，但是仍然有点难以接受。

治疗师 B：好，我把它写下来。胡安妮塔，是不是有补充的地方（治疗师可能会点评胡安妮塔很容易找出第 4 列中的证据说明她是一个"理财失败的人"，但是却难以在第 5 列中找出相反的证据。这是司空见惯的，并且提醒我们抑郁的人对自己有多狠？）。

胡安妮塔：没有了，但是你们帮助我记得我在理财方面不是毫无希望，这很有意思。我知道我能够做好，只是我暂时失去了这种能力。我并不责备环境，我看到我的工资减少并没有让我管钱变得更容易。

治疗师 B：其他人对于胡安妮塔还有问题吗？如果没有，鉴于时间问题，我们现在退回到第 4 栏和第 5 栏的问题（治疗师大声朗读了支持和反对胡安妮塔是一个理财失败的人的要点）。我们下一个困难就是对于胡安妮塔的财务状况做出均衡的评价，这个评价很公平，既考虑到支持也考虑到反对的因素。我们如何能够把两栏的要点放进一个句子或陈述呢[参考《理智战胜情感》（Greenberger & Padesky，1995）]？

德文：我尝试为胡安妮塔创造一个新的平衡想法："尽管我，胡安妮塔，不否认存在入不敷出的问题，我将承担全部责任，接受我的财务顾问和治疗小组的帮助，努力回到正轨"。

胡安妮塔：谢谢，德文，你抓住了重点。现在我写下来。

治疗师 B: 如果用 0～100 评分的话，你在多大程度上相信你的新想法?

胡安妮塔: 我不知道，肯定不是 100%，也许是 80%。

治疗师 A: 有道理，但你要注意到这种想法以后也许会改变。现在，让我们看看你的情绪改变如何。记下你的新表述，你的恐惧、生气和无助有多强烈呢?

胡安妮塔: 都有，但是恐惧占 40%，生气 30%，无助只有 20%。我觉得好多了，感谢大家的帮助和支持。我觉得自己能给家人做晚饭了。

治疗师 A: 你如何利用这种新的想法呢? 我们希望你能够写下来，并且每天对自己说几遍，这有点像学习一种新的语言。开始时可能觉得有点尴尬，慢慢就轻松多了。这有一个小卡片，我们把它叫作应对卡，你可以在上面写下你的新想法。当你一有负性想法出现的时候，就拿出来读一下。

治疗师 B: 没错，你现在用新想法武装起来了。我们希望以后有机会听你讲你是怎样练习新的想法以及新的想法又是如何帮助到你，特别是你的家庭问题。

在另外一个例子中（我们不会详细叙述），一个刚刚移民的女性提到她 20 岁的儿子反对父母的许多文化和宗教价值观念时哭了。她的想法包括："我的教育失败了;如果他失去了信仰怎么办? 他不把我看成是朋友。"她选择把最后一个想法提交"法庭"审查，在小组的支持下，她的想法达到了新的平衡："他已经长大了，并开始发现和认识自己，尽管与我们不同，我们的关系仍然保持密切。"还有其他几位家长，他们表达了同样的想法——害怕同孩子失去关系。我们看到思维记录是一个中立的、普遍的工具，可以运用到不同的文化和社会经济环境中。正如上面的例子所述，积极参与小组，使技术的运用少一点说教，多一些互动。

小组设置提供了一个创造推理和公正的独特机会———一种社区现实检验。小组成员的思维记录案例常常充满了情绪，于是限制了他们的灵活思考。相反，提供帮助的小组成员并不被自身的情绪所局限。这种情绪距离使得他们能够旁观者清。小组温暖和助人的气氛使得对支持和反对负性想法的证据进行提问更加容易。比如，利他在小组提供有益的问题和视角时表现得更加明显。CBT 治疗师达成一致意见的一点是小组成员经常在还没有准备好的情况下就发问。这样做不仅让被拿来讨论的个体受益，同时由于抑郁症小组的患者常常有一些共同的情况，许多人也学会了采用新的方式来质疑他们的思维。

选择使用 7 栏表思维记录的小组治疗师必须管理时间来确保每个小组成员轮流做思维记录。在一次治疗中，其中包括最初的一轮家庭作业回顾，往往很少有时间能演示 2 个例子。所以，按照小组的规模，需要数次治疗才能让所有人完成他们的举例。思维记录是所有人的家庭作业，且在理想状态下，所有组员除了完成治疗中的一个认知重建外，治疗外还需完成 3～4 个。一旦组员能够迅速挑战某种负性和不切实际的想法，我们就鼓励患者建立一种思维记录模板，他们可以迅速调整负性思维成为平衡思维。不幸的是，很少有持续时间足够长的小组使治疗师看到成员如何锻炼自己的技能。但在预防复发的小组中治疗师可能乐见这种认知行为治疗自助技能的巩固，这将在后面进行讨论。

其他认知干预

在组员已经掌握了挑战和替代没有帮助且不切实际的负性自动思维的基本技巧后，还有一些针对核心信念和态度假设这两个层面的其他几种认知干预（图5-1）。

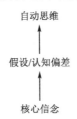

图5-1　自动思维—假设—核心信念

治疗师解释存在 3 种层次的认知，最深层就是图式或者核心信念。图式和核心信念在认知行为治疗当中被认为是同一事物。核心信念是一种强大的对于自我的总体陈述，比如，"我无能"。核心信念通常包括三种主题中的至少一种，能力（"我无能"）、价值（"我不如其他人"）及可爱（"我不可爱"）。中间层次的认知指的是假设，其特点就是假设句式（"如果我的同事发现我在治疗抑郁症，那么他们将看不起我"），"应该，必须"。比如，一个从抑郁症中恢复的人仍然脆弱——可能没有意识到她的思维和行为是建立在某种假设基础之上，"如果我自己不能做饭，那么我就不用为邀请别人而困扰了"。第 3 种或最表层的认知，就是当前出现的、日常批判性的评论—— 思维记录主要包括的就是负性自动思维。

很多治疗资源列举了一系列认知偏差（bias in thinking）或错误假设（faulty assumption），小组治疗师可以使用这些来制作他们自己的教育材料或者直接下载（Free，2007）。参见附录 F 的"认知偏差"列表。最常见的"认知偏差"如下所述，非黑即白式思维、读心术、正向折扣、夸大或缩小、灾难化、算命错误及情绪化推理（Fennell，1989；Free，2007）。除了在小组讨论中，鼓励人们说出自己特别倾向的错误，小组治疗师还可以挑战小组成员来增强他们的意识，帮助他们认识到什么时候他们对各种认知偏差最为脆弱。下面是一个使用角色扮演（role play）中的双重标准（double standard）干预技术帮助组员纠正非黑即白式思维的例子。

检验假设

治疗师：所以，艾迪斯，你已经确定了自己非黑即白的思维了。你告诉我你正准备推迟和一些朋友吃晚饭的计划。某种意义上，这些晚饭是你抑郁症状改善的迹象。你非常清楚在生病期间已经取消了几次社交活动。

艾迪斯：没错，我明白我陷入"如果我不亲自做饭，那么我就被朋友看不起"的假设了。但是如果我不能完全亲自做，我干脆不做。

治疗师：艾迪斯，你能够通过角色扮演来获得一些关于追求完美会阻碍生活的反馈吗？

艾迪斯：当然可以。

治疗师：谁愿意扮演担心无法为朋友做饭的角色？

马克信：我来吧。

治疗师：很好。马克信，请告诉艾迪斯，在这场角色扮演中谁是你的朋友。

马克信：艾迪斯，我知道我邀请你和其他朋友一起吃饭。这已经很长时间了。我一直身体不好，现在好多了。不过我还是想取消，因为我觉得难以承受。我不知道过去我是怎么做的饭。

艾迪斯：（看了看马克信）马克信，你就不能叫外卖请客吗？

马克信：我不知道。我仍然想做一个好主人，而且想告诉朋友我的身体恢复健康了。

艾迪斯：马克信，我明白了，我知道你很难有精力做很多事情。我只是想你的朋友确实希望和你在一起，而食物是次要的。为什么在人们不关心食物的时候给自己那么大的压力呢？我不是说饭好不好，或你是不是一个好厨师，只是有更重要的事情。

马克信：是啊，我仍然担心自己会被认为不是好主人，我可以让朋友带凉菜，然后我订披萨。

艾迪斯：你会做得很好，我们的目的只是聚一聚，不是吃饭。

治疗师：很好。你看，艾迪斯，你不会把朋友放到和你一样高的标准上。双重标准是人们的一大问题，特别是在我们从抑郁症当中恢复时。我们称这为双重标准问题——自己一套标准，给别人另一套标准。

检验核心信念

核心信念或图式是渗透入抑郁症患者思维的潜在总体想法，通常只有在进入治疗时，这些患者才知道。核心信念具有一种整体和绝对的性质，比如"我不够格"。处理这些核心信念对于患者和治疗师都很重要，因为它牵涉更深层次、更核心的问题。有经验的认知行为治疗师知道抑郁症中的核心信念主要分为3类，我不被爱、我很差或我无能。所以，治疗师通常很容易在给一组成员做思维记录后给他们"解释"。使用箭头向下技巧是一种显示如何从一个相对表面的负性自动思维进入一个具有破坏性的、黑暗的核心信念的过程。箭头向下技术出现在费纳尔的章节（Fennell，1989）和《理智战胜情感》（Greenberger & Padesky，1995）中。小组治疗师能够创作他们自己的教育材料，并留有空白处可以写下句子，且随后有一句"如果那是真的，对我而言意味着什么"？

比如，小组可能问上面例子当中的艾迪斯："如果你不想给朋友做饭是真的，这对你而言意味着什么？"于是患者按照下行螺旋想象。

回答："我继续抑郁下去且不会见好。"

问题："假设那是真实的，也就是说，你不会好转，那对你而言意味着什么？"

回答："我乱成了一团，毫无希望。"

问题："假设你确实乱成了一团，而且没有希望好转，那意味着什么？"

回答："所有人都说得对，我多么无能，我看不到任何希望。"

这是一个停止的好节点，而且治疗师指出艾迪斯从一个做饭的普通问题变成了感到"无能"和"无望"的更深问题。很容易看出箭头向下如何引出了自杀观念（这也是为什么一些小组认知行为治疗师不经常使用的原因），而且关键是治疗并未因此而结束。下一步就是引导产生反对核心信念的证据，鼓励患者写在核心信念记录表上。在艾迪斯的例子中，小组成员提醒她已经完成的一些事情，比如积极接受治疗，善于发现自己的不足，富有创新思维，解决问题的能力很好，她是一个很好的模范，并且她能给予别人希望等。尽管核心信念工作通常包含在认知行为小组治疗当中（Bieling，McCabe，& Antony，2006），但小组治疗师意识到自我觉知会导致一些成员强烈的情绪，特别是那些努力想从抑郁症当中恢复的组员。治疗师可能要考虑对于抑郁症状明显好转的患者才使用箭头向下练习。

行为实验

行为实验可以用来检验认知的 3 个层次（核心信念、态度假设和负性自动思维）。这些实验为组员提供机会对想法和预测进行各种现实检验。再回到艾迪斯的身上，她可以检验自己的假设"如果我不能做一顿好饭，我就会被指手画脚"。她的实验包括完成家庭作业如邀请朋友定制披萨，并让他们自带凉菜。由于小组已经有了支持或反对这种预测结果的角色扮演证据，没有必要进行另一轮小组讨论。在另一个患者的例子当中，这种小组讨论富有成果，可能会高度质疑这个人用来支持其负面预测的证据。和过去一样，任何行为实验的结果都在下周的轮流回顾家庭作业过程中得到复习。

行为实验采用书面表格的形式，患者在上面陈述问题，他们的目标认知（比如"如果我不准备饭菜，我就会被负面评价"），他们的其他观点（"我的朋友们对我更感兴趣，而非我做的饭菜"），他们计划的实验过程及结果。关于设计行为实验一系列问题的建议请参见《牛津认知行为治疗行为实验指南》（Bennett-Levy等，2004）。

认知行为小组治疗心理剧

　　相比传统的认知行为治疗小组而言，认知行为小组治疗心理剧是一种崭新的可供选择的扩展。我曾经亲身经历过宾西法尼亚大学认知治疗中心托马斯·特雷德维尔（Thomas Treadwell）的治疗，我认识到把认知行为治疗与心理剧结合起来有助于在现实生活中进行行为实验（Treadwell，Kumar，& Wright，2010）。在一个心理剧实施过程中，小组让个人使用自己从传统的思维记录中得到的新想法进行练习。认知行为治疗心理剧的目的是模拟现实世界，其中包括这个人在生活当中的现实角色，而其他组员都得到如何扮演的说明。这种干预的吸引人之处在于可以在小组中进行情感的表达——只要治疗师保证这些表达在合理范围之内。

　　再次回到艾迪斯的例子上，认知行为小组治疗心理剧可能以下面的方式展开。主角艾迪斯将要检验"我被认为无能"的恐惧，她将挑选其他组员代表她的各种朋友并给他们指令。比如一个朋友可能有讽刺性幽默的习惯，艾迪斯很容易把它当作一种批评。另外一个朋友可能很安静，用得更多的是非语言交流。其他组员被安排了各种表演技术，其中包括 2 个角色，其中一个来表达艾迪斯假设感受到的但是她自己表达不出的负性想法和情绪（比如"艾迪斯，这里小心，你感到非常紧张，且十分确定你的朋友对披萨不满意"）。另外一个来表达艾迪斯可能拥有但是无法表达的正性想法和情绪（比如"你做得很好，艾迪斯，在你说很高兴见到朋友时是真诚的，你不用证明你自己"）。另外一个人被安排为自动思维，有点像希腊剧的合唱团，当明显感受到情绪变化时马上表达想法和感受。比如通过模拟晚餐，艾迪斯在接到电话后情绪低落了。一个扮演她母亲的组员打来了电话，艾迪斯觉得有必要回答母亲提出的自己吃什么的问题。这导致艾迪斯更加羞愧和焦虑，她明白母亲准备晚餐的话绝对不会吃披萨。艾迪斯开始质疑自己的行为，"我不应该走捷径，而且他们很明显只是出于礼貌，是一种表演"。

　　毋庸置疑，在认知行为小组治疗中添加剧本因素不仅仅是一些过程技巧，还需要一些训练和指导。对于一个精诚团结的小组而言，有经验的小组治疗师可成功地把这种干预应用到自己的治疗当中，并大大活跃小组的气氛。

预 防 复 发

　　由于抑郁症存在复发风险，所以应该为未来做好准备。在疗程超过一半的时候，很多组员往往担心治疗结束后该怎么办。其中的一些担心可以用与其他负性自动思维同样的认知技巧来处理。标准认知行为治疗小组的最后两次治疗应该集中于预防复发的策略上。附录 G 提供了一种治疗师带领的讨论手册，内容是从恢复阶段希望得到什么，这其中包括为患者准备情绪陷阱（mood trap）。失落情绪陷阱（dropping mood trap）可以让小组成员为不可避免的情绪失落做好准备，并且提醒他们不要对遇到的挫折及"什么都失去了"的想法灾难化。高涨情绪陷阱（rising mood trap）也很重要，它提醒人们欲速则不达。当艾迪斯知道自己主持一个晚宴的局限性后做得很好。刚刚恢复的患者往往会做过多的事情，比如晚饭准备三道菜，上全日制大学或者拒绝一个逐步恢复工作的计划，这些情况并不少见。

关于抑郁症的个体认知行为治疗的研究发现，复发比例并不高，只有30%左右。对于单纯服药的人而言，停药后复发的比例大约为60%（Gloaguen，Cottraux，Cucherat，& Blackburn，1998；Warshaw，Dyck，Allsworth，Stout，& Keller，2001）。罗宾·雅里特等的研究表明，在积极的认知行为治疗后对有残留症状的患者继续进行治疗是很好的投资，因为可以大幅减少复发。持续阶段认知治疗（continuation phase cognitive therapy，C-CT）（备注1）包括为期8个月的10次60～90分钟治疗（前4次每2周1次，接下来的6次治疗为每月1次）。具有中等遗留症状的患者贝克抑郁问卷（Beck Depression Inventory，BDI）评分为4～9分，表示抑郁症状已经很轻，他们有90%的概率不会复发，而没有接受持续治疗的小组只有大约40%不会复发（Jarrett，Vittengl&Clark，2008）。

认知行为小组治疗对有风险的人群有新的方法。雅里特等（Jarrett等）开发了临床手册可以让治疗师使用自我报告量表，其中包括贝克抑郁问卷（BDI，Beck 等，1996）和汉密尔顿抑郁量表（Hamilton Rating Scale for Depression，HRSD，Hamilton，1960），用来确定谁有复发的风险。另外一种选择是正在进行的认知行为治疗小组可以是开放性和持续进行的。由于在持续小组中的所有患者在积极治疗阶段都有认知行为治疗模型，每次治疗都不是一个人报告，所以更容易以开放的模式执行。持续认知行为治疗基本上是一种更大强度的"强化"治疗，其中认知行为小组治疗师已经在他们的抑郁小组中采用过。小组成员在完成为期12次的认知行为小组治疗项目后继续参加第2、4或6个月后的小组。患者知道以后汇报给他们的小组可以帮助他们更有动力继续自我治疗。如有复发情况，可以在强化治疗的小组内部进行解决。持续认知行为小组治疗项目可能考虑接纳由家庭医生推荐过来的从未接受过CBT的社区患者。研究表明为期8次的预防复发认知行为小组治疗项目可使复发率明显下降（Bockting，Spinhoven，Wouters，Koeter&Schene，2009）。在理想状态下，抑郁症患者在第一次发作时就要接受小组治疗，而且治疗师还可以对他们进行持续治疗。

在下一部分，我将讨论另外一种预防复发的措施——正念认知治疗。

正念认知治疗

对于抑郁症的正念认知治疗的发展为治疗师提供了预防复发的另一种方法

（Segal，Williams&Teasdale，2002，2012）。我将简要总结一下什么是正念，它是如何工作的，治疗师训练的重要性，以及如何使用正念来预防抑郁症复发，就拿我们的小组项目为例进行说明。

正念训练的建立者认识到尽管正念的能力在所有人当中都存在，我们大部分人还是"自动"度过人生，基于习惯性行为度过日常生活，而我们的精神则在别处。正念训练可以描述为持续练习对当前体验的觉知（Bishop 等，2004）。传统的认知治疗用有益的想法取代无益的想法，正念训练则更少关注思维的内容（比如"我是一个理财失败的人"），而更多的是接受思维以及个人与思维联系的方式。正念训练可以帮助患者发展与思维不同的关系。与认知行为治疗类似的是，患者学会不把想法当成事实，而是对想法保持好奇心，不论这些想法多么烦人。患者还学会注意自己的呼吸，他们尝试放慢呼吸（呼吸正念）。各种练习帮助患者加强对于自己呼吸的关注，以及关注任何身体感觉和其他与听觉、视觉、味觉等有关的当下感觉（身体扫描练习，坐式冥想）。重点就是持续充分体验当下，而且重新把关注从"心理噪音"上引导出来，如思维反刍过去的事件或者担心未来。任何不舒服的感觉、想法或者情绪都被接受而非抵抗或者斗争（Segal 等，2012）。最终，不断的练习将使人们培养起一种接受自己的想法以及生活中难以改变方面的能力。

正念训练的老师帮助患者明白，即使是最痛苦的想法或者情绪都是暂时的，最终都将过去，就像天空中的乌云一样或者像一个进入大脑的不速之客，仅仅只是一个客人，不会永远停留在这里。为了显示接受的有益性和不去回避困难的想法或者情绪，我通常让组员念一首诗，诗的名字叫"客栈"，这首可爱且充满智慧的小诗是 13 世纪诗人鲁米的，这个方法我已经用了 10 年。我把这首诗做成织锦挂在了墙上。我高兴地看到一些正念训练的老师也在使用它。正念认知治疗师或其他人都可以在启发患者接受情绪和想法的时候去读这首诗（Segal 等，2002）。

客　　栈

人生好比客栈，
每个早晨都有新的客人。
喜悦、沮丧、卑劣、一瞬间的觉悟，
都是意外的访客来访。
欢迎并热情招待每一位客人，
即使他们是一群悲伤之徒，
恣意破坏你的房屋，
搬空所有家具，
仍然要待之以礼。

因为他们可能带来全新的喜悦，

涤净你心灵里，

灰暗念头，羞耻或恶念。

在门口笑脸相迎，

邀请他们进来。

无论谁来，都要心存感激，

因为每一位客人，

都是上天赐给我们的向导。

这首诗能够帮助患者将接受的态度融入他们的内心体验中，进而练习观察当下正在发生什么。一种新的洞察将会到来——"你变得纯净而喜悦"。在抑郁症（焦虑症）的认知行为小组治疗结束时，许多患者都会进入一个新的境界，但是其中一些人需要对他们做更多的工作才能获益，比如正念，"退后一步"思考，建立与自己想法新的关系。

预防复发的正念认知治疗建立在这样一种临床经验上，即使此前抑郁的患者在现实和平衡思维上变得跟正常人差不多，抑郁症仍然留下了"痕迹"。过去有过抑郁症的人尽管恢复了，但同从未患过抑郁症的人相比，他们更容易再次出现抑郁。负性思维的激活程度在预测复发上起了关键作用。评估有抑郁症病史的人的"认知再次活动"能够为预测复发提供另外一种工具（Jarrett 等，2008；Lau，Segal&Williams，2004）。有和没有抑郁症病史的人区别在于前者小的情绪反应即可引起负性想法的大变化（Segal 等，2002，2012），也就是此前所提到的"落入情绪陷阱"。

后来的研究验证了最初的发现，8 次课程的正念认知小组干预能够减少抑郁症的残留症状，且复发率下降 50%以上（Kingston 等，2007；Ma&Teasdale，2004）。最近，皮特和霍高在 2011 年的一篇综述中提到，正念认知治疗使 43%的复发 3次以上的患者取得了复发率下降的效果。在英国，正念认知治疗已经被政府专家推荐为抑郁症预防复发的有效干预手段（英国健康与临床优化研究所，2009）。

我们在抑郁症认知行为小组治疗项目中，推荐抑郁症患者参加正念认知治疗小组。他们也许已经成功完成了 12 次的认知行为小组治疗，或者他们是直接加入到正念认知治疗小组中，这个小组也接受焦虑或者有其他问题的患者。当推荐患者参加正念认知治疗（或其他有效的治疗方法）时，治疗师需要利用他们的临床判断、扫描式诊断及自评量表。我们的正念认知治疗小组课程遵循西格尔及其同事的方法（Segal 等，2002）。每次课程 2 小时，包含 8～10 名成员。与其他小组一样，成本是固定的，并且根据房间的大小组员的人数可以扩展到 15 名以上。

带领正念认知治疗小组的治疗师必须接受过正规的训练，并且必须具有相当的正念实践的经验。越来越多的认知行为治疗师想要接受正念训练来带领正念小组（Chartier 等，2010）。也许进行正念认知行为小组治疗最重要的方面是在多大程度上关注"老师"。部分原因在于正念是一种东方的心灵练习，特别是与佛教有关，关注于与宗师的关系并且鼓励冥想。在这个意义上，它与更加传统的认知行为治疗小组和治疗室规则契合得很好。然而，当关注带领者时，在更加标准的认知行为小组治疗中，增强小组过程因素将采取不同的形式，或者也许不适用于正念小组。正念认知治疗小组的带领者也面临着正念质量的挑战。当组员经过一段时间观察头脑和身体中正在发生什么，然后说出他们的内部体验时表现得特别明显。由于患者对于关注身体感觉的熟悉，治疗师将它们与患者的表达联系起来。另外一方面，正念认知治疗遵循一定的模式，且每次治疗都包括某个主题。此外，这种治疗对于当下的发生是开放式的。事实上，它是整合了结构和过程的另外一种认知行为小组治疗方法。

总　结

本章主要集中于抑郁症的标准认知治疗干预，以及如何应用于小组背景之中。使用 7 栏思维记录通过小组模式进行了例证。本章还考察了如何把态度假设、认知偏差和核心信念应用到小组背景中。将传统的认知行为小组治疗以及预防复发的正念方法都给予了描述。正念认知治疗越来越流行，并且为小组背景下的结构和过程提供了新的创造性视角。

虽然抑郁症的认知行为治疗小组常常起到意想不到的效果，且比第 3 章中回顾的研究结果还要好，但是仍有需要改进的空间，如挑选组员，确保改善的目标符合实际等。下一章将转向一些更实际的问题，比如怎样介绍认知行为小组治疗是一种吸引人的选择，如何避免脱落及如何评价结果等方面。

备　注

持续阶段认知治疗主要是帮助患者评价负性思维的有效性，并发展出更具现实性的其他想法。

第 5 章参考文献

第二篇　认知行为小组治疗的挑战

下面 5 章将讲述治疗师和管理者在从事认知行为小组治疗时面临的挑战和困难。我们将会探讨一系列的问题，其中包括小组治疗时的干预技术、疗效评估方法及如何培养治疗师的信心等。第 6 章将阐述疗效的评估方法及如何准备小组和怎样避免中途退出的问题。第 7 章是关于目前比较新的跨诊断治疗。第 8 章将把有实证支持的其他治疗方法整合到认知行为小组治疗中来。第 9 章引导治疗师如何在小组治疗中进行逐级暴露，如何提高家庭作业的完成率，如何准备结束治疗。第 10 章讨论的是一个比较严峻的话题——认知行为小组治疗师的资质。但首先，第 6 章将开始最重要的挑战，如何让有精神疾病的患者参与到小组治疗中并坚持到治疗结束。

第 6 章

如何"推销"小组治疗，避免脱落及评价疗效

❧ 吸引来访者加入小组治疗 ❧

当人们听到小组治疗时，印象就是与一群疯子关在一起。这无疑受到了影视剧的影响。这是很难推广小组治疗的一个关键原因。认知行为治疗也不例外。评估、筛选和组前准备在小组治疗中非常关键。选择合适的组员将会减少退出比例，且提高了参与性、治疗依从性与疗效——不仅仅是个人，而是整个小组。除了具有自知力而且愿意承担自助责任外，加入小组治疗的人需要对他人感兴趣，并具备一些基本的安慰他人的能力。一个多疑或愤怒的人在小组治疗中可能不会有好的表现。一般来说，具有人格障碍的焦虑抑郁患者可能不会从小组治疗中获得很大收获。这不是说他们不能参加小组治疗，而是需要进行临床评估，需要注意的是我们要去评估小组里面这样有挑战性的组员到底有多少，如果超过 2 个，就有问题了。

第 2 章集中讲述了雅洛姆等的小组过程因素如何应用于强迫症的认知行为小组治疗。在本部分，我将谈及其他小组过程因素，比如组员的准备、组员的动机、与小组治疗师的关系以及预期效果。这些因素都在小组的适宜度及维持度上发挥了重要作用。但首先，我们需要让人们加入小组。

专注的小组治疗师会向心理健康项目强烈推荐小组认知行为治疗而不是个体认知行为治疗，除非有确切的理由不能采用小组治疗，当然后面的这种情况偶尔也会发生。对于认知行为小组治疗感到不舒服或恐惧并不是让患者接受个体治疗的充分理由。

决策者已经认识到了推广小组治疗的价值。他们指出，有证据显示在经过合适的分组准备后，接受小组治疗的大部分患者和接受个体治疗的患者疗效没有区别。然而，由于大部分人仍然倾向于个体治疗，所以有时候仍需要花费精力去推广小组治疗（例如 B.C.精神卫生改革，1999）。在最近一项关于治疗选择倾向的研究当中，其中包括我工作的一个心理健康网站，91%的男性和 77%的女性表示倾

向于个体治疗（Sierra Hernandez，Oliffe，Joyce，Sochting，& Ogrodniczuk，2014）。可是，小组治疗师也知道大多数接受小组治疗的患者明白他们的担心是多余的。迫使自己参加小组治疗的组员常常在后来会对自己的行为感到如释重负。

　　为了更多了解小组成员的潜在担心，我们在一份标准认知行为小组治疗的入组评估当中添加了一系列问题。对 80 名可能入组的小组成员进行提问来确定他们的担心（Söchting，Lau，& Ogrodniczuk，2014）。奇怪的是，在他们直接被问到时，大部分人（93%）表示他们并不害怕，并且期望接受小组治疗。对接受小组治疗持保留态度的人可以分为 3 类：①我担心被人指手画脚；②我担心没有效果；③我担心其他患者还不如自己。这 3 种分类部分抓住了 38% 的拒绝接受小组治疗的强迫障碍患者的心理[参见欧康纳等（O'Connor 等，2015）在第 3 章做的记录]。这毫不奇怪，我们看到不同人群当中出现了类似的恐惧。

患者准备认知行为小组治疗

　　治疗前与患者的互动对于准备小组治疗至关重要。首先是评估和确定可能的诊断或问题。小组治疗中针对抑郁、焦虑、强迫和创伤有关的具体障碍时，分组正确与否至关重要。在理想状态下，评估是通过面谈来进行的，但是只要有参加小组治疗的可能，诸如电话或网络的其他评估形式也未尝不可。这种评估通常花费 1～1.5 小时。花费的时间和精力是值得的，因为如果分组错误重新操作将更加费时费力。在一些门诊项目当中，医生都需要先进行诊断性评估。

　　如果缺乏之前的心理评估，理想状态下应该按照美国《精神障碍诊断与统计手册》进行完整的结构性诊断会谈。结构性诊断会谈（The Structured Clinical Interview for DSM-Ⅳ，SCID；First，Gibbon，Hilsenroth，& Segal，2004）有助于医生不会遗漏症状，但是需要很长时间，因此在门诊工作当中有些不切实际。但是为每种疾病设计几个问题是可行的，可确保不会丢失重要内容。附录 J 提供这种筛查评估，可以用来指导面对面或网络筛选评估。比如，如果一个患者指出她担心自己生病，就需要确定这种担心是否包括污染恐惧和过度清洗（强迫症）、对于健康的担心、生活的不确定以及难以决定行动（广泛性焦虑障碍）等问题。接诊医生可能还要求患者完成一份自我评估报告来确定主要问题。对于不同疾病的自我评估报告的介绍请参见本章的"核心结果"部分。

　　在我工作的地方，大部分工作人员都接受了 DSM-IV 的结构性诊断会谈（SCID）训练。即使我们没有完整地进行 SCID 筛查，手头有诊断标准且能理解各种疾病之间的区别也是有帮助的。于是，我建议负责分组的工作人员应该接受 DSM-IV 的诊断标准培训，即使他们本人不做正式的诊断。这种培训可以由熟悉 DSM-IV 标准的医生开展。为了让患者及时得到他们所需要的帮助及保证小组治疗有效的开展，经常对工作人员进行不同疾病临床表现和诊断标准的培训是很有必要的。

除了评估目前的病情，一般的入组评估包括症状的发生、发展、演变等详细信息，症状对日常功能的影响及患者尝试过什么应对方法，其中包括就医的经历。经过入组评估，评估者和患者确定了主要问题后，评估将集中在患者治疗的目标上。评估者和患者一起合作确保所拟定的治疗目标对于小组认知行为治疗来说是比较可行的，它们应该包括 2～3 个短期目标（急性期治疗）和一个长期目标（5年后的目标）。任何认知行为治疗（不仅仅包括小组治疗）都是从既定治疗目标开始，目标要具体化，如"学习更好控制我的症状；多与朋友交往；参加读书俱乐部；找到适合自己的体育运动"和"当我症状缓解后找一份新的工作（长期目标）"。表达这些目标的能力呈现了患者的动机水平，而且关于是否治疗的矛盾心理也可以讨论。到目前为止，分组前的评估与个体认知行为治疗并没有不同，但在最后部分，对其介绍小组认知行为治疗是不同的。治疗前的情况介绍对于增加患者的小组体验和完成治疗至关重要。治疗前的情况必须包括治疗方法、对出勤率及家庭作业的预期和探索想法/感受的机会。正如下面内容所讨论的那样，一些患者可能在入组评估前就已经参加了治疗前的情况介绍。

需要同患者讨论小组治疗开始的日期。通常而言，没有具体的开始日期。治疗师一般制订春季治疗课程和秋季治疗课程——这是因为需要足够的人数，通常要达到 8 人以上。分组治疗的一个负面影响是一些成员必须等待数周乃至数月，治疗才能开始。我们发现目标定到 10 人效果最佳——两个人可以退出。患者需要知道等待时间会很长，最长可能是 10～23 个月（Rezin&Garner，2006）。评估人员可以给患者留几个电话，以便他们在等待时遇到问题可以寻求帮助。正如我们在下面看到的那样，迅速进入（rapid access）的小组也可以在患者等待时提供支持或治疗。

针对个体的组前情况介绍

组前情况介绍具有不同的形式：个体、小组以及快速入组（rapid access group）形式。下面的对话展示了个体形式的情况介绍，治疗师准备让一个 25 岁的男性参加一个抑郁症小组治疗。

治疗师：基于我刚才对小组治疗的解释，你觉得参加一个 10 人的抑郁症小组治疗如何，并且大部分小组成员比你年长？

提姆：好，既然我的一个目标是社交，参加一个小组当然更好。只是我成长的环境是一个乱七八糟的社区，尽管有很多成年人在很好地照顾我，大家一起做事，但还是会有很多冲突，而且有的人可以信任，有的人不可信任。

治疗师：所以从小你就知道集体的好处和坏处。如果你在小组里不适应，或是你不完全信任小组，你该怎么办？

提姆：我知道我不应该离开，因为那只会伤害到自己，并且我会被孤立，但是让我说出来很难。

治疗师：我想知道有什么办法能让你讲出你对信任一个陌生小组的困难。听起来像是什么（治疗师以第一人称的形式模拟了一个小型角色扮演，采用了鼓励和肯定的交流方式）。

针对全组的组前情况介绍

针对全组的组前情况介绍发生在实际的小组中，潜在的小组患者将获得相同的信息，小组治疗介绍、目标设置和家人行为的预期。此外，他们还有了参加一个小组的体验。由于针对个体的组前介绍没有实际尝试，只能听或角色扮演，这种针对全组的组前介绍更被小组治疗师所青睐，同时也最为节约成本。治疗师不仅只用1小时的时间为10～15人提供了同样的信息（之前个体对话是20分钟），还提高了治疗动机和避免了退出。潜在的小组患者强烈地感觉到自己正在进入什么，并且自己有什么期望。在结束时，常听见成员说"难以相信其他人都看起来很正常"，"治疗师知识丰富，态度和蔼"，或"我觉得已经学会了一些自助的技巧"。有时我们会故意等到结束才让患者加入，这样做能减少退出的可能。于是，根据这种模式，建议让倾向于使用小组认知行为治疗的患者先参加1小时的组前情况介绍（每周都有），如果感兴趣然后再正式决定是否参与某个小组。

快速进入小组的组前情况介绍

快速进入小组将扩大小组治疗的范围，邀请潜在的患者参加2～6次的小组治疗。这些小组治疗主要是支持性的，能让患者有机会讨论他们的治疗目标，能部分回答他们当前的问题。快速进入小组让组员可以熟悉小组治疗的基本过程，可让治疗师针对目前的情况进行合适的评估。另外的好处就是能减少患者等待时间。然而，快速进入小组的坏处是很少能针对大部分患者的集中性问题来展开认知行为治疗。这可能会减少患者的治疗动机和信心。有证据表明这种治疗是有效的（Feeley，DeRubies，& Gefand，1999）。也就是说，随着患者症状的改善而且把他们的改善归因为认知行为治疗，他们对自己的治疗师会感觉更好。尽管费勒（Feeley）的研究包括个体治疗，但是人们完全可以把它应用到小组治疗中。当小组成员发现自己有所进步时，他们对于小组的感觉更好，且更有动机和更有可能坚持至治疗结束。这是让患者加入真正结构化小组治疗的途径。

快速进入小组CBT是由汉密尔顿等（Hamilton等，2012）开发出来的。他们是基于以下的项目发展起来的，在寻找强化个体CBT的过程中，为了减少等待时间而进行的个体治疗前的小组项目。这个项目包括 6 次课程，介绍适用于所有抑郁症和焦虑症的基本概念和技巧。虽然这种分组是为个体治疗设计的，但是对于小组治疗也有效。

最后，开放式入组也是一种选择，可与快速进入小组结合起来使用。开放式入组保持了小组治疗的效果，同时根据小组的最大规模每周可入组 1~2 名患者，将患者等待时间减少 1~2 周。这种开放入组的方法与传统的封闭式入组方法不同，封闭式入组是患者从开始至治疗结束都参与治疗。开放式入组非常灵活，且预留一定的空位。开放小组的另一好处就是小组成员更有经验，常常能够以老带新，有经验的小组成员又会起到一个先锋模范作用。而且，开放小组会减少结束治疗的焦虑，因为他们在小组中会经历其他小组成员结束治疗的过程。但不可避免的挑战是当有新成员加入时，治疗中将会重复心理教育的内容。这种模式同样要求治疗师去处理小组治疗中的过程因素（临床观察和研究）。第 14 章将讨论一个针对拉美移民的开放式小组治疗，而第 17 章将讨论成瘾的开放式小组治疗。

预 防 脱 落

一旦人们加入一个小组，接下来的挑战就是怎样避免脱落。治疗出勤率低或退出是小组治疗的一大困难。退出比例对于抑郁症而言是 20%（Hans&Hiller，2013a），对于焦虑症而言是 15%（Hans&Hiller，2013b），但是极端情况下可以高达 30%~50%（Erickson，Janeck，&Tallman，2009；MacNair&Corazzini，1994）。当然，退出并非是小组治疗独一无二的现象，也会发生在个体治疗身上，只是影响不大。一名患者退出会影响到小组团结，甚至造成小组瓦解。治疗出勤率低会使小组成员感到不安、担心和愤怒。如上所述，在入组成员时应该把退出情况考虑在内。我曾经经历的一个抑郁症小组治疗到最后居然只剩下 3 名患者和 4 名治疗师（包括两名实习生）。这确实令人尴尬，不过这种情况很少见。

奇怪的是，关于人们为什么退出小组治疗的研究少之又少。一些理由是不可避免的，比如找到一份新工作，结果与治疗时间发生了冲突，搬家了，或是失去了医疗保险，或是生病住院了。可以避免的因素包括酗酒（MacNair&Corazzini，1994）、身体不适（Bostwick，1987）、难以同别人打交道（Miller&Rice，1993）及对于小组治疗感到恐惧和不相信（Yalom&Leszcz，2005）。

在之前提及的一项针对 80 名患者的系统综述中，我们探索了脱落的一些原因，但是没有发现健康或人际因素与退出之间有任何关系。既往酗酒（并非现在）与退出的关系也不大。总体而言，11%的患者退出，7%的人很少参与（出勤次数不到 50%），20%的人不常参与（出勤次数 50%~75%），而 62%的人经常参与（出勤次数超过 75%）。80 人当中 11%的退出比例比文献报道的比例要低。这可能反映了患者为小组治疗做好了准备，且创造了很好的集体氛围，从而能够好好地学习具体的治疗干预方法。我们发现治疗预期和出勤次数有很大关系。

对于认知行为小组治疗的预期

等待小组治疗的人们被要求按照从 1～7 分来评价他们的预期（比如"我期望开始小组治疗"和"我期望至少治疗 8 周"）。期待小组治疗和对于小组治疗具有积极预期对于完成治疗很有必要。与之相反，对小组治疗感到矛盾将影响小组治疗的完成。预期的作用从直觉上就可以感受得到，也不是什么新鲜的观点了。在经典教材《说服和治愈》一书上，弗朗克（Frank，1961）指出动机和对于治疗的积极预期对疗效不可或缺。

有研究表明对于焦虑症的小组治疗而言，积极预期与症状改善之间有正性关系（Dozois&Westera，2005；Price，Anderson，&Henrich，2008）。而抑郁症小组治疗中两者间的关系却不甚清楚。尽管如此，根据我们的经验，小组治疗时抑郁症患者的脱落率高于焦虑症，我们仔细地研究了抑郁症的小组治疗（Tsai，Scothing，Mirimiran，&Ogrodniczuk）。治疗结果预期量表（The Outcome Expectancy，OES；Ogrodniczuk& Scothing，2010）是一个包含了 3 个条目的自评问卷，以 1～5 分（1：一点也不，5：完全是）来评估自己对治疗的信心和预期效果。问题如下：①通过治疗，你希望自己能改善多少？②你认为治疗能够在多大程度上帮助你？③你有多大信心认为这种治疗能够帮助你？

我们的一些研究结果对于抑郁症的强化小组治疗有一定的启示。总体而言，治疗预期在很大程度上与疗效有关，不仅仅体现在抑郁方面，还包括焦虑、生活质量和人际问题等方面。毫不奇怪的是，人们期望越大，获益越多。另一个发现就是，预期与患者对小组治疗师的感觉或治疗联盟有关系。

在我们的研究当中，治疗联盟的评价主要是小组成员对 2 位小组治疗师的感受体验，而不是整个小组（治疗联盟问卷，the Working Alliance Incentory；Horvath&Greenberg，1989）。在开始小组治疗之前的预期与早期治疗联盟的质量有关，但是与中期治疗联盟无关。换言之，具有积极的治疗预期者在治疗开始阶段就会与小组治疗师建立良好的治疗联盟，但是在中间阶段未必。我们认为这可能由于早期过高预期所致。这可能仅仅表明最初非常积极的组员后来开始现实地对待治疗，哪些是治疗能做的，哪些是治疗做不了的。这也可能是因为患者面对现实时的无望感所致，抑郁是一种慢性疾病，需要很大努力才不至于复发。因此，对于抑郁症小组的第 3 次和第 4 次治疗可能是患者决定是否退出治疗的关键时期。在此期间，治疗师可能需要特别关注患者的感受。

事实上，根据我们的经验，大部分退出发生于第 3 次和第 4 次治疗。一个对于重大车祸后创伤后应激障碍的小组治疗研究结果发现，在第 4 次治疗之后有少数患者退出（Taylor 等，2001）。在第一次治疗后，最初的小组蜜月阶段已经过去，下一步的工作更为艰难。如前面所讨论的那样，治疗联盟是一个动态概念，不仅仅是实际治疗开始前建立的。随着患者症状开始改善，他们关于治疗师的正面感觉开始相应提高。但在稳定和实际的治疗节奏中，治疗可能会遇到一个平台期。一个抑郁小组成员会在第 2 次治疗时指出她在第 1 次治疗后倍受鼓舞，于是她参加了瑜伽课程，学习了游泳且同朋友恢复了联系。小组治疗师在分享她的进步的时候，同时需注意她可能承受的新的压力。

治疗师还能采取什么其他方法来提高组员的参与性且避免退出呢？我们可以在早期阶段做更多的努力来激发患者的希望和预期，而且为了帮助患者度过渴望期，我们必须持续不断地强化。现实的预期至关重要。当小组成员相信治疗能够给他们带来想要的变化时，他们更可能与小组治疗师和其他组员建立合作的关系。我们的工作应该包括小组讨论和确定无助感。比如现实生活中经过治疗康复的例子（包括小组治疗）或录像带。比如玛丽·艾伦·柯普兰（Mary Ellen Copeland）的《应对抑郁和双相障碍》虽然很老，但是却非常现实和让人有信心。更新一些的录像《活出精彩》，它是建立在《克服抑郁和情绪低落：五步法》（Williams，2006）一书之上，讲述了抑郁症患者自己的康复之路。焦虑症也有类似的录像，我们推荐在前 3 节治疗当中进行播放和讨论。

影响认知行为小组治疗效果的患者特征

除了动机、改变的决心、既往治疗情况和病情严重程度等明显的患者特点之外，患者其他的特点还发挥了重大作用，从而使一些患者从认知行为小组治疗当中获益有限。我将简要谈到以下两种，慢性疼痛和性别因素。

慢性疼痛

除了抑郁和焦虑外，具有慢性疼痛的患者常常在抑郁或焦虑的认知行为小组治疗当中退出。尽管具有慢性疼痛的小组成员理解这不是当前小组治疗中的主要关注点，但他们在进行自助练习时总是落人之后，不管是在治疗室或是在家。可以理解的是，他们解释称"当我的疼痛好一些时，我就能够做到这一点"。其他小组成员觉得无助，且当然不愿意强迫他（她）。由于跟不上治疗，这些人的负性思维得到了强化，于是更加孤立。这些患者由于身体原因更容易缺席治疗。个体治疗或是以疼痛为焦点的小组治疗更加适合这类人，而不是常规的焦虑或抑郁的小组治疗（Hofman，Asnaani，Vonk，Sawyer，&Fang，2012）。具有慢性疼痛的患者还倾向于参加针对疼痛的特定治疗，目前针对疼痛的小组治疗还没有，但是值得尝试。

性别因素

认知行为小组治疗的另一问题就是性别失调。更多的女性被诊断患有抑郁和多种形式的焦虑，而且女性比男性更倾向于接受治疗。这导致一个小组当中有七八名女性，而只有两三名男性，或有时候为清一色的女性。男性患者退出更成为问题，有时候小组中 2 名男性组员其中一个退出会导致另外一个也退出。有趣的是，在我们 65 岁以上的老年小组当中，我们却看到更多的男性（40%）参加者。这对于整个小组产生了积极的影响，与青壮年相比，老年男性退出比例更低。对于焦虑的小组治疗性别因素小一些，特别是对于强迫症而言，我们经常看到性别平衡或 1/3 的小组当中男性比女性多（与惊恐障碍不同，强迫障碍患病率的性别差异不大，事实上，它影响到了更多的青少年男性）。

任何性别失衡对于小组治疗的内容都没有影响，但是对于过程却有很大影响。各种形式的小组治疗中，许多女性不单纯是创伤后应激障碍，之前对于男性有不好的看法，从而导致她们认为"男性是不可信任的"。在小组中与男性的积极互动可帮助修复这种扭曲的思维并且建立信任，这对于女性治疗之外的生活也有帮助。反之，男性也从女性那里获得好处。男性可能担心由于自己不上班而不能成为一个好的丈夫和父亲。或是男性可能说"为什么只有一个男的？是不是我虚弱或是什么的？"当男性听到女性表达她们对男性患者参加治疗的尊重时，比如"但愿我的丈夫和你一样勇敢地接受治疗"后有所获益。然而，这种支持评论也提醒了我们自身的认知歪曲，并且要确保这种歪曲认知不会渗透到小组中，从而无意中破坏了男性参与小组治疗的积极性。

特别是大部分小组治疗师都是女性，但她们能够作为专业人士高水平地独立工作。尽管多年来女性一直是弱者，当今的女性在社会经济和文化群体中已然成为强者。有时候，男性需要接受嘲讽"看看这些男人都是什么样子"。我们在一些抑郁症的小组治疗当中看到过类似的情况。

男性和女性治疗师都需要关注他们自身的偏见和可能的"盲点"，特别要警惕小组成员不要对性别问题开玩笑。一些男性为了争取治疗师的注意而说自己不舒服，我们鼓励他们把自己的关注和感受带入小组中，这通常有效。曾经有一名 60 多岁的男性甚至写了一首诗歌并读给小组成员听。诗歌内容是关于他不敢站起来反驳他对自身性别特点的感受。所有人都能接受，且在小组中讨论数周。显然，小组必须让男性和女性都感到安全，更需要让弱者感到安全。这一点很容易理解。如果一群男性中只有一位女性怎么样？抑郁症小组中有男性治疗师是有好处的。

治疗师对于让男性患者从事某种形式的小组治疗的困难得到了研究支持。在一项关于短期支持性小组治疗悲伤的研究当中，男性的表现明显不如女性（Ogrodniczuk，Pipe，&Joyce，2004）。研究人员假设如果只有一两名男性在小组当中，他们会相当孤立而且边缘化。尽管这份研究是关于悲伤的，与抑郁无关，但它确实涉及了是否应该提供小组治疗给男性抑郁症患者这一重要问题。

越来越多的男性开始寻求心理健康服务，但是什么样的治疗能够满足他们的需求尚存在某些不确定性。很多男性很难提问，且经常感到很尴尬。这种现象促使英国医生展开了一项类似小组认知行为治疗的心理教育研究项目，这个研究是针对年轻男性的抑郁、自尊、自杀观念和行为问题的。研究提示男性自杀比例是女性的4倍，且是英国年轻男性的第2大死因（Pringle&Sayers，2004）。研究人员意识到传统治疗小组中的"女性化"——强调谈重于行。这种特定性别的行为小组没有发挥效用，里面可能有一系列原因，但是其中一个原因就是男人不像过去普遍认为的那样反对传统的谈话式心理治疗。

尽管许多治疗师认为男性不像女性那样愿意接受心理治疗，但奇怪的是关于这个假设没有多少研究。我和同事居然发现在寻求治疗的407人当中，男性（61%）和女性（64%）一样对于心理治疗感兴趣。我希望这些结果能够抛砖引玉，将来会出现更多的研究来帮助治疗师如何使小组更有吸引力及对男女患者都有帮助。关于小组成员性别构成（性别构成比例均衡或是单一的性别构成）对治疗效果的利弊问题尚未解决。

评估认知行为小组治疗的疗效

个体和小组认知行为治疗成功的原因之一就是大部分治疗师具备收集治疗效果数据的能力，并且能在治疗时加以应用，而不是将治疗的效果放进盒子或橱柜里。在治疗前后至少运用一种自评量表，例如：贝克抑郁自评量表（Beck Depression Inventory，BDI；Beck，Steer，&Brown，1996），理想状态是使用2～3种。这不仅能够为患者提供病情改善的反馈，还能让治疗师收集了关于治疗前后BDI变化的数据。可以进行简单的数据统计分析来研究某个群体的患者能否从小组治疗中获益。然后可以利用积极的结果获得更多的资金支持。我在第3章提出，在此再次重复要让数据说话，而不是相信某件事情，是认知行为治疗的一个突出特征。小组治疗师和管理人员在做出决定时需要考虑各种因素。这些因素包括费用、评分难易、解释、对患者有意义的反馈、完成时间及治疗师是否希望使用这些研究结果完成更大的项目等。

在接下来的部分，我会讨论将效果评价整合进入小组治疗的益处，并分享一些美国小组心理治疗协会推荐的疗效评估工具（Burlingame等，2006）。

疗效评估的好处

有兴趣进行自我评估和自我反省的治疗师有理由把疗效评估整合到日常的临床实践工作中去（Asay，Lambert，Gregerson，&Goates，2002）。除了治疗师的看法，疗效评估给患者提供了治疗进展的另外一种来源。患者可以在自评问卷上表达出自己不方便直说的内容。在所有小组治疗的最后，我们都会得到直接的建设性的改进意见。如果有超过 5 个成员提出了类似的意见，我们就尽可能进行集体干预。中期评估也很有帮助，特别是在疗效缺乏进展的情况下。这可能有利于增加合作性和修正最初的目标，或是解决为什么没有效果的问题。通过这种方式，患者不仅是被动的接受者，还是主动的合作者。

把所有疗效评估结果分享给患者是很好的做法。这可以在小组治疗外一对一进行，或是专门花费一次小组治疗的时间来分享总结。一般情况下倾向于后者，尽可能给每个组员总结的机会，邀请他们相互分享（备注）。比如，在一个小组治疗中，某个成员不理解为什么自己的抑郁自评分数属于重度抑郁。通过反馈，她知道她总是竭力在别人面前表现出一个笑脸，她可能确实需要去承认和面对自己的严重抑郁。另外一个患有严重强迫症的成员也在评分当中表现了出来。他显示出一些自知之明，且清楚地感知到自己在面对强迫思维时的恐惧。他还承认自己对于开始治疗很矛盾并且曾经考虑过退出。他从小组当中接收到的反馈是对于自己疾病的否定。小组治疗师喜欢倾听有见解的反馈，且试图让组员先发言。

除了能提高小组成员的疗效，疗效评估还可以去观察某个小组治疗的总体结果。与单纯依靠文献研究相比，这给小组治疗的预期提供了一个更有意义的视角。如果结果与文献不匹配，小组治疗师可能会感到很泄气，这可能是他忘记了高质量结果研究中的患者常常是经过挑选的。而在实际临床工作中小组治疗师无法挑选患者，有时需要接受动力不足或有其他问题的患者。因此，大部分社区小组治疗师喜欢根据治疗有效的研究文献来指导工作。对于缩小研究和临床实践之间的差距，加拿大的一项研究显示出极大的兴趣，并且希望能支持日常临床实践，特别是在如何评估治疗效果方面（Lau，Ogrodniczuk，Joyce，&Sochting，2010；Ogrodniczuk，Piper，Joyce，Lau，& Sochting，2010）。美国的治疗师同样显示了对于实践研究的兴趣（Borkovec，Echemendia，Ragusea，&Ruiz，2001）。

核心结果成套测试

美国小组心理治疗协会认识到所有结果分析必须简单、全面、容易操作、没有理论偏向、对变化敏感、有良好的信效度且应用广泛。他们建议的核心结果成套测试（CPRE-R outcome battery），每个患者需要 30～45 分钟完成。核心结果成套测试包括以下项目：①基于症状的结果测试——《结果问卷-45》（Outcome

Questionnaire-45，OQ-45；Lambert 等，1996）；②人际关系问卷-32（Inventory of Interpersonal Problems-32，IIP-32；Horowitz，Alden，Wiggins，&Pincus，2000）；③主诉量表（Target Complaint Scale，Battle etal.，1996）；④小组评估量表（Group Evaluation Scale，Hess，1996）；⑤Rosenberg 自尊量表（Rosenberg，1965）；⑥生活质量和满意度问卷（Quality of Life Enjoyment and Satisfaction Questionnaire，Endicott，Nee，Harrison，&Blumenthal，1993）；⑦个人健康问卷（Personal Health Questionnaire-9，PHQ-9；Kroenke，Spitzer，&Williams，2001）。有的研究还讨论了治疗师在他们的临床实践中如何有效地整合这些评估量表（Straus，Burlingame，&Borman，2008）。以上大部分量表都是免费的。OQ-45 量表要求支付 100 美元的版权费，然后就可以无限期使用了。前面提到的评估量表都被至少翻译成一种外语，而 OQ-45 量表则被翻译成了 12 种语言的版本，包括荷兰语、西班牙语、阿拉伯语。IIP-32 则被翻译成德语、瑞典语、挪威语、丹麦语。Rosenberg 自尊量表则被翻译成荷兰语和中文。

　　虽然核心结果成套测试适合年龄范围很广，但不适用于儿童。儿童有专门的评估问卷。Friedberg（2007）推荐了儿童相关的评估问卷，包括 BDI，但是以下量表同样值得考虑，儿童抑郁问卷（Children's Depression Inventory，CDI）、儿童多维度焦虑量表（Multidimentional Anxiety Scale for Children，MASC）、儿童焦虑相关情绪障碍筛查（Screen for Child Anxiety Related Emotional Disorders，SCARED）和康纳父母评定量表（Conners Parent Rating Scales，CPRS）。

　　认知行为小组治疗的效果可以用之前介绍的核心结果成套测试来进行评估，包括：①症状评估（例如，BDI，BAI，PHQ-9，OQ-45 或者其他与小组相关的量表）；②人际功能评估（IIP-32，目前好像没有可以与 IIP-32 相媲美的评估量表）；③生活质量评估。大部分小组治疗在初始阶段采用主诉量表进行评估。很少有小组治疗评估自尊量表和小组凝聚力。我希望这一点能够改变，因为小组治疗师观察到小组治疗的有效性常常超过症状缓解本身。上面提到的小组评估量表就是用于评估小组凝聚力的。另外一个评估小组凝聚力的量表是小组氛围问卷简版（Group Climate Questionnaire- Short Form，Mackenzie，1983，1990）。该量表包括 3 个方面，小组成员在多大程度上一起进行建设性的合作（参与度），小组成员感受到的紧张度和冲突（冲突量表），小组成员回避处理自身问题的程度（回避量表）。第 2 章提及的治疗因素问卷简版（The Therapeutic Factors Inventory-Short Form）是代替小组氛围问卷简版的另一种评估小组氛围的问卷。

　　CBGT 成套测试中有用于具体诊断不同症状的评估量表。任何研究都建议使用自评和他评量表评估。在小组治疗当中，我们主要对自我症状评估感兴趣，它们只需要 5～10 分钟完成。我下面的建议并不全面，但的确是一些经常使用的症状评估量表（表 6-1）。

表 6-1 评价认知行为小组治疗疗效的推荐量表

抑郁症	贝克抑郁问卷（Beck Depression Inventory，BDI；Beck 等，1996）、个人健康问卷（Personal Heath Questionnaire，PHQ；Kroenke 等，2001）、汉密尔顿抑郁量表（Hamilton Rating Scale for Depression，HRSD；Hamilton，1960）
强迫症	耶鲁-布朗强迫量表（Yale-Brown Obsessive Compulsive Scale，Y-BOCS；Goodman 等，1989）
社交焦虑障碍	社交恐惧量表（Social Phobia Scale，SPS，Mattick & Clarke，1998）、社交焦虑量表（Social Interaction Anxiety Scale，SIAS，Mattick & Clarke，1998）
广泛性焦虑障碍	为什么担忧量表（第 2 版）（Why Worry Scale-Ⅱ，Freeston，Rheaume，Letarte，Dugas，& Ladouceur，1994）、不确定性不容忍量表（Intolerance of Uncertainty Scale，IUS，Buhr & Dugas，2002；Freeston 等，1994）、Penn 状态焦虑问卷（Penn State Worry Questioinnaire，PSWQ；Meyer，Miller，Metzger，& Borkoved，1990）
惊恐障碍	惊恐发作问卷（Panic Attack Questionnaire，Cox，Norton，& Swinson，1992）、Beck 焦虑问卷（Beck Anxiety Inventory，BAI，Beck & Steer，1990）
创伤后应激障碍	事件影响量表（Impact of Event Scale，Weiss & Marmar，1997）、创伤后诊断量表（Posttraumatic Diagnostic Scale，PDS，Foa，Cashman，Jaycox，& Perry，1997）
强迫性囤积	储存问卷（修订版）（Saving Inventory-Revised，SI-R，Frost，Steketee，& Grisham，2004）、堆积图像评定（Clutter Image Rating，CIR，Frost，Steketee，Tolin，& Renaud，2008）
物质滥用	饮酒期望问卷（Drinking Expectancy Questionnaire，DEQ，Young & Oei，1990）、拒绝饮酒自我效能问卷（Drinking Refusal Self-Efficacy Questionnaire，DRE-SEQ，Young，Oei，& Crook，1991）
精神病	阳性与阴性症状量表（Positive and Negative Syndrome Scale，PANSS，Kay，Fiszbein，& Opler，1987）

第一，结果评估主要用来衡量个体患者的进步。第二，一些个体的结果评估可以作为评估某一小组认知行为治疗方案的参考。第三，结果评估还可以推广到更多的国家乃至国际。研究发现大部分治疗师希望与同行交流，且能弥补与研究人员的分歧。使用同一结果标准可以帮助临床收集数据，反过来可以帮助不同领域和国家进行分析和比较。这些不同区域、不同国家的结果数据收集将有助于评价不同项目的认知行为小组治疗的有效性，且能够比较不同研究的结果。通过这种方式，研究人员和临床治疗师可以齐心协力提高小组治疗的临床有效性。这些合作使研究者深入了解一线问题，具有社交焦虑障碍的人们从同质或异质的小组当中能够获益吗？或是小组过程因素和不同小组项目的症状改善之间有什么关系？不同的因素对于某些问题更重要吗？最终目标是创建一个网络，其中小组治疗师将直接设计和执行研究，而研究人员坚持原则，管理数据，并且带头分析数据。

❧ 总 结 ❧

本章探讨了一系列问题，包括让患者参加认知行为小组治疗且避免脱落。除了仔细筛查和入组准备外，小组成员的恐惧和预期，特别是前 4 次治疗至关重要。患者的特点包括慢性疼痛和性别差异也是影响小组治疗效果的额外因素。

本章还阐述了如何评估认知行为小组治疗的效果。至少，评估应该包括一种与症状相关的量表和生活质量评估。不同的量表评估不同的疾病。小组治疗师也可能希望评估人际关系和成员对小组治疗氛围的认知。

下一章将讨论同一小组内包含了不同症状的成员在进行小组治疗时的挑战，同时将探讨有关社区诊所的文献和案例。

备　注

在跨诊断小组中（第 7 章将详细描述），小组成员需要不同的效果评价量表，这并不影响他们在小组中分享结果。

第 6 章参考文献

第 7 章

跨诊断和其他异质小组

小组治疗最初是高度同质的小组，这些患者最容易管理。然而，研究发现不同诊断（跨诊断）的人群也能得到可接受的结果，同时也有实际的获益和效率。跨诊断小组干预受到了许多治疗师的欢迎，在社区精神卫生环境下获得了一席之地，可能研究文献都无法跟上这种形势。

治疗师不愿意让不同疾病的患者参加同一小组，可能是过去并未接受过类似的培训所致。因此，当年纪大一些的治疗师谈到小组治疗时，仍然说的是针对某个具体病症的小组治疗，比如抑郁、强迫、社交焦虑、广泛性焦虑和惊恐障碍的小组治疗。少数存在的不分诊断的小组治疗反映了这种分类方法。因此，选择跨诊断就要求要努力改变人们设计和驾驭小组治疗的习惯性做法。

本章首先考察了现有的跨诊断方法。首先是跨诊断小组的原理，然后是内容讨论，最后考察了其疗效证据。接下来是我参与的两个社区案例。第一个是包含了社交焦虑和惊恐障碍的小组。第二个是不同的创伤后应激障碍小组，包括车祸和性侵等。后者尽管同样是创伤后应激障碍（备注1），但是创伤类型各不相同。我倾向于把这种混合小组称为异质小组。跨诊断的许多术语是混淆的。跨诊断是最为常用的，但还有其他词汇，比如统一的、混合的、异质的，其实说的都是一回事。跨诊断小组可以包括不同诊断的患者（比如具有惊恐障碍或广泛性焦虑障碍的患者）或具有超过一种诊断的患者（比如同时具有社交焦虑障碍和抑郁障碍的患者）。

后面的章节将继续跨诊断的主题。第 11 章描述了具有抑郁和（或）焦虑的成人可以在同一小组中进行治疗。第 12 章显示了具有不同焦虑障碍的儿童可以被归入同一小组。第 13 章描述了冲动控制或强迫相关的障碍，比如拔毛症和躯体变形障碍可以混编入纯粹的强迫小组。

治疗师意识到情绪障碍的共性常常超过差异。他们还知道类似的治疗因素可以应用到不同的心理疾病之上。把具有不同问题的人们纳入同一治疗小组，比如广泛性焦虑障碍和抑郁障碍或社交焦虑障碍和惊恐障碍，似乎是一个诱人的选择，这有几个原因。然而，治疗师还关心如何有效地管理这种混合小组，以及在多大程度上可以进行混合。这种关切来源于认知行为治疗当中因病而治的传统，治疗师已经习惯于这种做法了。

但是需要跨诊断方法对许多治疗师而言又是显而易见的。跨诊断小组治疗的第一批著作包括《小组认知治疗方案》（Free，2007），这是一本 24 次治疗的小组治疗手册，强调了认知技巧。该手册适用于抑郁、焦虑和愤怒等症状的人们。另外，其他跨诊断小组治疗指南也陆续出版，本章将予以介绍。

为什么要考虑跨诊断小组

直到最近，跨诊断治疗结果主要来源于 2 种混合小组，具有抑郁情绪的焦虑障碍和同一小组中的不同焦虑障碍。研究反复证明焦虑和抑郁常常是孪生兄弟。早期研究显示，50%～80%的个体同时具有焦虑和抑郁症状，而目前的研究也继续发现两者之间存在很多重合，特别是在老年群体中。这促进了同时针对抑郁和焦虑的小组治疗干预的发展。因此，这种跨诊断小组可以包括患有抑郁、焦虑和既抑郁又焦虑的人们。

支持跨诊断小组的第 2 类研究集中于核心病理的概念化，主要是针对焦虑，同时也适用于抑郁。核心病理研究人员指出，我们的诊断划分体系建立在美国精神疾病诊断标准 DSM-IV 之上，共把精神疾病划分为 12 类，它们都和脆弱性有关，也就是"难以预测、控制或获得想要的结果"。对于不可控性和不可预测性的认识或是抑郁的共同潜在因素，可以解释情绪和焦虑障碍的许多共性（Clark，Steer，&Beck，1994）。负性情感有时候被用来描述容易患焦虑和抑郁的人们的共同人格特征。它被定义为"稳定的、可继承的特征，体验到一系列负面感觉，其中包括担心、焦虑、自我批判和负性认知"。我们对于所有焦虑障碍共性的理解增加，同时也理解它们的差异，已经促成了焦虑的跨诊断小组治疗。然而，并非所有疾病都能混合编组。

进一步支持跨诊断治疗的观点包括治疗普遍性的概念。有经验的治疗师熟悉认知行为治疗如何带来靶症状之外的改善。比如惊恐障碍小组患者常常惊喜地发现他们的抑郁情绪得到了改善，尽管自己治疗的不是这种症状。

除了理论研究，许多现实问题迫使治疗师考虑由同质转向跨诊断小组治疗。这对于治疗师和患者都有好处。对于治疗师而言，治疗更加简单且容易落实。跨诊断治疗可以由没有经过专门认知行为治疗训练的普通治疗师来执行。大部分一线治疗师都是普通治疗师。他们可能接受过一种精神疾病的治疗培训，但很少能够接受全面的培训。因此，跨诊断治疗更加符合实际而且更为廉价。然而，混合编组也对普通治疗师造成了巨大挑战，特别是当他们没有具体的治疗经验时。一些治疗师发现跨诊断治疗并不像书上说的那么容易。

对于患者的好处在于通过一次治疗可以涵盖多种疾病，而没有必要专门治疗某种疾病。患者更容易接受，且等待时间不需要太长。在人口较少的地区，同质治疗根本不符合实际，根本没有足够的患者。我们需要进一步研究，之前提到的实际因素促使治疗师开发了自己的跨诊断小组治疗。

跨诊断认知行为小组治疗方案

跨诊断认知行为小组治疗包括基本的认知治疗因素，至少应该包括：①心理教育；②自我监测；③意识到且取代功能失调性思维；④循序渐进地进行内外感觉暴露。这些因素适用于所有疾病，但只在形式有所变化。这些共同的要素内容不同，但是功能是一致的，而且它们的治疗原理是相同的。比如对广泛性焦虑障碍，暴露可能包括想象未来及最坏的场景，比如担心自己的孩子没有跟同族人结婚。对于惊恐障碍而言，暴露应该是在公共汽车、地铁、电影院或剧院等公共场所。

两种暴露的原理是一样的，包括增加忍耐力（脱敏）且意识到自己不会像过去想象的那样遭到伤害或未来的情况不会那么糟糕。一个惊恐障碍的患者意识到人多的地方可能不舒服，但是不会危及生命，当然没有必要放弃到人多的地方去。一个广泛性焦虑障碍的女性可能会明白她的子女与非同族人结婚，她仍然能够生活下去。有了成功的暴露治疗，两个患者将体会到病情的改善。具有惊恐障碍的男性会注意到自己的心跳并未加快，自己的喉咙没有干燥且腿也不打战。具有广泛性焦虑障碍的女性也注意到自己不再为未来担心，并且她现在睡眠更好，也没有之前那么紧张了。在下文，我们将考察患有抑郁和焦虑的患者混编成组的情况。

焦虑与抑郁障碍的混编

焦虑与抑郁患者的混编成组是库什（Kush）与弗莱明（Fleming）于 2000 年首先开展的。他们评价了一个 12 次认知行为小组治疗项目，目的是治疗具有抑郁和焦虑的患者。他们的治疗主要是针对认知，较少强调之前提到的行为干预如暴露。他们的项目遵循内容特定的方式。这种方法认识到抑郁或焦虑的患者具有不同的认知内容。焦虑的患者过分脆弱和对威胁的感知升高，特别是未来的威胁。抑郁的患者认为自己过去不好或对自己是愤怒的。

当小组处理功能失调性思维时，组员们会收到根据自己的主要诊断而确定的不同的处理思维的教育材料。比如焦虑组组员确定和挑战与现在或将来生活事件有关的危险（比如我如此焦虑以至于午餐时都吃不下去饭），而对这些事情不焦虑的人则认为是正常的。抑郁小组成员确定和取代自我批判性思维（比如忘记带女儿去参加朋友的晚会显示我多么不称职），而不抑郁的人则认为这些事情司空见惯。4 个小组的结果显示，抑郁和焦虑都有很大改善，这表明了整合式认知行为小组治疗的临床实用性。

与库什和弗莱明的研究（2000）类似，迈克易和纳什（McEvoy & Nathan，2007）也从自己为期 10 周的抑郁和焦虑混编的小组治疗当中得到了成功的结果。共有 143 名患者参与了治疗，方法是结合使用贝克的抑郁治疗手册（1967/1972）和巴洛的掌控焦虑和惊恐手册（1994）。治疗成分包括焦虑和抑郁的教育、平静技术、行为激活、暴露和认知重建。与库什和弗莱明的小组不同的是，没有专门针对某种诊断或内容的干预。治疗结果与专门针对某种内容的治疗进行比较，发现是类似的。因此，研究人员得出结论认为这种包含抑郁和焦虑的跨诊断小组是成功的。

根据这些研究，结合同一小组的抑郁和焦虑患者的类似成功结果，我们现在已经拥有了全部的跨诊断手册（其中包括针对患者和治疗师的工作用书）。巴洛的跨诊断方法被他和同事称为统一方法，指导治疗师如何提高患者对他们情绪和情绪驱动行为的意识。来自正念训练的概念，比如不加评判和注重现在的情绪意识，在这本治疗师手册中贯穿始终。较少强调的是对不同场景的暴露及如何发展循序渐进的暴露。根据巴洛等的著作，一系列创新的跨诊断小组项目被成功散播和评价，其中一个例子就是第 6 章所讨论的快速进入小组。

汉密尔顿等于 2012 年开发了针对抑郁和焦虑患者的两部分小组治疗方案，CBT 基础 I 和 CBT 基础 II。正如第 6 章所描述的那样，第一部分被认为是个体治疗之前的小组方案，主要目的是减少重症患者的等待时间。第二部分是在第一部分基础上增加了 4 周治疗。除了标准的行为和认知干预，建立在已知的减少抑郁复发基础上的正念治疗也包括了进来。自 2005 年以来，加拿大已有超过 160 名患者完成了这些项目。其中几个重症患者也同时患有糖尿病。共有 58 名精神卫生专业人员得到培训。抑郁和焦虑情况的改善表明这种跨诊断小组在一般精神健康项目中不失为一种有效的干预手段。

不同焦虑障碍的混编

艾立克森（Erickson 等，2009）在人口密集地区的一个社区门诊部开展了一个混合焦虑小组。他们最初的方案包括跨诊断技术，比如心理教育和逐步暴露的总体原则。在更大的小组中，对不同亚群使用针对症状的技术，包括：①有或没有广场恐惧的惊恐障碍内部感觉暴露；②社交焦虑障碍的自我肯定技术；③针对广泛性焦虑障碍的担忧时间和思维阻止。担忧时间是通过每天留出半个小时不受打扰地担心来控制担心，这反而能够造成其余时间担心的减少。思维阻止是让患者在担心时自己叫停。他们在注意到自己的担心想法时还可以拉弹手腕上的橡皮筋（备注 2）。

　　所有小组成员都要接受各种治疗成分，也就是说，不管症状是什么，都有担忧时间和角色扮演。后来由同一批治疗师制订的手册反映了焦虑障碍治疗领域的进步，且包括更多、更新的认知技术。更新的认知技术取代了过去的强制干预和角色扮演。这些认知干预（现在普遍存在于各种焦虑治疗手册中）包括挑战过高可能性估计（"下次我惊恐发作时死去的概率有多大？"）及灾难化自动思维（"如果人们注意到我焦虑的样子就太可怕了"）。担忧时间和广泛性焦虑障碍的想象暴露仍然在具体疾病的治疗当中被使用。

　　这个修正的治疗手册应用于总共 12 个小组（社交焦虑障碍、广泛性焦虑障碍、强迫和创伤后应激障碍）的 152 名患者身上。总体结果显示，等待者和完成治疗者之间的巨大差别。这些治疗获益保持了半年。从这些评估中得到的结论表明，跨诊断治疗小组可能有效，但是这种手册未必适合传播推广。

　　特别是，艾立克森及其同事告诫称，患有强迫症和创伤后应激障碍的患者需要更大强度的集中治疗。比如创伤后应激障碍小组成员更容易焦虑。他们对于创伤的再次感受常常发生在小组中，从而分散了其他组员的注意。强迫症患者动机不明且不愿意放弃强迫行为来从事有效的暴露。根据我们的经验，患有强迫症的患者需要被不断关注和鼓励，从而来保持暴露状态。因此，他们不愿意从事减少焦虑的放松训练并不奇怪，而这对于减少强迫症状疗效也不大。

　　与艾立克森的研究类似，诺顿（Norton）对 52 名不同焦虑障碍患者的治疗也获得了很好的效果。其中效果最好的就是社交焦虑障碍和惊恐障碍，而效果最差的是广泛性焦虑障碍、强迫症和恐惧症。研究未涉及创伤后应激障碍。为期 12 周的小组方案强调了 3 大要素：①心理教育和自我监测；②认知重建；③对于恐惧刺激的暴露。与艾立克森的研究类似，诺顿没有足够的强迫症患者参与来实施亚组分析。诺顿做出结论认为最初的跨诊断治疗方法不愿接收强迫和创伤后应激障碍患者。自 2009 年以来，诺顿对于跨诊断治疗与针对病种的治疗进行了对比研究，并得出结论，认为社交焦虑障碍、广泛性焦虑障碍、惊恐障碍混编与针对病种治疗效果没有什么不同。在他的《焦虑的小组认知行为治疗：一个跨诊断治疗手册》当中，诺顿提供了一个为期 12 次治疗的跨诊断小组治疗手册，适用于包括强迫症在内的所有焦虑障碍，同时强调了暴露技术和展示了许多如何执行小组治疗的案例。

　　对于焦虑障碍的跨诊断文献鼓励小组治疗师考虑结合不同的障碍到同一小组当中。然而，尽管一些研究支持吸收强迫症到跨诊断小组当中，许多治疗师的经验，包括我本人的经验表明强迫症和创伤后应激障碍患者不适合混编。DSM-5 强化了这一点，认为两种障碍拥有与其他焦虑障碍不同的特点。我非常熟悉成功的跨诊断社区项目，为小组提供各种焦虑障碍的不同混合，通常包括惊恐障碍、分离焦虑障碍、广泛性焦虑障碍和社交焦虑障碍。但是我未听说创伤后应激障碍和强迫症患者与其他障碍混编效果良好的例子。这两种疾病形式多样，甚至同一病种都难以一概而论。比如，把车祸与性侵导致的创伤后应激障碍患者放到同一小组就像跨诊断治疗。同样，喜欢骚扰年轻男子和不断检查发卡的两类强迫症患者混编也类似跨诊断治疗。

本章结束部分，我们将返回到异质的创伤小组。之所以讨论是因为治疗师经常想了解如何结合不同的创伤，感觉很难及时把同一类创伤者归为一个小组。首先，我将考察包括社交焦虑障碍和惊恐障碍的典型跨诊断方法，这两种障碍混编对于社区小组治疗做出了有益的补充。

社交焦虑障碍和惊恐障碍的小组治疗

社交焦虑障碍的诊断

CBT 治疗焦虑的社区项目发现他们可以更快地填补小组空缺，并且因此缩短了等待时间，但是他们必须把社交焦虑障碍与惊恐障碍患者编入同一小组。除了可以更快接受治疗，而且这种结合也行之有效，因为这两种障碍具有很多共同的特征。然而，就实际效果而言，临床经验表明，患有社交焦虑障碍的混编小组成员可能获得的好处更大。由于只有两种疾病结合，惊恐障碍和社交焦虑障碍的小组治疗是小型的跨诊断治疗。

社交焦虑障碍是患者在遇到不熟悉的人或场合下出现各种症状。个体害怕他们的行为方式会给他们带来羞辱。社交焦虑可以具体为"只有表现"（备注 3）。"只有表现"的定义认为社交恐惧患者在观众面前的表现可以呈现社交焦虑障碍的亚组。可能比其他焦虑障碍更糟的是，具有社交焦虑障碍的人更容易滥用物质来加以应对。第 17 章将展现一个社交焦虑障碍和物质滥用的认知行为小组治疗模式。

尽管与其他焦虑障碍相比，社交焦虑障碍更为常见，但 3%～13%的社交焦虑障碍患者很少就医，且就医时他们经常不配合治疗。从第 3 章，我们看出一般而言只要手册提供暴露和重建社交焦虑思维就能够得到研究的支持。我们还了解到，如果暴露得到特别重视和练习，治疗效果就更好。然而，很多治疗师对于社交焦虑的小组治疗持怀疑态度，且退出比例高达 35%（Blanco，Heimberg，Schneier，& Fresco，2010）。同时参加过单一和混合社交焦虑小组的患者发现，单一小组的气氛很沉重和紧张。尽管社交焦虑的人彬彬有礼，但却经常压制怒火，且有时充满了威胁、多疑和愤世嫉俗。

为什么小组治疗对于社交焦虑的人是一种挑战

考虑到许多具有社交焦虑的人具有与极端压力有关的社交场景的强烈记忆，

他们在小组中保持警惕很有道理。这些社交场合被镌刻进入社交焦虑患者的内心深处，可以说是刻骨铭心。除了父母的冷嘲热讽，还有其他尴尬时刻，比如在演讲时忘了拉裤链引起哄堂大笑。可以理解的是，之前个性敏感的人比那些脸皮厚的人恢复得要慢。对于大多数患者而言，这个问题在 20 岁之前就开始了，这时他们的社交焦虑建立在青少年时的尴尬受辱上。尽管他们的怒火可能是早年事件的合理反应，但是却影响到了他们从小组治疗当中获益。

艾尔温等（Erwin 等，2003）发现社交焦虑障碍患者在 12 次小组治疗当中表现不好。压制怒火的患者受益不多。阿尔丁等（Alden 等，2006）进一步提出了他们愤怒和治疗反应不好的原因。他们对小组成员和治疗师联盟更感兴趣，并且发现自我报告的童年时期有被父母虐待的经历（比如经常批评、压制或体罚）与更加负面的治疗关系和更加糟糕的治疗结果相关。

为什么社交焦虑患者更适合跨诊断小组治疗

压抑怒火与"不要靠近我"或"不要对我有所求"是可以理解的，但是很少会成为社交焦虑小组治疗的主要关切点。这可能是社交焦虑小组治疗的一个问题。部分解决方案就是使用一个跨诊断治疗方法。

我们注意到我们小组混合惊恐障碍和社交焦虑障碍时具有了积极的改观，理想状态下 1∶1 混合。惊恐障碍患者倾向于高功能，擅长社交，强烈希望克服死亡恐惧，生活积极。尽管他们很胆小，但是他们对小组气氛影响很大，而且成了积极社交互动的典范。人们可能认为社交焦虑的人会因为这种较为轻松的生活感到难过。如果确实如此，小组过程会明显受到影响。有趣的是，我们发现事实并非如此。恰恰相反，我们发现社交焦虑组员很快就与惊恐障碍组员打成一片。

具有社交焦虑的组员常常为惊恐障碍组员的发作而感到惊讶。一般而言，具有惊恐障碍的组员报告每周 4～15 次发作。具有社交焦虑障碍的组员每周发作次数不超过一两次，但却总担心发作。这种情况让社交焦虑障碍组员意识到他们不是唯一的患者，且他们表达的同情常常被接受。当具有社交焦虑的组员意识到其他人对他们反应积极，且与他们类似时，这些真实生活事件提供了证据反驳他们的信念，如其他人认为我愚蠢或恶心或其他人对我不感兴趣。我们经常发现社交焦虑障碍患者完成跨诊断治疗后病情明显改善。这种小组模式为积极的人际互动提供了机会，但可能对于社交焦虑患者特别有效。这些观察得到了采用自我评价和他人判断的交互作用进行人际社会心理研究的支持。

社交焦虑和惊恐障碍混合小组的关键特征

对于这种为期 12 周的治疗推荐的方案是结合了巴洛和克拉斯克的《掌控你的焦虑和惊恐》与《害羞和社交焦虑工作手册：克服你的恐惧的技巧》。两种方案都是为个体治疗制订的。在这一小组当中，不是所有人都适用统一的方法（当然除非他们既患有惊恐又患有社交焦虑障碍），而是一些具体内容被包括了进来。所有人都得到了关于惊恐的心理教育，学习了呼吸和放松技术，对于害怕的身体冲动进行了暴露，集中在对于可能性估计过高的认知重建和减少破坏，并且循序渐进的暴露是遵循主观评价的焦虑水平进行的（0～100）。惊恐障碍组员将创造暴露等级，包括一系列他们回避的场合，比如逛商场、影院、车站和长途旅行等。社交焦虑组员在等级表上具有不同的暴露，其中包括向某人问路，跟咖啡店店员打招呼，给一个面包，在员工工作会议上发言，出席有陌生人参加的会议等。

具体内容反映在执行暴露和行为实验的方法上。对于混合小组由焦虑引起的场景两大突出特点包括：①社交焦虑患者在小组中进行暴露，而惊恐患者主要在小组外进行暴露；②人们对于社交焦虑灾难性的认知和伴随它们的安全行为有很多小组反馈。安全行为是帮助有社交焦虑的人们应对不舒适感的行为。它们的形式各种各样，比如假装打电话以避免在小组中开始说闲话，把脸埋在高领毛衣的领子里面或在小组已经开始上课后到。具有惊恐障碍的患者具有自己的安全行为，在心理教育和整个小组治疗部分将予以讨论。一个经典的惊恐障碍安全行为就是把水杯带到小组教室，可以帮助缓解他们的干渴、呼吸不畅和头晕症状。暴露和思维挑战两大要素在治疗当中交替使用。对于具有惊恐障碍的组员而言，这特别包括对于过分通气的身体感觉的暴露，同时检验自己能否应对。对于具有社交焦虑的组员而言，很多现场暴露可以在小组治疗期间执行。

对于具有惊恐发作和社交焦虑的组员，成功的课上暴露可导致课程之间的持续练习。小组治疗师确保对家庭作业的暴露进行仔细的计划，保证家庭作业是课程练习内容有意义的延伸。如前所述，具有惊恐障碍的人们在小组治疗中除了内部感觉暴露外很少做现场暴露。恰恰相反，他们为日常暴露目标制订的计划建立在等级表基础上，他们可通过建立行为实验来检验自己的预测。比如一个组员可能预测在未来的午餐时她会非常焦虑以至于难以进食，或是计划与朋友一起看电影的人预测他的焦虑造成心跳加快和窒息，从而根本看不进去电影。这些行为实验和预测的结果可在下一次小组治疗时与大家共同分享。

小组治疗中的社交焦虑暴露

小组治疗中既有内部感觉暴露，又有现场暴露。在第1章，我们回顾了一个惊恐障碍小组如何练习内部感觉暴露，比如限制呼吸和过分通气。我们在混编小组中如法炮制。对于惊恐障碍患者而言，他们大部分的可怕身体感觉诱发因素是在小组治疗室之外发生的（比如搭乘公共汽车、去杂货店），而对于社交焦虑患者而言，刺激因素就在房间当中。于是，具有创造性的治疗师、有动机的患者和健康的小组气氛可以进行一系列的暴露。治疗师尽可能利用过程因素，这通常包括惊恐障碍患者更愿意担任模仿观众。

比如几乎所有小组典型的逐级社交暴露包括对于我的假期或我喜欢的电影进行 2 分钟的演讲。接着逐步加大恐惧等级，一个社交焦虑患者可能同意对我关心的社会和政治问题表达意见或扮演不同意见，求助，甚至扮演工作面试等暴露。小组治疗师可以制造在他人面前吃饭、喝水或写作的暴露。治疗师提前准备好暴露，其中包括安排必要的物品或道具及必要的说明。比如小组成员可以在演讲当中一语不发，而只在结束后表达意见。惊恐障碍患者很容易接受这些指示，并且乐意参与角色扮演。这些社交暴露一举多得。

治疗中的社交焦虑暴露为脱敏提供了机会。与此同时，它们还通过接受小组反馈，间接纠正了错误的信念和安全行为。一般来说，从事暴露的成员不仅担心遭到他人的批评和指手画脚，而且会出现口干舌燥、手足无措的状况。进行演讲的组员可能担心其他人听不到自己的讲话。而小组的实际反馈会让他思维改变，比如"我是紧张，但是仍然能够做演讲，而且他们说我看起来并不紧张"。小组还鼓励患者做演讲，同时放松。这种放弃主观臆断的理性反应是认知重建的重要组成部分。组员得到鼓励写下自己的恐惧想法和适应性的、理性的应对策略。另一个例子是"我看起来很紧张，我的手会抖，并且我的大脑一片空白"，这与"如果我看起来紧张。这显示我认真而且不目空一切。如果我大脑空白，我可以停一停，这说明我善于思考，或我等会儿再说"的观点相反。

除了进一步脱敏和反驳错误信念外，这种社交暴露还支持组员参与自我暴露并让其他组员了解他们。无一例外，小组成员参与主题演讲。在小型演讲过后，接下来进行讨论，让组员就电影和假期的话题进行分享。一个惊恐障碍和社交焦虑障碍的混编小组可以一举多得地解决社交焦虑障碍的几个问题。

针对不同类型创伤的认知行为小组治疗

创伤后应激障碍的诊断

在本节，我将展示各种不同的创伤如何成功地在同一小组当中得到治疗，只要所有组员都有一些创伤对身体和心灵影响的基本理解且具有一些能稳定自己的技术，在受到刺激后就不会慌乱。小组治疗已经被证明是治疗创伤后应激障碍的行之有效的干预办法。治疗师同意符合部分或全部创伤后应激障碍诊断标准的人混编进入同一个小组。DSM-5 对 DSM-Ⅳ 中的创伤后应激障碍的诊断进行了一些扩展，下面会关注其中一些细节。

关于创伤后应激障碍的诊断，DSM-5 与 DSM-Ⅳ 有些不同，但两者都坚持使用认知行为治疗干预创伤后应激障碍。实际上，DSM-5 的变化强化了使用认知行为治疗的观点。DSM-5 对创伤事件的定义更加明确。创伤事件包括实际或威胁的死亡、严重受伤或性侵暴力，这些可能是自己接触过的，也可能是亲眼见别人接触过或认识到创伤事件发生在亲人身上或反复暴露于创伤事件的可怕细节（比如警察反复暴露于儿童虐待的细节中）。

DSM-5 具有 4 个症状群（DSM-Ⅳ有 3 个）：①重新体验症状包括闯入性回忆、噩梦、闪回及对于事件遗留的心理应激；②回避症状包括试图回避与创伤有关的感觉或思维及麻木，感到与自身或他人的感情脱节；③持续的负面的认知和情绪改变症状，包括夸大的对于自己、他人或世界的负性信念或预期（DSM-5 中新出现的症状群），例如"我是恶心的""没有人可以信任"或"这个世界是危险的"；④过度唤醒症状群包括过度警觉、容易受惊、愤怒及自我毁坏行为。如果创伤后应激障碍伴随解离症状、人格解体或脱离现实，就可以进一步明确。创伤后应激障碍还可能出现症状延迟现象，半年之后才符合诊断标准。持续的负面认知和情绪改变这一标准受到了认知加工治疗师（cognitive processing therapy，CPT）的欢迎。简言之，认知加工治疗直接解决了关于自己的破坏性信念来源于创伤这一问题。在美国，创伤后应激障碍的终身患病率为 8.7%（美国精神病学会，2013）。

与大部分小组类似，创伤小组在小组感受到可以预测、可以控制且安全时才行之有效。在创伤小组当中，小组成为见证所有受害者经历的象征性组织。一个成功的小组体验可以提供巨大的痊愈机会，人们感到如释重负，且能停止责备和沉默（Johnson & Lubin，2000）。为了达到这种安全水平，大部分治疗师直到最近才认为最好让创伤后应激障碍小组尽可能整齐划一，也就是说，对于车祸和性侵分开治疗。在第 3 章，我们看到对于创伤行之有效的小组治疗文献都是建立在同一病种的小组之上。

从同质到异质的创伤小组

我和同事最初发展的一些认知行为治疗小组都是同质的，比如组员全部是遭到性侵的女性。与文献内容一致的是，它们都相当成功。与其他项目类似，我们体会到社区和机构的压力把这种创伤小组扩大到其他类型的创伤，特别是车祸。这在某种意义上迫使我们尝试异质小组，包含不同的创伤和性别。小组治疗始终保持创新很有意义。

然而，需要极其小心的评价和提前准备才能组成异质小组。不建议在没有经过认真深入评价的基础上就进行混编。异质小组有两大特征：①集中于自我照顾技能的前期小组；②治疗中暴露。

自我照顾技能是前提

尽管来自社区心理健康项目的压力要求接受复杂的具有多种需求的患者，其中具有自杀历史或自我伤害行为的患者不应该参加小组治疗，除非他们已经有足够的能力面对现实，调节情绪（使用着陆或其他自我照顾技术）。提供这种以技术为基础的前期小组不仅仅是异质小组治疗成功的关键，而且也有助于患者进入同质小组。

创伤研究和治疗领域越来越多地认识到身体和心灵对个体影响的重要性。"身体能够记忆或储存"创伤成为普遍接受的观念，其中包括对于治疗的意义（Van der Kolk，1994）。重点是不完美的大脑系统，特别是大脑预警系统和大脑的长期记忆系统。于是，当受到创伤的个体遇到诱发事件（比如听到报警声）时，预警系统反应过度，而长期记忆系统提醒患者危险事件早已过去了，这次报警声与危险无关。有研究表明，严重和持续的儿童伤害将导致大脑长期的创伤，影响大脑荷尔蒙的分泌，导致自主神经系统反应过度（Gillespie & Nemeroff，2007）。对于受到创伤的人们来说，他们很难将创伤放到短暂的背景中，且每次遇到诱发事件时都不会开启警报模式。史托罗楼这样提醒患者，"创伤破坏了时间"（Stolorow，2007）。

有效的治疗常常包括谈话部分（语言处理）和身体部分（平静下来）。后者由瑜伽教师提供，或者在治疗师的指令下练习但不碰触患者。根据奥登等（Ogden等，2006）和哈斯凯尔（Haskell，2003）的研究，我们提供了一种被称为创伤后自我照顾技巧的预先治疗。8 个小组模块包括了对于创伤反应的教育，比如"战斗-逃跑-僵住"反应、边缘系统的作用；活在当下，而不脱节（缩小创伤、睡眠过多、使用酒精和药物麻醉自己或者各种形式的解离）；变得手足无措（情感冲击、高度警觉、惊恐发作、在闪回中再现创伤）。教给患者一系列的自我平静技巧，比如通过说出当下的事物而强化时间观念（5 个我看到的事物、5 个我听到的事物、5 个我感觉到的事物）。一个小组成员也许说："我看到了白板的红色框架，门正上方的钟表，透过窗户看到教堂的尖顶，墙壁上的裂纹和切尔西的脸。"不鼓励说自己实际的创伤，但所有的暴露都值得肯定。治疗师可能说："我们理解这对于你来说有多么的痛苦，我们欣赏你愿意参加小组治疗，但是记住从今往后有很多事情要做。当你感到满脑子痛苦的回忆和焦虑时，你能够控制自己吗？"

对于创伤的异质小组治疗中的认知加工治疗

在自我照顾技巧小组之后，认为患者确实可以面对和处理他们的创伤，然后邀请他们加入以认知加工治疗（cognitive processing therapy）方法为基础的创伤小组，这个方法最初是针对个体（Resick & Schnicke，1993）。一些患者重复参加自我照顾技巧小组的目的是为认知加工治疗做好准备。在一个认知加工治疗小组中，我们一般有 4～6 名组员，2/3 为女性。最常见的创伤为车祸、工伤、目睹或经历被陌生人侵犯、家庭成员或伴侣的性侵等。我们不愿意邀请儿时遭遇性侵的患者加入，会请他们参加其他治疗。认知加工治疗方法对于最近的创伤最有效，但是不适合儿时创伤。

按照雷斯克等（Resick 等，1993）对于创伤的认知加工治疗方法，所有人都拥有相同的干预成分，但是内容不同。为了进行更多的暴露，我们改变了日程安排，在第4~8次治疗中继续回忆创伤成分。我们还结合了对安全和信任的讨论，而不是专门开展一次治疗。与雷斯克手册不同的是，我们鼓励治疗中现场暴露。一些小组治疗师关注这种小组暴露。他们倾向于让组员写下自己的创伤且只与治疗师分享。这些修改反映在认知加工治疗的主题当中。它们显示了根据小组设置而灵活使用该手册。

认知加工治疗的治疗主题（Resick & Schnicke，1993）

第一次治疗：介绍和教育阶段。

第二次治疗：事件的意义。

第三次治疗：确认想法和情绪。

第四次治疗：回忆创伤。

第五次治疗：确认节点和回忆创伤。

第六次治疗：挑战问题加小组中暴露。

第七次治疗：错误思维模式加小组中暴露。

第八次治疗：错误思维模式加小组中暴露。

第九次治疗：安全和信任问题加小组中暴露。

第十次治疗：权力和控制问题加小组中暴露。

第十一次治疗：自尊和亲密问题。

第十二次治疗：复习、预防复发和未来之路。

第一阶段是关于创伤后应激障碍的教育。我们复习了创伤后应激障碍的诊断症状，邀请组员参加讨论。我们特别集中于以闯入或噩梦形式出现的重新体验创伤，把它看成是个体自我疗愈的方式和处理未完成事件，是大脑在说话。这对于暴露治疗而言是一个有力的治疗原理，从而形成了对于创伤小组治疗的重要组成部分。然后是对思维、感受和行为的关系进行基本介绍。

组员根据最近与创伤有关的事件完成"ABC 表"。A 指的是激发事件；B 指的是信念；C 指的是后果。比如一个从正在战乱国家来的移民表示他的激发事件是万圣节那天晚上带孩子出去玩耍，突然发现炮火连天。在信念部分，他写道发生了危险的事情。而后果部分则是我很害怕，感到不安全，于是告诉孩子我们马上回家。这些练习可帮助组员提高对信念和随后出现的情绪和行为强大影响的意识。按照这部分方案，更深一步的认知工作开始了。

这部分包括提高对创伤事件意义的理解及他们的胶着点是什么。比如最近一个从中国来的 45 岁的移民认为"我驾车很稳，可以避免所有事故"，于是拼命为避免任何一桩小的事故。他完全回避开车严重影响到了他的家庭生活，因为他是家里唯一的司机。还有一位 19 岁的女孩子，她的焦灼点是"你根本不可能被约会的人性侵"。她的信念就是第 2 次约会就去了他家是犯傻。负性的与创伤有关的信念被记录下来，且需要在任何创伤治疗中予以解决。之前提到的女孩子认为你不可能被约会的人性侵的观念在她自己遭遇性侵后受到了严重破坏。为了理解发生的事情，调和这种认知矛盾，她应该改变事件，否认或最小化她被性侵的事实；开始缓慢整合与她的世界观不一致的新信息。这种根据矛盾信息重新确定信念的工作是认知加工治疗的核心。我们发现，认知加工治疗特别适合对于创伤小组治疗的认知重建。雷斯克等的手册是一个包括挑战焦灼点和错误思维的绝好手册。

中间的治疗主要是记住你的创伤，这是经典的暴露治疗。它们包括全体组员倾听各自的陈述，包括了创伤经历的开始、中间和结尾部分。在 6 周的暴露当中越来越多的感知细节被添加进去，故事以现在时态讲述（比如"我看到光线照到自己，我听到我打开门时的尖叫，我的手出了冷汗"）。全组富有同情的倾听是强大的疗愈力量。在暴露治疗之后，认知加工治疗返回到错误的思维模式（比如过高估计道路危险或过低估计男人可被信任的程度）。最后的治疗是与所有创伤有关问题的小组讨论，比如安全、信任、控制、自信和亲密。认知加工治疗方法包括除放松训练以外的认知行为治疗的所有治疗步骤。然而，应用放松训练等其他平静技巧已经在前期小组时提供了。

暴露对于创伤小组治疗的作用

关于小组中是否应该鼓励暴露创伤存在一些争议，有的是让组员写下他们的创伤，而不与全组分享。我们发现，不分享暴露潜在地剥夺了全组工作和社会支持的力量。社会支持对于从创伤后应激障碍恢复是一个关键因素，且小组暴露可让组员克服个体羞辱感，因为他们觉得自己被一个小的团体所倾听和见证，而不仅仅是被一两个治疗师听到。可以理解的是，治疗师担心组内暴露可能过于激烈，结果会导致组员二次创伤而退出。所以要辅以充分的小组准备，并且确保治疗遵循结构化、时间性和规范正式的原则（比如先是描述一个大概的框架，然后再补充细节），组员二次创伤的情况很少出现。不是每个组员都必须分享创伤经历，但是治疗师要确保他们有足够的时间重复自己的故事 3 遍。偶尔，一个组员选择不口头分享，而是倾向于写下自己的创伤。治疗师应不断寻找组员二次创伤的迹象。治疗师鼓励组员监测自己的情绪反应，并根据临床判断是否安排其他个体治疗。迄今为止，我们尚未发现由于二次创伤而有组员离开。我们的退出在暴露开始后很少发生，而是多在前二次治疗课程当中发生。

我们相信与全组分享创伤经历的好处，而不是仅仅与治疗师分享。不与全组分享加强了"最好对创伤经历保密"的信念。在最差的情况下，这可能阻碍个体报告身体或性侵犯。一般来说，家人告诉组员不要分享自己的创伤目的是避免家庭蒙羞。羞辱还来自其他类型的创伤，其中包括车祸或认为人们做得不够，仅仅是事故的看客。小组治疗当中大部分工作是促进一种气氛，让所有组员都能克服自己与耻辱有关的错误认识。

创伤的小组治疗师采取了一种积极直接的办法。这保证了小组团结和安全。安排的家庭作业常常包括生活中的现场暴露。对于车祸患者而言，这可能包括返回到车祸现场且逐渐恢复开车。对于遭遇性侵的女性而言，就是要回到性侵发生的地方，并且逐步与男性交往。很少有男性遭遇性侵，但是一旦发生，与其他组员应该一样。

在驾驭一种严密有序的认知行为治疗小组时，这种混合编组是有困难的。毋庸置疑，这需要 2 名治疗师，可能还应该有一个实习生。对于暴露作用的元分析研究支持了治疗师对于暴露益处的认识。这份研究的结论指出，关于小组暴露可能出现负面的影响毫无道理，且小组暴露对于治疗创伤行之有效。一些治疗师可能不愿意从事小组暴露，因为他们觉得自己受训不够，其实他们在理论上是理解且支持使用暴露的。一种新型的焦虑障碍是暴露恐惧症。暴露恐惧症指的是治疗师对于使用暴露治疗方法的极端恐惧。在更为严重的情况下，应该对这些治疗师加强暴露治疗的培训和宣传。

在异质小组治疗中利用小组过程

异质创伤小组包括强烈的过程因素，比如注入希望、人际学习和普遍性。异质成分在支持受害者或幸存者脱离所坚持的受害者身份上更加有效（Johnson & Lubin，2000），不管是对于男性恐惧、机构恐惧、道路恐惧、抢劫恐惧或自然灾害恐惧。比如在清一色的女性性侵小组当中，这种联系自然很强，且对于重新进入社会的恐惧一样强烈。当被男性伤害的女性组员与男性组员联系，且开始挑战不信任男性的信念时，这能帮助她们更靠近自己的最终目标，与小组之外的世界联系更加安全。挑战信念通常包括对于男性危险的夸大。这种混编创伤小组的成功在很大程度上取决于仔细的筛选、评估、准备和持续的监测。小组治疗师苏珊·甘特（Susan Gantt，2013）提出了类似的和动态的角度反映她对于混合小组的观点，"看到这些男性与女性交往，我们就知道认为男性都容易施虐是一种以偏概全的想法"。

尽管根据我们的临床实践，改良版本的认知加工治疗对于混编创伤小组行之有效，无论是男性或是女性无不如此，最终的检验还是要付诸实践。除了性别因素，对于一系列混编创伤小组的系统评估并建立同质创伤的标准迫在眉睫。

总　　结

本章考察了跨诊断认知行为小组治疗及传统的认知行为治疗如何创新有效地

应用于一系列异质小组当中。对于跨诊断小组最强的支持包括惊恐障碍、社交焦虑障碍和广泛性焦虑障碍等病症。强迫症和创伤后应激障碍最好采取同质小组治疗。尽管不同类型的创伤可以被包括进同一小组当中，但需要认真地准备和小组之前的技巧训练。本章提供了惊恐障碍和社交焦虑障碍及各种不同创伤障碍的跨诊断小组例子。下一章同样会谈到混合这个主题，但重点是混合治疗。第 8 章将探讨一些认知行为治疗小组如何从各种治疗手段配合使用中改进效果，其中包括正念和人际治疗方法。

备　注

1. 从技术上讲，考虑到所有组员都符合创伤后应激障碍的诊断标准，这不属于真正的跨诊断小组，但是组员的创伤类型是不同的。

2. 思维阻止已经不是广泛性焦虑障碍的证据支持的治疗技术。

3. 这种说明在 DSM-Ⅳ中没有（美国精神病学会，2000）。

第 7 章参考文献

第 8 章

利用其他治疗方法改进认知行为小组治疗

正如越来越多地把认知行为治疗的要素整合起来针对多种障碍，越来越多的试验把认知行为治疗与其他治疗传统结合起来，本章将介绍整合治疗的思想。

在过去 10 年里，整合认知行为治疗方法的理由越来越多。整合治疗被证明对于短期治疗疑难杂症行之有效。整合治疗对于症状表现随人际因素互动的患者及大部分心理健康问题都有作用。除此以外，整合治疗可以更好地控制症状且改善功能（第 16 章将提供重要的改善功能的例子）。

许多治疗师已经认识到单纯的认知行为治疗很难执行，特别是在小组背景下，这是因为无论愿意与否，总会出现支持和人际治疗方法。然而，如果仅仅因为我们认为越多越好，是不应该把其他治疗添加进来的。当治疗师考虑更加整合的方法时，他们必须小心这样做是否有研究证据支持。

在本章当中，我将考察对于广泛性焦虑障碍的小组治疗如何能够从整合正念技术中获益。首先，我将描述针对广泛性焦虑障碍的单纯认知行为小组治疗方法。然后，讨论如何整合正念训练因素。本章后面部分将探讨人际治疗如何促进围生期抑郁症的认知行为小组治疗。

 整合认知行为小组治疗和正念：广泛性焦虑障碍

广泛性焦虑障碍的诊断

广泛性焦虑障碍包括对于未来事件或活动担心至少半年以上。为了进行诊断，根据美国精神病学会 DSM-5 的标准（备注 1），人们必须发现很难控制他们的担忧，且具备以下 3 种以上症状：①不安或感到危险；②容易感到疲劳；③很难集中注意力或大脑一片空白；④易怒；⑤肌肉紧张；⑥睡眠紊乱。约 5%（终身患病率）的人受到广泛焦虑障碍的影响。与大部分焦虑障碍类似，大部分广泛性焦虑障碍患者起病于青少年。由于缺乏治疗，广泛性焦虑障碍容易慢性化，并且随着时间的发展而加重。

　　广泛性焦虑障碍的一个核心特征就是这个人认为自己无力控制自己的担心，接着担心加重。比如，在全球金融市场领域工作的一个父亲可能担心失去工作（担忧的内容），无力支持上大学的两个女儿。他可能接着担心睡眠不好和注意力不集中影响身体健康（对担忧意义的解释）。这个例子与威尔斯（1997）提出的广泛性焦虑障碍的元认知模式一致。有趣的是，对元认知模式的进一步发展，关于担心好处的信念可能是广泛性焦虑障碍的易感因素。

　　关于担忧的积极信念可能包括把它看成是一种很好的人格。比如上面的父亲可能认为"一直担心我的女儿表示我爱她们"。积极信念还能够以保护负面情绪不出现的形式出现，"如果我现在担心很多，那么在真的失去工作后就不会慌张了"。后者显示了人们如何给"担忧银行"投资，希望在担心成真后不会过分悲伤。另外一种担忧有理的解释就是害怕失去行动的动机和能力，"如果我不每天担心下一个任务或截止日期，我可能骄傲自满，工作效率就会下降"。

广泛性焦虑障碍的认知行为小组治疗

　　针对广泛性焦虑障碍的一些干预方法各自不同但又相互关联，传统的、元认知的及集中于容忍不确定性的新方法。传统的认知行为治疗方法出现在《掌控你的焦虑和担忧》治疗师手册（Zinbarg, Craske, & Barlow, 2006）和患者用书（Craske & Barlow, 2006）当中。技术包括监测担忧、放松训练、挑战可能性的过高估计及暴露于担忧。这种方法的成分被用在了第 7 章艾立克森等（2009）使用的跨诊断治疗方案中。

　　元认知方法主要考察的是关于担心的正负面，且有一些技术支持患者来挑战这些信念。担心不能支持女儿上大学的父亲将学习确定自己不同类型的担心（积极、消极及元认知），以及如何将之降低到可控水平。

　　更新的认知行为治疗方法是容忍不确定性（Targeting Intolerance of Uncertainty，CBT-IU），它包括传统的认知行为治疗成分及元认知方法和其他新的方法（Dugas & Robichaud，2006；Dugas 等，2003）。这种方法明确强调了对于不确定性的无法容忍是导致各种担忧的根源所在。这种方法还在小组背景当中得到检验且应用到社区认知行为小组治疗项目当中。

　　容忍不确定性的治疗成分包括：①对于广泛性焦虑障碍和担忧的心理教育（包括元认知担忧）；②对于不确定性的无法容忍和行为暴露；③问题解决训练；④认知、想象和暴露；⑤预防复发。我将把这些治疗成分的讨论限制在不确定性元认知、问题解决训练和想象暴露范围当中，且展示各种技巧如何在小组背景当中应用。关于这些治疗要素的进一步讨论，参见杜加斯等（Dugas 等，2006）编写的广泛性焦虑障碍手册——《广泛性焦虑障碍的认知行为治疗：从科学到实践》。

对于不确定性的无法容忍

很少有人接受这种思想，不管我们多么努力地做计划，我们还是不能完全确定生活。我们精心策划却达不到预期目的是一件令人难以接受的事情。具有广泛性焦虑障碍的人们特别难以容忍不确定性，甚至与其他患者相比也是如此。对于不确定性的无法容忍导致担忧升级。因此，一旦个体对于不确定性更加宽容，他们一般就会减少很多担心。针对不确定性无法容忍这一潜在问题比集中于控制担忧更有效果，而传统认知行为治疗往往是后者。治疗广泛性焦虑障碍的治疗师认识到患者担心的内容不断在改变（昨天是关于我的孩子不想踢足球；今天是关于我的银行账单；明天又是关于我何时退休）。相反，只有集中在对于不确定性的无法容忍上才能行之有效的进行治疗。对不确定性无法容忍的患者经常发展出应对和逃避担忧的各种方式。

他们的处理策略包括过度收集信息、寻求保证、质疑别人已经做出的决策，且反复检查。矛盾的是，看似冲动的行为往往经过很多次犹豫才做出。比如，患有广泛性焦虑障碍的一个妇女花费数月时间才找到一个合适的餐馆吃午餐。她通过当地杂志、网络及跟别人交流来寻找这个餐馆。当她告诉全组这个餐馆就在治疗室对面的街上时，大家都惊讶了。对于不确定性无法容忍的讨论，可以参见卡尔森的著作（Carleton，Sharpe，& Asmundson，2007）。

除了处理策略外，容易担忧的患者还使用回避作为一种应对方式。回避可以是认知的，也可以是情绪的。在认知回避中，人们可能回避看新闻或读报纸或积极地与顾问讨论理财计划。有趣的是，担心较多的家长跟子女接触较少，对于许多话题避而不谈。父母患有广泛性焦虑障碍的子女声称自己从来没有跟他们谈过一些问题，因为他们担心父母可能无法控制自己的担心。可悲的是，这些父母无法积极参与他们子女的生活，反而助长了他们想象出来的担心。在情绪回避中，担忧可能发挥了让人们从负面情绪中分心或避免注意身体感觉的作用。在这种意义上，担忧成为人们不过多触及情感和内心生活的防御方式。广泛性焦虑障碍患者有时候被称为"情感恐惧"。简而言之，他们的回避策略可能是对压力的一种缓解方式，但从长期来看会维持担忧，因为没有充分处理他们的恐惧情绪。

广泛性焦虑障碍患者的回避策略包括完全回避接触某些任务或某些人，找到不做某事的想象的理由，拖延且要求他人代为决定。当对无法容忍不确定性进行治疗时，可能让患者做一些家庭作业，比如不看邮件，不研究就买东西，不每天给子女配偶多次打电话。严重的不能容忍不确定性的患者过高估计了威胁且低估了他们的应对能力。对于不确定性的无法容忍在其他广泛性焦虑障碍的治疗当中都有涉及，比如问题解决训练和使用暴露来纠正认知回避和情绪回避及最近的正念训练等。

问题解决

问题解决方案适合小组治疗，因为可以让组员进行头脑风暴和相互支持从而面对恐惧。问题解决的训练包括 5 步：①定义问题；②形成目标；③产生各种方案；④决策；⑤方法实施。《问题解决治疗：针对临床干预的社会能力方法》一书希望为患者提供更好的解决问题的工具，这并非仅仅用于广泛性焦虑障碍。下面就显示了针对广泛性焦虑障碍的问题解决方法的认知行为小组治疗的方式。

治疗师：巴里，你已经要求小组帮助你解决母亲的问题了。

巴里：没错，我只是无法容忍再去看望她了，因为她到哪里都买东西，她的厨房根本无法进入，更别说从餐桌上找块地方放盘子了。她只是笑，根本不认为自己有问题。她说她喜欢东西，而我纯粹是毛病多。

治疗师 A：听起来你和母亲的观点不同。

治疗师 B：使用我们的 5 步问题解决方案，现在你如何确定你与母亲的问题？

巴里：我目前的问题就是我不想去看母亲，而且事实上我已经回避她 4 个月了。我很担心她，我不知道怎么做。我的目标是 1 周看望她一次。

治疗师 A：我们能够看出这增加了你的担心，而且为什么你倾向于离开母亲和她的公寓。你有办法能够恢复你同母亲的正常联系吗？

巴里：没有，我真是没有办法，只有强迫自己去做。我为此寝卧难眠，而且每天晚上都磨牙。

治疗师 B：（走到白板前面，写下头脑风暴）好，让我们做下头脑风暴。当我们头脑风暴的时候，我们先不要考虑是否可行或好与不好。后面再讲。

莱斯理：开诚布公地同你母亲谈谈，告诉她为什么现在你来看她少了。

纳特：我的一个朋友参加了囤积症支持小组。你也可以试试，从中获得一些信息。

巴里：我不知道还有这样的支持小组。你有电话吗？

简妮：请一个护工怎么样？可以请人帮忙收拾。

巴里：可能我会让孩子们去，我女儿说她愿意帮忙。她非常整洁。

托马斯：如果你母亲不认为是问题，就接受好了。可能更多的是你的问题。

穆罕默德：没错，你可以当玩笑。你甚至可以把脏东西带出来一些。

治疗师 B：都是很好的建议，现在我们有 5 种可供选择的解决办法。让我们讨论他们的优劣，记住这些问题：效果如何？需要多少时间和努力？情绪后果及关系后果都是什么？

小组鼓励巴里执行其中一种解决方案，尽管这个方案并不完美，但是值得一试。一般而言，当事人会感谢小组提出了自己过去从未想到的解决办法。

想象暴露

把患有广泛性焦虑障碍的患者暴露给他们的核心恐惧的方法与其他认知行为治疗暴露没有什么不同。它包括逐步升级到最严重的恐惧，以开头、中间和结尾的方式将之书写出来，并使用各种感官信息，以现在时态当众宣读。这种担忧文书就像第7章中讨论的创伤暴露。每天在家练习大约45分钟，需要2周时间形成习惯。大部分关于假设场景的担忧包括同样的潜在恐惧。所以，想象暴露只需要一两个场景。参加广泛性焦虑障碍小组治疗的患者要写下几种场景，同时越来越多地添加感官刺激。比如担心妻子死于车祸的丈夫在第一次手稿当中写道，"我接通电话，是从警察局打来的。他们告诉我坐下，我照办了"。在最后的手稿当中，他可能写道，"我拿起电话，当我听到是警察时，我浑身颤抖，且根本无法拿住电话。我双腿打战，很难站住。我根本无法说话，因为我的喉咙很干且很紧。我小声说，她还活着吗"。

在广泛性焦虑障碍小组当中，成员轮流朗读他们的手稿，并且相互提出评价和建议，特别是对于他们早期的场景版本。同伴支持和榜样在这些困难的暴露任务当中至关重要。在他们朗读时，小组治疗师确保患者使用0~100的等级记录他们的焦虑水平。可以为他们的朗读录音且反复去听。与其他暴露类似，在朗读最高层级的焦虑内容时最有可能出现进步。随着时间的发展，组员看到他们的焦虑水平稳步下降，而且他们更能够容忍最严重的恐惧。治疗师可以从www.anxietybc.com网站上下载如何写作担忧文本和如何容忍不确定性。

广泛性焦虑障碍的小组治疗师常常说，小组如何变成了一个相互支持的"圣人团体"。到处都是转变声明，"生命太短了，我不能把时间浪费在我不能控制的事情上""我现在效率如此之高，我每天都很开心，且并不总是考虑明天""当我保持平静并集中于一件事时，我真的可以帮助他人"或"我更能接受我生命的发展"。尽管广泛性焦虑障碍的组员可以在全组的支持下通过认知行为治疗达到这种更加平静的地步，但我们仍然有理由把东方的正念治疗吸纳进来使治疗更为有效。

广泛性焦虑障碍和正念

另外一种治疗广泛性焦虑障碍的办法就是正念。在接下来一节，我将探讨结合使用杜加斯的认知行为小组治疗方法和正念。

尽管个体治疗和小组治疗对于广泛性焦虑障碍都行之有效，一些研究者令人信服地指出，在所有焦虑障碍当中，广泛性焦虑障碍的疗效最差。平均而言，只有不到一半的广泛性焦虑障碍患者在治疗结束后达到不再担心的程度（Borkovec & Castello，1993；Ladouceur 等，2000）。奥斯罗等（Orsillo，2003）引入了一种包括正念方法的治疗理论。这些研究者对于广泛性焦虑障碍患者特征的研究结论与其他临床工作者一致。

第一，患有广泛性焦虑障碍的患者花费大量精力回避令其痛苦的想法和情绪。第二，他们使用担忧作为一项策略来过度准备或避免发生罕见的负性未来事件。奥斯罗等提醒我们正念治疗和其他诸如接受与承诺治疗（Hayes 等，1999）的类似新疗法可以帮助患者更加宽容现在的内外冲动（Segal，Williams，& Teasdale，2013）（备注 2）。能够注意到伤心的感觉，且不去费神探讨其中的意义，正是患有广泛性焦虑障碍的患者难以做到的。他们发现很难只是注意到感觉、身体紧张和关切，而不忙于担忧和采取行动。比如，患有广泛性焦虑障碍的家长可能对晚回来 15 分钟的孩子担心，希望做一些什么，比如给孩子打电话或查询孩子是否在当地医院。毫不奇怪的是，许多患有广泛性焦虑障碍的人社会功能很高，常常忙于大事，但是无法慢下来做一些闲事。

在奥斯罗等（2003）对于 4 名广泛性焦虑障碍患者的个体认知行为治疗当中，他们采用了渐进性肌肉放松、担忧的自我监测、通过正念练习意识到当前的身体感觉（身体扫描）等方法，增加了患者对回避行为的意识。治疗师帮助患者克服他们的回避行为，方法是鼓励他们从事重要的事情且设置重要的目标（找到他们自身的价值）。比如一个患者一直担心与伴侣的关系，同时不认为自己的婚姻不幸福。通过探索价值，他开始意识到自己渴望更加热烈的感觉。他接着采取的行动是通过增加亲密达到目标。尽管奥斯罗的 4 个患者都出现了改善的情况，但学者们仍指出需要更多研究来确定这些新的方法对于传统治疗的重要性。最后，他们指出小组是一种可行可靠的治疗模式。

把正念融入认知行为小组治疗

把正念融入小组治疗的治疗师取得了很好的结果，脱落率仅有 20%。目前仍然需要更加系统的结果评价来进一步确定正念的好处。下面一个例子显示了在为期 12 周的认知行为小组治疗当中如何把正念整合进去。

1. 轮流进行家庭作业回顾。

2. 正念练习，比如身体扫描或 5～15 分钟的冥想，然后是讨论发现和容忍身体感觉。

3. 引入正念技术，比如，想法不是事实或发现你的价值。

4. 小组中的认知行为治疗技术练习，比如组员轮流做问题解决练习或者通过描写担忧进行暴露。

5. 布置家庭作业。

尽管这种整合可行可靠，但是在设计和执行时还是有困难的。对于整合正念的认知行为治疗可以通过确保早期引入正念技术来留出充足的练习时间以巩固技术。正念认知行为治疗无疑集中在个体——因为每个人悄悄进入自己的思维可能会破坏到小组气氛。治疗师可通过鼓励课后练习讨论来克服这一点，其中组员可以考察什么是有帮助的以及什么是有困难的。这能让组员有机会来相互支持和相互学习。

广泛性焦虑障碍的患者很难保持沉默，并且他们在放松导致的焦虑中也可能会感到压力。一些广泛性焦虑障碍患者拒绝在小组中冥想至少 15 分钟。然而，鉴于不是一个人在场。小组成员可以讨论如何利用小组来克服这些困难，且更加适应沉默。这很容易联系起来（我不愿意在家做瑜伽，但是上课时却愿意）。

和任何整合治疗方案一样，这里面存在方法不确定的风险，患者根本无法得到充分的治疗。当时间有限时，在认知行为小组治疗当中，特别是在公共背景下，患者需要接受一个完整疗程的有效治疗。于是，根据迄今的研究，这种方法最好建立在基本的治疗方法之上，这就意味着需要充足的时间来从事包括暴露在内的治疗干预。完全暴露确实困难。这可能破坏到正念的练习。接受正念训练的治疗师通常不愿意从事更为激烈的暴露。于是治疗师分工合作是一个不错的选择。

追踪广泛性焦虑障碍的正念认知行为小组治疗的效果评价很有趣。人们还期望用其他类型的静默干预来改进治疗。同情聚焦疗法（compassion-focused therapy，CFT）是整合方法的另一选择，这将在第 16 章进行考察。正念是进入心理治疗领域的第一种精神练习，但是许多其他智慧或者信仰也具有同样的潜力。积极心理学运动，强调幸福，鼓励治疗师支持患者从事有意义的活动。这些可以来自正念行走、听音乐、跳舞或者手工等。

认知行为小组治疗与人际治疗：围生期抑郁症

10%～15%的女性患有围生期抑郁症。由于许多怀孕的女性不愿意接受药物治疗，心理干预是不错的选择。这些症状与重度抑郁症相同。个体认知行为治疗对于抑郁症母亲显示出不错的效果。由于社会支持被认为是围生期抑郁症的一个危险因素（Nielsen，Videbech，Hedegaard，Dalby，& Secher，2000；O'Hara & Swain，1996），认知行为小组治疗行之有效也并不奇怪（Goodman & Santangelo，2011）。小组模式不仅打破了社会隔离，同时也提供了情绪和担忧的正常化，以及接受其他母亲的有用建议。没有抑郁症的母亲也可以从定期的支持小组中获益。

《围生期抑郁症的认知行为治疗小组模式》（Fraser Health，2009）是治疗围生期抑郁症的一个标准小组治疗方案。这个方案整合了许多抑郁症治疗材料和资源，其中包括《理智战胜情感》（Greenberger & Padesky，1995）、《抗抑郁技巧手册》（Bilsker & Paterson，2005）、《应对围生期抑郁症：以认知行为治疗为基础的女性自我管理指南》（Haring，Smith，Bodnar，& Ryan，2011）。这可以从 www.fraserhealth.ca 网站上下载。小组治疗的主题如下所述。

围生期抑郁症的认知行为治疗小组模式（Fraser Health，2009）

第一次治疗：介绍认知行为治疗小组模式和了解围生期抑郁症。

第二次治疗：危险因素和建立关系。

第三次治疗：介绍认知行为治疗和目标设置：NEST-S（Nutrition，Exercise，Sleep and Rest，Time for Yourself and Support，营养、练习、睡眠和休息、时间和支持）。

第四次治疗：生活经验的 5 个方面和 NEST-S 以外的目标设置。

第五次治疗：确认我们的情绪、场景和错误想法。

第六次治疗：定义和理解我们的自动思维和错误想法。

第七次治疗：收集证据。

第八次治疗：平衡行为。

第九次治疗：有效解决问题。

第十次治疗：预防复发。

《围生期抑郁症的认知行为治疗小组模式》与第 4 章和第 5 章中抑郁症的小组治疗模式一脉相承，其中包括每次治疗 2 小时以及小组最好 8 人。目标设置首先关注自我照顾技巧，比如营养和休息，然后是提高愉悦感、掌控感和改善社会关系。认知重建工作也类似，集中在确认负性自动思维和以更切合实际的思维取代它们。它并未使用第 5 章的 7 栏表思维记录，而是简单的 3 栏表或 5 栏表。治疗师发现怀孕的女性更喜欢简短一些的思维记录表。手册并未提供如何在小组气氛中工作的具体建议。它鼓励母亲提前半小时到场，可以进行社交活动，同时准备把孩子交给照料者，这些都是由社区志愿者完成的。筛选和结果测量工具是爱丁堡产后抑郁量表（Edinburgh Postnatal Deparession Scale，EPDS；Cox，Holden，& Sagovsky，1987）。

一些提出围生期抑郁症的认知行为小组治疗的治疗师发现邀请家人参加关于教育和医学信息的会谈效果更好。出于保密原因，组员不参加这次会谈。由两名治疗师在第 4～6 次课程主持。晚间会谈的形式大致如下。

晚上 7：00 至 7：45：就围生期抑郁症的标志、症状和危险因素提供教育。

晚上 7：45 至 8：15：家人谈帮助患者克服抑郁症的经历。

晚上 8：15 至 8：45：组员完成"需要与要求"工作单，并与伴侣分享。里面包括女性要求被关注（询问我今天如何）、爱（拥抱我，但是不要假设这会导致什么）或支持（我们每周检查一次，确保两人既有自己独立的时间又有共同在一起的时间）。

晚上 8: 45 至 9: 00 结束——今晚我的收获是什么？

把人际治疗整合进入认知行为小组治疗

执行这种由家人辅助的围生期抑郁症认知行为小组治疗的临床工作者发现，邀请伴侣参加独立会谈的人际因素取得了较好的效果，通常女性还会咨询同她们的伴侣保持联系和交流的策略。人际治疗提供了改善联系和交流的许多策略。人际治疗是一种短期治疗，直接处理人际关系的性质和质量。女性在围生期需要家人的密切支持。新做母亲容易感到没有得到足够的支持，而新做父亲容易被过分密切的母子关系所忽略。父亲常常试图理解自己能够提供什么正确的帮助（比如一个丈夫在妻子生产 1 个月后在一家比较贵的餐馆预订了位子，这让妻子很惊讶，但同时妻子由于没有合适的衣服外出而哭泣）。

如果能意识到这个女性正在患抑郁症，理解这对夫妻之间交流的困难就不难。明确的人际因素已经成为认知行为小组治疗的一部分。最近的系统综述还鼓励治疗师尝试人际治疗和认知行为治疗的结合。在我们对此考察之前先简单讲一下人际治疗。

到底什么是人际治疗？

人际治疗来源于依附理论（Ainsworth，1969；Bowlby，1977）。人际治疗建立在显而易见但尚未得到足够重视的前提之上，人际功能是心理调整和幸福的一个关键因素（Klerman，Weissman，Rounseville，& Chevron，1984；Stuart & Robertson，2003）。对于照料者的早期依附问题（安全，不安全）并未在人际治疗当中直接解决，但是对于患者依附方式的感受有助于理解他们的关系和交流问题。在依附研究中，65%的儿童被认为是安全的，而剩下的 35%则是不安全的。不安全的依附形式多种多样，如对主要照料者的依附是焦虑/矛盾的或焦虑/回避的（Ainsworth & Wittig，1969）。根据依附理论，儿童逐步建立起复杂的对于自己和他人依附的内部模式。鲍尔比把这一过程称为内部运作模式的构建，这个过程包括照料者对于能够满足孩子需要的能力充满信心或者缺乏信心，以及孩子体会到值得或是不值得被关注。一旦一种依附模式得到巩固，这些内部模式提供了某种认知方式，或是关于人际暗示的信息处理偏差。对于依附理论的一种假设就是早期的依附关系终生都很重要。在儿童时期不安全的人倾向于在成年人的关系中挣扎更多（Bartholomew，1993）。鲍尔比的内部运作模式概念影响了第 5 章所描述的贝克对于图式的理解，比如"不被爱的"的图式就受到了儿童时期与父母等照料者的关系质量的影响。

最初在 20 世纪 70 年代，人际治疗被用于抑郁症的治疗。主要用于这种疾病，但是同时还用于进食和焦虑障碍。与认知行为治疗类似，人际治疗是一种时间更短

（一般 16 次）、建立在证据之上、由医生指导且有章可循的治疗。尽管开发之初用于个人治疗，它也可以用于小组模式（Stuart & Robertson，2003，2012）。很大程度上与认知行为治疗类似，人际治疗并未带来人格或依附模式的根本改变。然而，与认知行为治疗不同的是，其重点不是患者的思维方式或他们的日常活动，而在于他们生活当中的两性关系。假设就是我们的两性关系质量直接与我们的心情变化有关，成熟智慧的人在抑郁时就不会认识到这种关系了。比如，当人际治疗师与他们的患者确立了时间-人际-事件时间线后，患者常常表达没有意识到某种联系。他们可能会说，"现在我看到当前的摩擦和与同事缺乏交流导致我更加抑郁"或"我意识到在我退休后开始抑郁，尽管我之前一直向往退休"。人际治疗寻求帮助患者改善他们的人际关系或改变他们对于人际关系的预期，同时改进社会支持网络。

人际治疗集中在 4 种人际领域，且合适的患者必须承认他们至少有一种是有问题的。它们分别是人际争论（患者和他人因为交流不畅或不切实际的预期而发生的冲突），角色转变（社会角色和生活改变时社会支持的变化，比如离开家、成为父母或退休），人际敏感（很难形成满意的关系和感到社会隔离）和悲伤（所爱的人去世，悲伤变成了复杂的居丧反应）。每个领域都包含治疗师引入不同人际治疗技巧的机会，其中包括角色扮演、解决问题和交流分析（Stuart & Robertson，2003）。在斯图亚特等编写的人际治疗指导第 2 版当中，人际敏感被删除，只包括了剩下的三大领域（Stuart & Robertson，2012）。这对几位人际治疗师来说是有意义的，他们发现人际敏感领域常常在治疗当中受到的关注最少，因为其他方面常常涵盖它。

掌握人际治疗需要病理心理学和心理治疗的基本技能，同时还需要至少 40 小时的人际治疗训练和至少两个案例的治疗经验。对于人际小组治疗师的训练与第 10 章所描述的对于认知行为治疗的方法类似。人际心理治疗研究所提供了训练和认证的信息（www.iptinstitute.com）。在之前的认知行为小组治疗方案上添加一个或两个伴侣晚间会谈并不需要充分的人际治疗训练，但是对整合认知行为治疗和人际治疗感兴趣的小组治疗师需要专门的人际治疗训练。

围生期抑郁症的人际治疗和认知行为治疗的研究支持

最近的系统综述进一步强化了人际治疗和认知行为治疗联合治疗围生期抑郁症。然而，小组模式的证据各异，但是一般是阳性的。

根据 27 项对于个体和小组治疗的研究，苏克尔等（Sockol 等，2011）得出结论认为人际治疗和认知行为治疗在个体模式上同样有效，但是优于其他形式的治疗，包括小组治疗。作者对人际治疗或认知行为治疗小组模式效果没有那么好的原因进行了假设。他们注意到女性对于小组的概念持迟疑态度。她们担心缺少保密性，得不到足够的个体关注，并且对于与陌生人分享信息感到不舒服。这些分组之前的担心很正常，但是可能在实际的分组体验当中并未得到缓解。

与之相反，固德曼等（Goodman 等，2011）发现许多形式的小组治疗适用于产后抑郁。他们考察了 11 项研究（并不全是随机对照研究）。小组干预包括认知行为治疗、人际治疗和心理动力学治疗。除外一项描述非结构化社会支持小组的研究，其他都显示了在小组治疗结束后及随访半年时间抑郁症状显著改善。没有一种模式比其他更优。然而，作者们建议不要对发现以偏概全，因为研究多样且方法各不相同。研究人员还指出对于一些小组而言，直到小组治疗结束半年后好处才充分体现出来。

格尔瓦等（Goldvarg 等，2011）对这一研究做出回应，指出无论是认知行为治疗还是人际治疗对于产后抑郁症都行之有效。他们旨在探讨整合治疗是否能够使效果更好。他们的小组案例研究似乎是第一个整合了人际治疗和认知行为治疗产后抑郁的证据。

整合人际治疗和认知行为小组治疗围生期抑郁症的案例

格尔瓦等在一个包括 6 名产后抑郁症的母亲小组案例当中报告了良好的结果。这个小组是由一个社区门诊项目提供的，主要是服务低层百姓。人际治疗集中在女性与孩子的关系、与配偶的关系，然后转移到与工作的关系。认知行为治疗部分集中在对情绪、想法和行为关系的教育、放松技术、挑战负性信念及对诱发焦虑的场景进行排序。没有患者退出。不幸的是，他们的案例研究并未包括各种认知行为治疗或人际治疗技巧的例子，也没有结果测量，除了一些定性的言论，比如"我觉得我不会再跟母亲讲话了。但来到这里使我理解了作为母亲的重要性。这是一种特殊的联系。这帮助我与母亲重新建立了联系"（Goldvarg & Kissen，2011）。

在下文中，我将描述一个针对产后抑郁症的小组治疗是如何引入人际治疗成分的。这个社区的门诊项目与格尔瓦等所描述的类似。它遵循了本章之前所描述的《围生期抑郁症认知行为治疗的小组模式》（Fraser Health，2009）。认知行为治疗小组被人际治疗中的交流分析所改善。这种技巧帮助患者确定他们的交流模式，识别出他们对于交流问题的贡献，且鼓励他们更加有效地交流。该技术被斯图亚特等（Stuart 等，2003，2012）的人际治疗手册广泛使用，且很容易应用于小组背景。小组治疗师利用几种资源来理解组员的交流方式，患者对于交流的描述，患者叙述的质量，患者在小组内部的交流及来自亲人的报告。下面就是如何把人际交流分析技术整合到围生期抑郁症认知行为小组治疗的一个案例。

治疗师 A：让我们看看上周的伴侣晚间会谈有多大的帮助。

贾斯米：我丈夫说这是他第一次感觉得到了理解和支持，尽管没有被正确理解。他感谢能够有机会更多的了解抑郁，并了解了我为什么经常"不是我自己"。

他觉得他失去了我且这吓到了他。

治疗师 B：你认为他学习到了关于抑郁，特别是你的抑郁的什么内容了吗？

贾斯米：他发现了一些有用的信息，抑郁造成人总是在胡思乱想。我猜测如果他认识到我的喜怒哀乐与他没有多大关系感觉会更好一些。我知道当他说我需要放松时是正确的，且如果我仍然在担心穿什么衣服又有谁会在意呢？他知道我的家庭，我固执于穿着整齐来这里。

治疗师 B：所以，他能够确认你的一些负性自动思维。你告诉他我们做的思维记录了吗？当时你有"我无法成为合格的母亲"的信念？

贾斯米：没有，因为每次我们开始讲话，我就开始哭泣并且我不知道如何告诉他我确实感谢他所做的一切，我同意他对于我和家庭的看法。我只是觉得自己是他的一个负担。

劳拉：我完全同意，而且我觉得我也成了母亲的一个负担，她每天都来照顾我 3 小时。她如此帮忙，购物和做饭，但是我还是觉得她在批评我。昨天我对她发了火，她说我忘恩负义。我知道我无法正确表示自己的感激，但是我对我自己感到很悲哀。

治疗师：这个小组的人们已经注意到你们两人能够表达自己很不容易，你们甚至得到了一些反馈。有人不确定你们在小组中是否快乐。我想知道你们是否愿意在试图帮助你但不了解你的一些人当中扮演一些角色？

贾斯米：当然，我愿意。我做什么？

治疗师 B：让我们开始，我扮演贾斯米的老公，你扮演你自己。我们开始角色扮演。你直接表达出自己的情感，说"我有问题"或是"我确实感谢，但是……"

角色扮演这种交流是一种强大的小组干预，且患者常回到小组中说通过扮演，在家里表现得更加自然。角色扮演总能够提升小组的能量，且能支持小组成员更加强烈和真实地表达自我。当组员体会到小组是情感表达的一个安全之地时，角色扮演加强了凝聚力，且让组员塑造新的交流模式。在这种改进的小组治疗中，治疗师常常建议组员主动的定期的与伴侣交谈，即使是问好或问他们做什么。小组治疗师可以进一步轮流指出伴侣的重要性，仅仅通过倾听对方并重复确认对方所言。比如丈夫可以说，"我听到你说因为孩子经常哭，所以你很难过"。无论是小组当中的男性或是女性都报告说这种交流更有效，且通常导致伴侣之间的谈话交流增加。

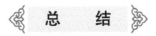

总　　结

本章展示了基本的认知行为小组治疗如何通过整合其他治疗方法来得到强化

和更好地治疗。本章包括利用正念加强对于广泛性焦虑障碍的小组治疗和利用人际治疗加强对于产后抑郁症的小组治疗。对于广泛性焦虑障碍而言，治疗师发现他们的患者越来越熟悉正念，且想尝试这种整合治疗方法。考虑到广泛性焦虑障碍的患者安静下来很困难，在小组当中练习正念是有帮助的。对于产后抑郁症而言，对于伴侣或亲人的人际关注可以帮助新妈妈们克服对于小组治疗的犹豫。在这种整合小组当中，女性们觉得她们不是唯一同亲人发生矛盾的人时便会感到安慰。

最后，停滞不前不会使心理治疗获得好处。心理治疗理论和实践与其他学术研究类似，"生存下来"的心理治疗都要求他们根据新的方法与时俱进。把经过深思熟虑的、有证据支持的方法整合进入认知行为小组治疗不仅仅能够更好地帮助组员且能够帮助治疗师成长。

后 2 章将回到对于认知行为治疗的具体关注，强调如何锤炼认知行为小组治疗技巧及如何发展和保持一名小组治疗师的能力。

备　注

1. 相比 DSM-Ⅳ（2000），广泛性焦虑障碍（GAD）的特征和诊断标准在 DSM-5（2013）中没有变化。

2. 第 5 章详细解释了预防抑郁症复发的正念治疗技术。操作是一样的，但是对于广泛性焦虑障碍，正念用来改进传统的认知行为治疗，并且与之同步进行，但是对于抑郁症，正念是在认知行为治疗结束后进行。

第 8 章参考文献

第 9 章

如何调整认知行为小组治疗干预

前面的章节考察了发展认知行为小组治疗项目中面临的一系列问题，比如如何准备接受小组治疗，确保他们的预期是积极和现实的，在同一小组当中混合不同的心理健康问题，以及与其他治疗方法相结合而增强疗效。本章提出了如何调整常见的小组治疗干预方法。认知行为治疗师，特别是如果他们原来主要接受个体治疗培训，会有点担心无法把他们的技术运用到小组模式。下面的话题就反映了其中一些技术问题。我经常被治疗师问到怎样带领认知行为治疗小组。我们将考察如何建立暴露等级、支持完成家庭作业，且在治疗结束后让患者进行自我治疗。

为什么暴露需要循序渐进地进行

支持患者系统的循序渐进的面对恐惧是认知行为治疗的一项基本原则。正是这一特点把认知行为治疗与其他心理治疗形式区分开来。认知行为小组治疗师可以通过描述阻止回避而克服恐惧的方法引入这些概念。当人们充分的体验不好的情绪和不舒服的身体冲动时，这些不适会随着时间的延续而自动消失。这一过程被称为习惯化或脱敏，其实是形成了一种适应或对之厌倦。治疗师可以接着解释，当人们很快避免不悦的感觉时，我们就没有机会认识到这些感觉和身体冲动是有时间限制的且没有害处。比如，刚做父母的人常常觉得给孩子更换尿布不舒服。但是由于无法回避，很快就习惯成自然了。然而，正如老人们所说，如果几年不更换尿布，则需要再过一段时间才能重新习惯。

尽管研究不断证明这种建立在证据基础之上的治疗过程的有效性，许多认知行为治疗师和其他治疗师仍然不习惯于暴露，且有时候不愿意进行暴露（Schare & Wyatt，2013）。毫无疑问，对于不同类型障碍的暴露治疗在小组背景下很难执行。于是，大部分认知行为小组治疗师需要一些时间才能做好准备，患者也同样如此。

　　在最初的几次治疗中，当小组治疗师对患者进行了有关疾病和治疗方法的教育后，他们反复告诉组员暴露是循序渐进的，且他们总在掌握当中。治疗师可能补充说："我们不会让你做你不同意的事情。我们作为治疗师就是配合你向前进步一点点。我们绝对不会让你做感到不安全的事情。"

　　还有一些暴露方法采用的是冲击而非逐级暴露。正如其名所示，冲击暴露当中，患者几乎马上投入到最担心的事情中。比如，如果一个人怕狗，就让他全天与狗接触。只要时间足够，焦虑会逐渐减少。这样可以更快地容忍想要回避的东西，但是由于每次需要较长的时间，通常在社区环境下施行不适合。冲击暴露通常适用于大强度的治疗项目，患者可以全天参与。

　　逐级暴露是小组治疗的常见办法。关键技术包括建立暴露等级表，列出患者担心或回避的事物。每种场景主观评分范围为0～100，100表示最紧张，0表示最放松。患者也可以根据他们的回避程度列出等级，100表示完全回避，50表示一半时间回避，25表示1/4时间回避。这些焦虑等级被称为主观压力等级单位（Subjective Units of Distress Scale，SUDS）。由于这个概念听起来很高深，一些治疗师倾向于不使用它，而只是谈论焦虑或恐惧等级。其他治疗师和患者则会开玩笑地说，"我在公厕暴露中的主观压力等级是60"。

　　暴露等级成为个体开始暴露练习的主要方式。需要提醒患者的一点是，并非所有的暴露都很困难。一些患者不愿意把自己最担心的事情写下来，认为治疗师会强迫他/她做。治疗师可以这样缓解患者的焦虑，提醒他们暴露完全在控制之中，且不会让他们为难，但是应该让他们了解暴露的整个范围。等级通常用于治疗惊恐障碍、社交焦虑障碍、强迫障碍和强迫性囤积及各种恐惧障碍。在小组治疗的早期阶段，至少专门有一次，通常是第3或第4次治疗来建立暴露等级表。

　　创伤后应激障碍的小组治疗可能不包括等级。如果几名患者强烈回避具体的场景，比如开车或访问车祸出现的地方，可以设立等级。但是由于许多创伤后应激障碍患者并不回避任何地方，这不过是他们脑子的想象，这种小组通常不用设立等级。对于广泛性焦虑障碍小组也不使用等级暴露，而是集中在第7章所解释的一两个情况最糟糕的情境。

　　尽管通常存在重叠，但每个组员都有各自独特的恐惧，且没有任何两个等级是相同的。重叠最多的是惊恐障碍和社交焦虑障碍。惊恐障碍典型的等级如下。

	主观压力等级单位（SUDS）	回避
独自在商场待20分钟	60	75
联系旅行社坐飞机	90	100

　　社交焦虑障碍典型的等级如下。

	主观压力等级单位（SUDS）	回避
在咖啡馆与人搭讪	35	35
与男朋友的朋友出去	50	20

强迫症小组的等级设立更加复杂，因为强迫症本身有许多亚型。下面是两个不同患者的等级。大家可以看到，他们的恐惧内容没有重叠。

	主观压力等级单位（SUDS）	回避
一个组员：在当地图书馆研究恋童问题	85	100
另一组员：同所有组员一一握手	30	55

想要治疗强迫症的小组治疗师常常发现很难实行一系列暴露。如果整个小组都是污染强迫还好一些。然而，如果治疗师记住症状的功能比内容更加重要，正如我们在第 7 章所学习的一样，那么就更容易应对看起来大相径庭的等级了。在某种意义上，治疗师应该保持一种跨诊断的小组模式，正如诺顿（Norton，2012）所提醒的那样，要鼓励组员寻找导致恐惧的共性，而不是表达上的个体差异。有了这种提醒，治疗师会更加放松（且注意到他们的等级单位在下降）。然而，还有另一因素使等级划分更加复杂，许多强迫症患者具有超过一种亚型的症状。一个人可能寻求对于反复检查行为的治疗且关心家里的安全，但是可能从事各种无序的活动并回避去教堂，因为担心说错话。每种亚型都需要各自的暴露等级划分。在下面一节，我们将集中于一个惊恐障碍小组及强迫症小组的等级划分上。各种障碍的原则是一致的。

如何在小组中建立暴露等级

建立等级通常是强迫症小组中最困难的部分，不是一个治疗师就能够处理的。与其他焦虑障碍不同，在强迫症小组中，治疗师需要花费一些时间根据之前的评估信息考察每个患者的病情。接着跟小组中的每个患者进一步讨论。一个强迫症组员可能会先列出一个清单，第一个是要求秩序，第二个是担心污染，第三个是担心伤害别人。尽管治疗师可能鼓励患者从最严重的症状开始，但有时候组员更倾向于先针对改变压力较小的强迫症状，治疗师提醒患者最可能出现的效果，而没有直接处理的次要症状会由于主要症状的改善而减轻。

在一个建立等级的治疗过程当中，我们可以采取如下做法。

治疗师 A：正如你们在小组日程安排上所记录的，今天我们准备帮助你们建立一种重要的治疗方案。我们称之为暴露等级。这将大大帮助你了解你们的恐惧，且将帮助我们计划个体暴露和反应阻止练习。

治疗师 B：你们的暴露等级划分不是一成不变的，并且你有足够的时间修改。我们知道你们无法写得全面。但这都不是问题。我们只是需要了解你们的恐惧类型，然后我们从中推导出其他恐惧。

治疗师 A：首先，让我们熟悉主观压力等级量表。这都是你内心的焦虑程度划分，而不是与他人比较的结果。你们轮流说说自身的主观压力等级单位，坐下来，填写你们的等级表。乔纳，可以开始了吗？

乔纳：很难说，我之前从未被问过这个问题。我现在到底是多焦虑呢？好，我在这里很舒服，但不确定是你们想让我做什么。我准备说是 35。

治疗师：谢谢，乔纳。路易斯，你呢？

轮流一圈后，另一治疗师继续。

治疗师 B："请把自己的姓名写在表格顶端。我们在等级表上标注好强迫的内容（对于强迫症，我们可能会请患者写下污染、检查或者冒犯）。让我们在等级表上写下刻度值。50 分表示你感到有麻烦，也许你不愿意去面对，但是这个想法并不会让你完全懵掉？"（组员正在写下压力等级单位 50，其他治疗师在房间巡回提供所需要的帮助）

治疗师 B：好，现在让我们看看 100 是什么情况。那是你能够想象的有很多困难的地方。但是你也应知道如果你能够容忍，生活就会更加快乐，焦虑更少。最后，让我们看看最低的 5～10 等级。

治疗师 A：刚才巡回时，我发现你们已经写下了与自己的强迫有关的情境。有没有谁愿意分享前 3 项呢？

在建立了高、中、低等级后，指示患者自行填写其他等级。到了这时，两名治疗师开始巡视房间。可能还有一名实习治疗师。正如需要的那样，治疗师们与有问题的患者坐在一起。一些患者对于确认恐惧有困难，下面患强迫症的亚当（Adam）就是一个例子。

实习治疗师：我注意到，亚当，你有两条类似，"下班回家"是 80，而"与妻子和孩子打招呼"是 90。我想知道为什么这些场景使你焦虑？

亚当：我不想把污染带回家，而且我让妻子准备了一些干净衣服，我可以在车库换上。

实习治疗师：我明白了，如果你担心污染家，回家的压力肯定很大。把这条换为"回家时换上干净衣服，但是除了鞋子"怎么样？评级是多少？

亚当：应该是 95。

另一种常见的问题是患者把问题列为最高或最低。治疗师可能询问能够调整焦虑的一系列变量，正如下面既患惊恐障碍又患广场恐惧的人所显示的那样。

　　治疗师：你有许多场景超过70。你在小区外面开车，离开家超过4个街区和去逛商场。你认为哪个焦虑较小？

　　加林：我想不出。在我看来所有地方都是如此。

　　治疗师：与别人一起出去怎么样？是不是轻松一些？

　　加林：我没有尝试过。但是如果不是一个人开车会好一些，我不用担心昏过去。如果我同别人在一起，应该是40。

　　治疗师：好，那我们加上这一条。

　　治疗师可能询问时间。毫不奇怪的是，许多担心惊恐发作的人发现在人不拥挤的时段逛商场更轻松，比如周二早晨。

　　对小组成员的暴露等级提供了半小时的辅导后，治疗师解释说他们将复印各个等级表，但是大家可以添加或修改。治疗师进一步指出他们将使用暴露等级表来计划未来的暴露练习。治疗师还通过复印和存留暴露等级表作为衡量治疗进展的方法。在最后一次治疗当中，需要把每个人原来的等级表拿出来，让患者重新打分。下面就是对强迫症的重新打分。约瑟华（Joshua）具有恋童强迫症。与其他类型强迫症类似，他没有行为。但是他的强迫症使他担心自己恋童。于是，他回避与儿童接触。这种回避到了最后成了"是不是看到小女孩很可爱，我就恋童了？"

约瑟华的伤害等级	主观压力等级评分（恐惧）	主观压力等级评分（恐惧）
	小组治疗开始时	小组治疗结束时
去操场	15	0
与儿童坐在一起	20	5
对儿童说好话	25	5
在报纸上读相关报道	70	15
在图书馆做相关研究	80	15
碰到小孩	25	10
把小孩放到膝上	100	25

　　他很高兴看到自己已经克服了许多关于恋童的恐惧。通过一系列不断增加挑战的暴露，他的压力开始减少，他意识到自己并没有变成恋童，而是真的希望与孩子交往且相信自己。他发现暴露行之有效，这是因为许多暴露是到孩子多的地方去，其中包括自己家人的孩子。但是他还意识到自己没有达到预期控制目标。他知道自己需要继续暴露来成为正常人。他建立了新的等级，强度在5以上，且准备用它来指导自己在治疗结束后继续练习。

如何支持患者完成家庭作业

毫无疑问，认知行为治疗包括家庭作业，这是认知行为治疗的必备条件。没有家庭作业，就不是认知行为治疗，而这是一些人包括治疗师喜欢或讨厌家庭作业的理由。但是家庭作业或是在治疗中间的练习，并非认知行为治疗所独有。比如，在心理动力学治疗当中，可以鼓励患者练习不那么顺应他们生命当中的一个权威人物。但是其他治疗，包括人际治疗，只把家庭作业作为一个选项，而在认知行为治疗当中这是必需的，每周都要完成。治疗师认为家庭作业是让患者自我治疗，这可保持治疗收益和避免复发。治疗师需要强调认知行为治疗是一种短期治疗，目的是自助。由于时间有限且不鼓励依靠治疗师，所以必须每天自己练习。

在认知行为治疗当中布置家庭作业常常被治疗师本人误解。比如，让患者阅读某本书中的一些章节，没有提前示范就给他们一个表格让他们做思维记录。恰恰相反，我们不断与患者合作，且任何家庭作业都自然而然地符合治疗内容。患者需要非常清楚自己的家庭作业，否则肯定无法完成。讨论家庭作业可以帮助提前预防一些障碍。

说服患者完成认知行为治疗的家庭作业可以说是一种富有挑战性的个体治疗，但可能在小组背景下更为困难。考虑到小组治疗良好的效果需要患者至少花费一个小时做家庭作业，这成了一个问题。还有很多文献强调了愿意完成家庭作业的患者显示出了良好的结果。经验显示，完成家庭作业依从性差可能与患者读小学时的心理创伤有关。

与个体治疗不同，小组治疗的设置毫无疑问像一个教室，对于许多患者而言，这可能是多年以来他们首次返回教室。痛苦的学习经历可能在小组背景下重新显现。在我工作的地方，一些超过 65 岁的小组成员分享称他们把小组背景与权威惩罚联系起来，其中包括体罚。几个退出小组治疗的患者指出他们无法接受被当成孩子看待。毫不奇怪，我们看到年轻人更愿意完成家庭作业。教室背景对他们来说更加熟悉，家庭作业更是司空见惯。由于家庭作业对于认知行为治疗至关重要，小组治疗师怎样做才能使之更加有效？

一个解决办法就是把家庭作业当成家庭练习，并让小组成员讨论其中的意义。治疗师可能仍然愿意使用"家庭作业"这个词，因为它们已经根深蒂固，但是至少治疗师可以与患者讨论他们与此相关的想法和感受，最好是每天都进行。支持患者提高他们完成家庭作业的意愿至关重要。患者可以很容易地做他们想要做好的事情。这可以是学习一门新的语言，扩大自己的烹饪技巧，玩高尔夫或排球，或是冥想练习。"练习"意味着更多的意志力、愿望和冲动，而"家庭作业"很容易与权威人物联系起来。事实上，又有多少认知行为治疗师喜欢自己被布置家庭作业呢？

不愿意做家庭作业还有一些非创伤性的原因。通常而言，甚至当人们觉得喜欢做家庭作业时，也会出现意想不到的干扰因素。小组没有足够的时间来考察每个成员完成家庭作业过程中遇到的障碍。这一点在第 4 章已被提到，其中描述了抑郁症小组治疗的目标设定。在那个例子当中，组员温迪能够预想到天气不好可能成为自己散步的障碍。在小组的帮助下，她设计了一个计划从而可以在下雨天继续散步。进一步而言，治疗师可能引入 95%法则。这种法则挑战患者，使他们确定至少有 95%的可能性可以完成家庭作业。

当家庭作业没有完成或根本没有做时，不要让患者有感觉自己一无是处的负担。小组治疗师可以讨论人们如何从没有完成家庭作业中汲取教训。这可能会让患者意识到自己存在优先考虑他人需要的倾向。一些患者发现很难坚持去做 12 周的家庭作业练习。作为治疗师，我们可以从患者身上学到很多，比如小心地询问"有什么困难吗？"而不是询问"为什么没有完成家庭作业呢？"下面的例子显示了没有完成家庭作业的相关信息多么有价值。

治疗师 A：鲍拉，每天 2 次做 20 分钟渐进性肌肉放松练习怎么样了？

鲍拉：不好。我完不成，我知道你会问，所以几乎今天不想来了。

治疗师 A：我记得你上次上课时很想做这种放松练习。我们想知道你有什么困难？

鲍拉：我不确定。我晚饭前在卧室里做了，但是接着我丈夫大声叫喊，询问我们什么时候吃饭。我觉得不跟他们一起显得很自私，而后来我忘记了。

治疗师 A：所以，听起来你花费时间为自己而不是为家庭你感到很内疚？

鲍拉：是啊，谁想自私呢？

治疗师 B：大家对于鲍拉如何完成放松练习有什么建议吗？

列内德：好，我可以说说，我妻子想知道我在这个惊恐障碍小组表现如何。所以，我让她坐下，告诉她一切，其中包括我想每天投入一个小时练习技巧，我需要她的支持。她对于我的焦虑所知甚少，对此我感到惊讶，因为我很擅长保护她。

鲍拉：我敢肯定丈夫会支持我的，而且每当我周一晚上参加小组活动时他都会照顾我们的女儿。

列内德：可能你的丈夫并没有理解到除了上课，你还需要其他一些支持。

治疗师 A：鲍拉，你认为你能够坐下来向你丈夫解释这个小组项目的内容，而且你需要他什么样的支持吗？

鲍拉：我知道让我花费时间只为自己有点困难，所以我想克服这一点，而不感到愧疚。

治疗师 B：这种情况你并不是唯一的，其他小组也有类似的情况。所以，我们可能要花费一些时间讨论担心忽视家庭会妨碍做家庭作业的问题。

这种讨论在小组治疗中相当常见，且总会导致小组成员更好的预测并解决家庭作业的障碍。花时间耐心询问患者的问题，而不是迅速给他们提出解决方案（认知行为治疗师的倾向）。对于患者思维和行为模式提供了有价值的信息，这些模式如果得不到解决就会持续下去。杨等（Young 等，2003）同样指出慢下来让患者自己解决问题反而能节省时间。在小组治疗当中，治疗师尽可能地创造机会让组员在小组解决问题。这样所花的时间和精力非常值得，并且降低了全组后来返回讨论如何完成家庭作业这一问题的可能性。当组员意识到没有人评判他们时会如释重负。讨论能够帮助所有人认真对待家庭练习。

过多的称赞还会影响到患者对于小组的感受，会导致家庭作业无法完成。过分热情的治疗师可能会令患者感到不愉快或者虚伪，甚至让人感觉居高临下。具有精神问题的成人痛苦地意识到不能达到他们自己的预期，当然更无法满足社会的预期。于是，最好是在与患者的既定目标联系时提出表扬，把患者作为成熟智慧的人来尊重他们。比如，治疗师可能说，"我们知道你完全可以不用夫人陪伴就去超市。上周你就独自去了 2 次。你超额完成了家庭作业。我们希望你能够给自己许多肯定"。杨等建议对治疗师的热情问题重新进行讨论。当然，治疗师无法控制小组中的其他成员，且成员看到家庭作业的成功时会爆发出阵阵掌声。这通常会让受到祝贺的组员欣然接受。

如何计划结束治疗

鼓励家庭作业练习与结束治疗有密切关系，任何心理治疗都是如此。但是结束治疗在小组治疗中尤为重要。在个体治疗中，治疗师和患者讨论结束时间有一定的灵活性。然而，在小组治疗中，这个日期早在治疗开始前就已经被治疗师确定好了。小组治疗的性质就是小组必须有固定的开始和结束时间。这会给等待接受治疗的人们一个具体的开始时间，常常是提前数周或数月，而这使等待更为可行。还有少数例外情况，小组治疗师会把治疗从 12 次延长至 14 次，只要所有组员达成一致且都能够参加。尽管固定的截止日期是死的，且给患者和治疗师带来不便，但是也有好处。

预先设定截止日期的一个好处就是结束问题不能成为治疗的主要问题。在开放治疗中，患者可能想知道治疗师对于自己的想法。他们可能担忧治疗师不关心自己且想要暗中摆脱他们。在更长时间的治疗当中，这些问题当然提供了动力因素。短期疗法诸如认知行为治疗和人际治疗的支持者一致认为提前设定截止日期有助于治疗。在小组治疗当中，成员都有一个打印好的日程安排，上面有所有课程的具体时间，当然包括最后一次治疗的时间。认知行为治疗师认为当某个任务有截止日期时，大部分人的动机会更大。对于大部分患者而言，小组治疗固定时间的特点将会使他们更为投入。

小组治疗师在任何小组一开始就奔着结束去，但要以实事求是的方式。第一，这成为家庭作业的一个理由，强调了每周只接受 2 小时的小组治疗效果有限；第二，与依靠外因如治疗师或药物相比更强调内因。这些对个人责任的鼓励依据小组治疗不同的类型而各不相同。

成为自己的治疗师

在小组治疗疗程过半后，治疗师引入自我治疗的概念。患者开始考虑自我练习及课内练习。在强迫症和社交焦虑障碍当中，课内暴露练习占到了很大成分，开始时是很困难的。但是那时小组成员能意识到什么增加了他们的焦虑且创造了提高耐受力的机会。有时，他们会想出更为有效和更加聪明的暴露方法来独立完成家庭作业。

比如，一名强迫症患者担心他会伤害到别人的情感，于是花费很多时间和精力反复要人们保证他说话没有不对。他在纸上写下所有评论。大量评论被传递，组员轮流大声朗读。没有人知道这些评论具体针对什么人，但是他们知道这都是罗伯特（Robert）表达的。还有一些评论像"有时候你干扰到别人"，"你有时候忽视了我"和"黑色特别适合你"。罗伯特发现比预想的困难（主观压力等级评分约 75）。对他而言最困难的还是克制自己不去找治疗师寻求保证。整个小组予以配合。他们对之做出反应，"你的暴露做得很好"或"参加你的暴露很有趣"。

与之类似，鼓励患者提出自己的家庭作业练习，且大部分情况下由治疗师和其他组员协助他们检查选择的任务是否符合实际或完成是否有障碍。

正式与非正式的强化治疗

在认知行为治疗正式结束后，强化治疗司空见惯。强化治疗让患者独立练习他们学会的技巧，确保技巧越来越巩固。于是，在结束后第 3 周、第 6 周或更长时间与治疗师会面可以让治疗师判断是否技巧得到了巩固。当患者知道他们需要反馈时也加强了他们的动机。当然，这增加了依赖性，但是完全可以结束治疗关系。强化治疗被认为是认知行为治疗的基本组成部分。小组治疗可以预先计划或自发的对这种小组强化治疗的要求做出回应。一些小组计划为所有患者设立每年 4 次强化治疗。在第 5 章，我们考察了持续的认知行为治疗，作为一种正式的强化治疗，可以大大减少抑郁人群的复发率。强化治疗让患者有机会进行反馈，且在对一些事情不确定时得到治疗师的指点。有时患者无法按期参加强化治疗，特别是刚从焦虑中恢复的患者。我们希望无人参加意味着小组治疗效果已经很好，不需要继续治疗了。

有时候，一个小组同意组成自己的同辈随访小组。组员通常不确定这是否被允许。其实这是被允许的。治疗师甚至鼓励组员之间相互联络。很明显，这需要一个患者充当协调员。治疗师明确表示自己不会提供任何人的个人信息。组员之间自己联系是可以的，但是要注意到法律和隐私保护等问题。

还可以邀请小组治疗师参加随后的同辈支持小组。由于时间和工作关系，大部分治疗师不去参加。如果他们真的参加，这就增加了患者的道德责任。治疗师应该明确设置后来联系的界限及这些联络是否得到记录。在我的工作场所，治疗师拒绝参加随访小组，但是我们能够与管理人员一起使小组治疗室适合目前的支持小组活动。启动活动包括给以前所有成员送信及通知他们后续见面的有关消息。

如何处理最后一次认知行为小组治疗

尽管最后一次治疗的日期早已确定，但只有等小组和治疗师做好了准备才能进行。当小组进展顺利时，12 次治疗或 4 个月的时间一晃而过。小组治疗师可能会感到有些伤感，希望小组继续下去而不是另起炉灶。本着透明、温暖和坦诚的治疗精神，小组治疗师感谢全组的积极参与和相互配合。我和我的搭档治疗师还会根据各组的不同特点进行阐释。我们通常说，"你们都知道，我们与许多组配合过，这是我们工作的一部分，然而，你们应该很容易想象到，即使我们使用的材料都一样，我们各个组也都是不同的"。"在这个小组当中，我们特别感到……"千万不要落下任何组员，且应该说："我们对全组迅速进入状态印象深刻。我们注意到第一次治疗时大家谈笑风生，有时候这需要好几周的时间"或"我们发现这个组创造性地提出了暴露方法"。组员还表达了小组对于他们的意义。这个小组的有效性取得了广泛认可。组员全神贯注地倾听。最后强调了小组的过程，希望感谢能够为全体组员创造持久和积极的记忆，这个记忆可以持续帮助全体组员进行自我治疗。

最后一次治疗本身是没有家庭作业的，但是需要轮流回答以下问题。保持良好的计划是什么？鼓励患者写下自己准备采取的具体步骤。这可以包括：①确保留下笔记，随时可以查看和复习；②请家人支持自己；③参加当地的支持小组。对于一些患者而言，需要更多正式的个体或者小组治疗。这也可以在小组中公开讨论，并且提醒治疗师留下联系方式，以备患者之需。

总　结

　　本章讨论了如何在小组背景下进行传统的认知行为治疗干预。可以理解，小组治疗师发现一些治疗任务格外繁重，发展 8 套不同的暴露等级，在有限的时间内完成，理解组员完成家庭作业的困难，并且把治疗技巧应用到小组背景中。大部分修改是直接的，但是预料到潜在的挑战才能不让治疗师失去信心。不幸的是，关于小组治疗的实施方面并没有多少材料，因此征求其他小组治疗师的意见将会有所帮助。关于小组治疗师的问题、回答和相互支持的网上论坛也很有价值。

第 9 章参考文献

第 10 章

认知行为小组治疗师的资质

　　这个问题不好回答。成为一名认知行为小组治疗师需要整合两套不同的技巧，能够对一系列病症进行认知行为治疗干预的能力和驾驭小组的能力。全面了解个体认知行为治疗是成功实行小组治疗的必备前提，但是小组模式的复杂性需要其他技巧，而这些技巧在一般的认知行为治疗训练中心未必提供。虽然有机构或者组织分别提供认知行为治疗和小组治疗的资质，但是本章所列出的组织并不能对认知行为小组治疗师进行认证。

培训和合格的标准

　　理想的认知行为治疗师具有广泛的、被督导的认知行为治疗学习经历。通常而言，这包括至少一年、全日制的督导训练，形式为在医院或者社区心理健康中心实习一年。在北美，大多数认知行为治疗实习方案符合美国心理协会或者加拿大心理协会的标准。然而，想要增加实习经历的专业人员还可以接受其他训练。他们可以在私人训练中心，比如美国宾夕法尼亚的贝克认知行为治疗研究所或者英国牛津的认知治疗中心接受培训。鼓励治疗师寻找当地的认知行为治疗机构（本章后面列举了一些）来获得培训机会。参加这种类型的培训通常限于已经具备评估和治疗心理问题基础的心理健康从业人员。在完成正式实习或相应的督导下训练后，认知行为治疗师可以获得认证。在美国，认知治疗学会提供这种认证，证明治疗师已经达到了高级的认知治疗水平。学会的认证成员包括社会工作者、精神科医生、精神科护士、心理学家、咨询师和其他心理健康专业人士。这种认证承认了认知治疗的专业水平。英国、加拿大、澳大利亚同样提供类似的认证。其他国家，比如北欧和中国准备如法炮制，这是因为认知行为治疗已经在这些国家生根发芽，甚至更加广为传播。

　　理想状态下，认知行为治疗师同时被一家训练中心认证为小组治疗师。比如，美国的小组心理治疗协会发放小组治疗师的认证，允许人们成为一个小组心理治疗方面的专家，同时承认小组心理治疗师已经达到某种实践水平。小组心理治疗协会还为一系列的治疗方法、问题和障碍提供认证。于是，只有经过咨询，才能知道认证的小组心理治疗师提供哪类服务。然而，患者可以有这样的信心，小组治疗师非常懂得怎样使小组安全和有效。诸如加拿大小组心理治疗协会和美国小组心理治疗协会均提供小组治疗的基础课程，涵盖了小组的发展阶段、小组动力、过程、患者的选择和准备等问题。小组治疗师通常发现这些课程有用和颇受启发。它们使小组治疗师能够了解到小组治疗的潜在疗效及如何行之有效地进行小组治疗。

达到本章开始所说水平的小组治疗师并不多。与此同时，最好避免另外一个极端，健康工作者不需要学习认知行为治疗或任何形式的心理治疗都能够采用小组。这些专业人员需要至少1~2次培训才能称职。尽管许多治疗师完全能够读懂认知行为治疗书籍或者手册，但是过分依赖某种手册或指导，而没有临床经验，可能很快让治疗师失去信心，并对组员造成伤害。如果常常出现意外，且当治疗师表现出不确定和焦虑时，组员马上就能感觉到，这将增加全组的焦虑水平。

认知行为个体治疗和小组治疗相当大的部分包括展现通常复杂的干预，比如逐级暴露。甚至当这些干预进展良好时，也需要脱离手册予以灵活处理。小组治疗师常常面临着适应组员独特症状和需要的挑战。缺乏训练造成小组治疗名声受损，其实这并非小组治疗本身的问题。和任何手艺和服务一样，比如制作家具、助产或心脏手术，只有在提供基本的知识之后再辅以循序渐进的指导训练才能渐入佳境。

在两种训练中间，来自各种背景的心理健康从业人员具有很多机会成为负责的和能胜任的认知行为小组治疗师。在日益发展的小组项目当中，通常有同时提供认知行为治疗和小组治疗的机构进行指导。只要有资源，这种机构可以培训出合格的认知行为小组治疗师。在接下来的部分，我将提出如何把认知行为小组治疗融入人员培训。然后，我将考察对学生进行认知行为小组治疗及如何执行人员督导、咨询和专业发展。

如何成为一名认知行为小组治疗师

合格的认知行为小组治疗师的资质

一名称职的认知行为小组治疗师同时具有专业知识和督导经验。这种结合也可以看成是基础知识或陈述性知识与程序性知识的混合（Newman，2013）。我在下面将详细叙述这2种方法。在任何认知行为治疗小组中，2个治疗师中至少有一个需要有广泛的认知行为治疗训练才能驾驭特定的小组。

由于精神疾病通常很严重，与心脏病等躯体疾病类似，具有精神疾病的患者需要合格的医生对他们进行有效的治疗。如果治疗师没有经验，就会耽误患者。与个体治疗相比，如果小组失败了，小组就会处于危险之中，且无法转介给其他治疗师。但是在个体治疗中，如果发现治疗师与患者不匹配，患者可以更换治疗师。

如果治疗师拥有正式的培训，他/她需要至少一年的理论培训和 2~3 年的治疗实践。那么这个治疗师才能训练他的搭档。他的搭档通常接受过精神科护理、社会工作、咨询、心理学或精神病学的教育，拥有牢固的心理病理、评估和心理健康知识。这个治疗师熟悉各种精神障碍的诊断标准，以及影响到精神患者功能的各种个人及环境变量。这样的搭档治疗师知道如何做是以患者为中心，如何支持患者达到既定目标，且如何配合患者实现病情改善和症状管理。许多搭档治疗师具有各种小组治疗经验。这些经验可能来自支持性小组、心理教育小组或人际过程小组。

受到主持治疗师训练的搭档治疗师需要学习具体的技巧。他需要发展认知行为治疗技能或陈述性知识，途径是参加课程或者工作坊及阅读和讨论。具有学位的心理健康从业人员已经具备了心理治疗的基本技能，在成为搭档治疗师之前已经独立实践，但是如果他们的目标是成为主持治疗师，则需要更多的认知行为治疗训练。如果他们仅仅愿意做搭档治疗师，他们没有必要大量实践。主持治疗师可以引导他/她完成必要的工作。

关于核心认知行为治疗能力的陈述性知识

旨在增加陈述性知识的指导训练通常采用一系列的工作坊。比如，至少 5 天（或 40 学时）的对于认知行为治疗的介绍集中在：①介绍认知行为治疗；②行为技术；③认知技术。对于认知行为治疗的介绍包括其历史发展、理论学习原理、适合认知行为治疗的各种障碍和问题，合适的患者，治疗师的特点及如何传达认知行为治疗模型和治疗原理。行为技术涵盖监测症状、持续改善、结果、暴露治疗的等级建立及目标设定。对于认知技术的介绍将触及功能失调性假设和思维（如非黑即白的想法）及使用思维记录来挑战无益的想法。在这个介绍课程当中，治疗师采用角色扮演的方法展示干预的方法。新手治疗师可以加深对于基础知识的了解。尽管课程主要是理论回顾，却无疑打下了通过自学难以获得的坚实基础。

雇佣没有认知行为治疗经验的治疗师，最初可能需要付出一些教育和培训的成本。然而，这种投资很快就会有产出。当治疗师技术娴熟后，他们就有了更高的工作满意度。理想状态下，认知行为治疗培训的理论部分在参加小组治疗之前就应完成，但是如果不可能的话，也可以使用其他折中的办法。在认知行为治疗核心技能的课程之后，学员可以根据他们所在的小组去寻求关于具体障碍的专门知识。比如，一个专门治疗强迫症的项目需要治疗师最大限度地了解强迫症，特别是认知行为治疗是治疗强迫症的最好办法。而希望带领跨诊断小组的治疗师需要学习第 7 章的跨诊断治疗方案。在对核心认知行为治疗技术有了一些陈述性知识后，治疗师就要将学到的技能应用到实际的小组中。

将陈述性知识应用到实际小组中

学以致用应该遵循循序渐进的原则。第一步是观摩一个认知行为治疗小组。最好从单面镜后面观察，但是在社区卫生中心可能没有（单面镜通常出现在心理治疗培训诊所）。小组被告知有实习治疗师在镜子后面观察，并且他们参与患者的治疗后讨论。组员可能不好拒绝，特别是在项目本身就是一个教学基地的情况下。幸运的是，很少有组员反对观摩。在有机会讨论自己的关切时，小组常常达成一致。在公共场合，患者很高兴获得免费的高质量的治疗服务，他们通常愿意让实习生在场。

如果小组治疗室内没有镜子，学员可以坐在旁边观察。在第一次小组治疗时就应该说明学员的身份。治疗师告诉患者不要担心与学员有目光接触或者在谈话时注意到学员，忽略他们就行了。这种说明是有帮助的。休息时学员最好不要与患者过多的接触，以便减少混乱。这有点尴尬且有违小组精神。这是许多督导师更希望学员隐身在镜子后面观察的原因之一。

观看录像也有好处。但是缺少互动，因为在播放录像时，所有的课程已经结束。学员通常能够提出很好的问题，小组治疗师应该予以考虑且整合进他们后来的小组治疗当中。如果使用录像，这种互动也可以进行，只是更加复杂而已。通过合适的设备，小组课程可以即时同步播放给学员。这使得小组治疗师更加积极地处理学员提出的问题且应用到下一次小组治疗当中。可以设想通过实时工具比如 Skypes 向学员播放课程进况并进行讨论。随着科技的进步，治疗师可以远程进行培训和督导。

在参加真正的小组治疗前，还可以进行模拟训练。这种培训方法克拉克（Clarke，2010）曾经描述过。模拟小组一般包括几名学员，学员轮番扮演治疗师和患者。克拉克的例子是治疗青少年抑郁的小组。

观摩一两个小组和模拟训练后，学员可以阅读认知行为治疗手册和其他相关材料。学员通常与其他 2 名治疗师合作。学员应该积极参加，但是与搭档治疗师不在一个水平。在第一次认知行为小组治疗当中，治疗师小心向小组解释谁是主持治疗师谁又是实习治疗师。这种开诚布公至关重要，可避免治疗过程中不舒服的感觉，因为学员可能发言较少或表现出紧张。在自我介绍后，学员通常像下面这样表示。

我刚从学校的社工专业毕业，最近加入这个项目。我很高兴能够有机会参加小组治疗项目，尽管我曾经接受过训练，但这是我第一次参加抑郁的小组治疗。虽然我主要是学习，但我将带头介绍新的材料。我可能有点紧张，但是希望能够得到大家的原谅。

小组成员倾向于对此持积极态度，且学员应对自己焦虑的模式也对患者有一定的治疗价值。

持续的观察学习和督导

正式接收学员要为他们提供充足的直接指导和观察学习的机会。在个体治疗中，学员大多是听他们的老师说如何处理某种疾病，而小组治疗与之不同，学员直接观察，这有时候令经验丰富的治疗师也有点紧张。有时候，高级治疗师可能没有心情带领学员，于是开玩笑说自己希望私人的个人治疗室。即使这样也可能非常紧张。根据精神科医生、弗洛伊德的传记作家安东尼·斯托尔（1989）的说法，弗洛伊德选择坐在患者身后，目的是避开患者注视的目光，因为他无法忍受自己所感受到的自我意识。

需要花费一些时间支持和满足学员的学习需求。这通常包括提前开会和治疗后总结。在小组治疗前的会上，2 名治疗师与学员一起检查日程安排、需要涵盖的具体材料及学员的期望和责任。比如，在一个抑郁小组当中，要求学员介绍小组的治疗目标且在小组开始前就与治疗师演练。学员还被要求带头做家庭作业并学会如何在检查家庭作业时避免浪费时间。治疗师还可保证学员在必要时为学员提供帮助。需要通过正确的表达减少学员的紧张，比如可以这样说。

你需要提醒自己具有良好的技能和直觉；我们有信心你说的都不会有害处，所以尽管说。即使是有经验的治疗师，也常常会在之后想到更好的解释或者反馈性的说法。这些在会后总结中都是金玉良言。

在总结当中，治疗师和学员复习本次治疗情况，可以获得反馈。反馈对于发展技能至关重要，且通常是任何小组治疗都强调的方面。不喜欢接受和提供自身反馈的小组治疗师很可能难以协调小组。高级治疗师强调了纠正性和确定性反馈，且示范性的指出他们认为在治疗中处理得好及处理得不好的部分。第 2 章所介绍的斯格特的一般小组治疗技能评估量表（Scott，2011）是反馈过程中行之有效的治疗工具。

比如，斯格特评估量表的第一部分就是复习家庭作业和设置日程。最低的 0 分为治疗师没有设置日程/复习家庭作业。高级治疗师可能询问学员对于自己检查家庭作业和设置日程过程的感受。学员可能说对于每个人的家庭作业他都感到进展顺利，特别是自己能够支持 2 名组员解决完成家庭作业过程中所遇到的问题。治疗师和学员还可能同意他们保证所有组员都有同样的发言时间。因此，治疗师和学员可能给自己最高 6 分，治疗师在合适的时间布置适合的家庭作业，确定重点且严格遵守日程安排。完成家庭作业的困难得到有效的解决。一个治疗师可以表扬自己的搭档或学员，因为他们行之有效地处理了复习家庭作业过程中遇到的某个具体问题。

我喜欢你温和的引导和重新让他回到本次治疗主题的方式或我欣赏你评论劳拉的减药行为，我之前没有注意到，且这使劳拉有机会让布伦达干预她。我不认为她感到被你批评，且我欣赏你反馈说让她保持警惕确实很困难。

从治疗进展的困难中学习是反馈总结中最有成效的一部分。这需要心理足够健康的治疗师配合来确保反馈不被看成批评，而是相互学习的一个机会。如果不愿意给搭档反馈，可以对治疗过程进行修补完善。很难分享对于搭档治疗师的关切。一个关切可能是理论方面的，也可能是干预方面的。下面就是两个小组治疗师回顾失去的机会。使用斯格特的评级标准，他们认识到在使用组员作为角色示范当中可以做得更好。在社交障碍小组的后续讨论中，一个治疗师分享了关于某个场景怎样可以做得更好的自我观察。

治疗师罗莎对自己的搭档说，亨利，我喜欢在汉娜越来越集中于谈论某个女人如何看待她时，你提到了金姆。汉娜说她认为这个女人发现自己一无所知且愚不可及。在这之前，金姆说到他特别关心别人如何评价自己。金姆提到他成功地外化了一些行为。记住，金姆说自己关注那个人的口音以及她衬衫的样式。现在，你只是说金姆在社交互动当中表现良好，但是你并没有指出是外化行为帮助了他。我想知道这是否对提醒汉娜没有那么重要。金姆在这里面发挥了很好的角色示范作用。

亨利：我试图利用金姆作为一个有用的例子来说明如何处理社交焦虑，但是我有点发懵，且不记得为什么金姆这么成功了。在小组里记住一切并不容易。我现在完全明白了。你是对的，这是利用外化因素来回避自我批评。

罗莎：好，我后悔没有出来帮你一把。这是我的错误，我道歉。这提醒我们一有机会就要寻找对小组有帮助的模范。在相互支持上，这个小组做得不错。我想在这一条上我们给自己 2 分，你觉得呢？我们下周可以做得更好。

根据斯格特的评级标准，在调动组员作为模范上得 2 分，是因为治疗师泛泛表扬了组员的积极行为，但是没有明确地向其他组员讲清楚。在罗莎和亨利的交流对话当中，他们同意给自己这个低分是因为他们没有创造机会让汉娜学习金姆社交焦虑时使用的应对技巧。这个例子还显示了两名治疗师在没有利用好机会上负有同样的责任。当我们意识到某件事情本来可以做得更好时，责任由所有的小组治疗师共同承担。

治疗师之间的配合

尽管很难说具体需要带领多少小组后治疗师才能适合独立带组，但是一般需要经过三四个小组的实践。这取决于小组的性质和学员的适应程度。一旦学员有了足够能力可以成为主导治疗师，督导就应该变成观看录像或每周开会的形式。一旦督导结束，学员变成了治疗师，剩下的就是同事的支持与咨询。

相互配合是愉快的。一种牢固和特殊的关系经常发展出来且完全独立于他们的共性或差异。固定的治疗师常年带领同样的小组，有许多好处也有一些缺点。好处是相互之间适应得很好，交流通畅。你知道什么样的问题最好由谁去处理，只需要举手投足，就明白了对方的意思。你们之间开一些小的玩笑，同时指出谁具有特定的知识和技能。因此，治疗师之间的互动成为人际适应、尊重、坦率交流、支持和幽默的榜样。有时，需要礼貌的提出你与搭档的不同意见，这很好，借此患者可以在某个问题上有不同的视角。

但是也有差异的时候，一个医生说吃素好，一个医生说吃肉好。但是具体吃素还是吃肉好对于治疗抑郁迄今为止尚无科学证据。这些差异很容易被参与治疗的患者敏锐地察觉。所以一旦有差异，小组治疗结束后应该予以解决。

当然，两个治疗师长期配合的坏处就是治疗方式一成不变，所以项目在可能的时候需要进行一些轮换。即使技术水平相当，换一个治疗师也会带来不同的方法和活力。与其他角色类似，比如大学讲师经常教授同一课程，一些变换常常会带来自我的挑战，但是很重要。

偶尔还会出现治疗师在多大程度上保持平等的问题。特别是，治疗师喜欢组员如何称呼他并不十分清楚。他们想被称呼他们的姓还是名？他们是否具有医学博士或哲学博士的学位，他们想被称为某某博士吗？当其中一名治疗师是博士，而另外一名不是时，这就成了一个问题，可能会影响到小组的气氛。关于这个问题，文献中还没有涉及。在缺乏手册指导的情况下，治疗师可以做自己想做的，并且希望他们能够达成一致。在小组治疗中称呼是一个潜在问题的唯一原因，就是许多患者更偏向于顺从博士，于是破坏了治疗师相互配合的力量和整个小组的气氛。

我个人认为小组成功的一大部分就是平等、能力和尊重。因此，我倾向于治疗师应该在小组中展现出专业性。在跨学科团队中，要逐步形成一个标准模式，避免每一个人都做同样的事情，成为同一类治疗师。比如，在一个抑郁症小组中，一个治疗师可能说自己很高兴跟一个懂得药物的搭档一起带领这个小组。在一个强迫症小组中，一个职业治疗师可能说自己特别擅长暴露治疗。

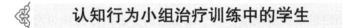
认知行为小组治疗训练中的学生

在许多方面，学生和之前提到的实习治疗师的训练方法类似。然而，训练方案需要根据学生在小组项目中待的时间而定。如果有 3 个月时间，就有机会观察一个小组。而且，我们拒绝希望只学习 4 周时间了解认知行为小组治疗的学生。如果一个学生不能完成全程，我们不会给其培训机会。如果学生没有学习过认知行为治疗的基本知识，督导师有责任给其补充理论知识。督导师一般按照之前提到的框架安排对核心认知行为治疗能力进行考察。让学员自己做认知行为治疗家庭作业也很有帮助。也就是说，请学生按照自己的分组监测自己的情绪和思维且做思维记录和暴露。这不仅能够显示自我指导的认知行为治疗对我们有多大的帮助，且还增强了对于患者处境的理解。如果我们不亲自做练习，就无从要求组员完成某一任务。与之类似，在心理动力学治疗训练中，鼓励学生做自我治疗比他们发展共情更加常见。

与临床医生的培养类似，学生应该同高级治疗师进行角色扮演并演练具体的小组治疗干预技术。学生需要评价，并且有许多人把建立自己的心理治疗方案作为他们训练的一部分。对于认知行为小组治疗学生的评估，包括对于具体的认知行为治疗技巧和在小组中实施能力的掌握。重要的是需要清楚的指明能力的限度，其中包括学生已经接受督导及仍有待督导的部分。或在学生不想成为小组治疗专家时，督导师与学生讨论他们在哪些方面擅长及他们能力的局限性。评价表由学生和督导师共同签字，于是记录表显示了他们能力的局限性。比如，一个学生可能意识到他可以担任惊恐障碍小组治疗中的搭档治疗师，但是如果他们想成为创伤小组中的搭档治疗师就需要接受进一步的督导。

认知行为小组治疗师技能的保持

除了培训、小组总结和同辈督导，还有很多发展个人专业的机会。小组治疗师相互支持，目的是改进小组治疗的内容和过程。内容改进包括增加新的干预技巧，这些技巧的有效性已经得到了文献的证明。一个治疗师可能根据自己的经验修改治疗方案。比如，一个已经完成正念训练的治疗师可能想把这部分添加进去作为广泛性焦虑障碍小组治疗的一部分。过程改进包括目前对于这些问题的讨论，"我们如何管理过于安静的患者"或"我们如何管理话多的患者""如何管理不做家庭作业的患者""如何管理批评他人的患者"或"如何处理未从小组当中获益的患者"。过程问题还包括目前对于治疗师之间的关系动力的关注。

小组治疗师还从与其他领域的同行交流中获得好处。小组治疗的会议和工作坊是推动这一领域进步的好方法。但是可能花费比较大。一种更为经济的方法就是组建当地的小组治疗实践网络。一个国家级的小组治疗组织可能有地方组织，这为专门讨论小组治疗创造了机会。这可以帮助治疗师分享小组治疗的方案并讨论小组治疗中的共同问题。轮流对特定小组或问题进行更加正式的展示，也对专业发展有好处。

❖ 总　结 ❖

本章讨论了到底谁才适合做认知行为小组治疗师的问题。单一的个体或小组治疗的能力并不代表着认知行为小组治疗的能力。我根据常识和伦理确定了合格的认知行为小组治疗师的标准。完成学位和获得一定程度的训练是一大成就，但是参与新的小组治疗实践同样重要。最初的培训—即使是最高水平—也不能保证治疗师是一个强大的不断发展的小组治疗师。

我希望本书最后一部分会启发认知行为小组治疗师进行创新，从而有效地在社会上运用小组治疗。

下面是一个为个体和小组认知行为治疗师提供培训的主要机构清单。

www.agpa.org 美国小组心理治疗协会

www.cgpa.org 加拿大小组心理治疗协会

www.cabct.ca 加拿大认知和行为治疗协会

www.academyofct.org 认知治疗学院

www.babcp.com 英国行为和认知治疗协会

www.abct.org 美国行为和认知治疗协会

www.eabct.org 欧洲行为和认知治疗协会

www.aacbt.org 澳大利亚认知行为治疗协会

www.cacbt.org 　中国认知行为治疗协会

www.beckinstitute.org 贝克认知行为治疗研究所，美国费城

www.octc.co.uk 牛津认知治疗中心，英国

第 10 章参考文献

第三篇　不同年龄和人群的认知行为小组治疗

当认知行为治疗和认知行为小组治疗最初建立时，它们的目标人群与其他类型的心理治疗类似，都是西方文化传统中说英语的成人，强调个人的幸福感，与家庭、社会关系和社会经济背景无关。认知行为治疗的研究人群是白人、中产阶级成人和高校学生。然而，认知行为治疗，特别是认知行为小组治疗都在不断发展。鼓励考虑患者的其他条件，比如家庭、生活阶段、文化和社会经济地位。第三篇将集中于小组治疗是如何超越最初阶段而考虑心理疾病问题的。

首先，第 11～13 章将显示，认知行为小组治疗如何从 19～65 岁的人群扩展到老人、儿童和青少年。第 14 章将讨论如何对语言和文化不同的少数民族进行小组治疗。由于英语国家移民越来越多，许多针对这些少数群体的治疗将减轻个人和社会的负担。有些国家已经翻译引进了认知行为治疗，比如荷兰，但还应考虑做文化上的修订。最后，第 15～17 章将回顾小组治疗的进一步多元化问题，同时照顾到了社会弱势群体。这部分包括对强迫性囤积、成瘾和变态人群的治疗。同时将说明具体的小组治疗干预措施及支持这些措施的最近证据。

第 11 章

老年抑郁和焦虑

本章将接着第 7 章继续讨论跨诊断小组治疗。我们将概述抑郁和焦虑如何在一个患者身上共存，很明显，应该对这两种疾病进行小组治疗，并且将说明老年人为何适合小组治疗的原因。

老年抑郁和焦虑

抑郁和焦虑是老年人的常见心理健康问题，重度抑郁发病率为 6%～9%，轻度抑郁为 17%～37%（Seritan，McCloud，& Hinton，2009），焦虑障碍为 10%～15%（Hendrikes，Oude Voshaar，Keijsers，Hoogduin，& van Balkom，2008）。对于所有年龄人群，抑郁和焦虑常常共存，但是在老年人群当中更是如此（Ames & Allen，1991；Blazer 1997，2002；Hinrichsen & Emery，2005）。疾病共存的比例超过原来的想象，未治疗的抑郁症造成的自杀率出奇得高，且随着年龄的增长而增加。自杀的危险因素包括男性、老年人和社会隔离（Seritan 等，2009）。

抑郁症状（备注）（比如睡眠紊乱、食欲下降、注意力不集中、愧疚感、后悔过去及快感缺乏）和焦虑症状（比如心跳加快、胸部紧张、胡思乱想、过分担心小事或无法控制的事情）在各个年龄阶段类似。但是在老年人当中最容易被忽视或者误诊。这可能与老年人不容易流露感情且更多地以躯体症状为表现有关（Fiske，Wetherell，& Gatz，2009；Seritan 等，2009）。DSM-5（美国精神病学会，2013）中伴有焦虑的重度抑郁适合本章下面所描述的小组治疗方案。

老年人不愿意承认自己患了抑郁症并需要帮助有几个可以理解的原因。一些老年人曾经经历过经济困难、战争和移民，他们把心理健康问题看成是道德问题或个人意志薄弱甚至是个性缺陷。另外，一些老年人没有发展出情感生活，他们生活的时代或地方不鼓励讨论情绪。而且，许多老年人本身受到老化的影响，认为"抑郁是变老的一部分"（Laidlaw，2010）。

处理老年问题的治疗师建议，针对老年抑郁和焦虑的治疗除了能够检查病症以外，对于发现心理痛苦也很有帮助（Laidlaw，2010；Munk，2010）。这些问题包括与成年子女的冲突；一系列的损失，包括身体能力、生产效率、身份地位、子女配偶及亲戚朋友；物质或药物滥用；生命的意义危机（包括质疑人的生命是否有价值）；以及最终的未能解决的对于死亡的恐惧。必须对治疗抑郁和焦虑的认知行为治疗一般方案进行修订来解决这些独特的生命发展问题。

老年人的心理治疗

直到最近，针对老年人的心理治疗还很难获得。尽管老年人也知道心理治疗不会像服用药物那样产生不良反应，但是这种治疗还是很难实现（Hanson & Scogin，2008；kuruvilla，Fenwick，Haque，& Vassilas，2006）。老年人对于抗抑郁药物的反应受到了焦虑的损害，于是需要药物治疗的替代疗法（Greenlee 等，2010）。尽管获得合适治疗的困难部分与很难发现心理痛苦有关，但是心理治疗本身的传统长期以来也没有关注对于老年人的"谈话治疗"。比如，弗洛伊德就对老年人从治疗当中获得好处感到悲观，指出"接近或超过 50 岁的人心理弹性很脆弱，而心理弹性是心理治疗的关键"（Freud，1950/1957）。这种态度影响了后来的许多心理学家和精神科医生。可是，尽管现在很少有医生同意弗洛伊德的观点，但不论是专业人士还是普通人员都相信比如"老年人的学习速度变慢"等这样的看法。

与这些看法不同的是，越来越多的证据表明，心理治疗能够使患有抑郁和焦虑的老年人获得好处。大部分研究集中在针对个人的单一病种的治疗。在这一背景下，针对抑郁或焦虑的两种主要心理治疗方法，认知行为治疗和人际关系治疗进行了评估（IPT，Carreira 等，2008；Hinrichsen & Emery，2005；CBT，Laidlaw，Thompson，Dick-Siskin & Gallagher-Thompson，2013；Laidlaw 等，2008）。认知行为治疗获得了大部分研究关注，有证据显示这是治疗老年抑郁（Mackin & Arean，2005；Morris & Morris，1991）或焦虑症，特别是广泛性焦虑障碍（Ayers，Sorrell，Thorp，& Wetherell，2007；Hendriks 等，2008；Laidlaw 等，2003；Wetherell 等，2009）的一种行之有效的方法。

小组治疗

几十年来，针对老年人的小组治疗以各种形式存在着，其中包括活动、思考人生及认知行为小组。随着有关老年人小组治疗的研究不断增加，我们可以看到越来越多地对患有抑郁或焦虑的老年人进行小组治疗的支持性证据（kennedy & Tanenbaum，2000；Mohlman，2004）。

与其他年龄人群相比，老年抑郁的主要风险因素是社会孤立，因此，小组模式是一种行之有效的治疗（Sherbourne，Hays，& Wells，1985）。按照雷塞斯（Leszcz，1997）的说法，益处不仅包括提供社会支持，还有获得和发展人际技巧的机会。这些技巧可以用来产生和保持更为成功的社会融入，从而抵御抑郁的复发。

对于患有轻度抑郁的老年人而言，小组治疗项目包括为期 8 周每周 2 小时的治疗，最后产生了良好的效果。与对照组比较，认知行为治疗小组（10 名患者）显示抑郁症状显著减轻，社会功能显著改善（Hsu 等，2010）。最近建立在 6 个临床试验基础上的关于老年抑郁症小组治疗的元分析显示尽管效果比较小，但是仍有改进的空间（Krishna 等，2010）。

在治疗老年焦虑方面，莱得利等研究了一个为期 8 周的小组治疗项目，形式是心理教育和自助技巧训练，对象是 6 名老年女性。接下来还进行了为期 4 周和 12 周的加强治疗。研究结果显示，焦虑症状显著减轻，最为改观的是认知症状，比如，认为身体感觉不那么危险了（Radley，Redston，Bates，Pontefract，& Lindesay，1997）。好像目前还没有关于老年焦虑症小组治疗的元分析研究。

针对老年人的认知行为小组治疗

尽管数量不多，但研究文献令人鼓舞地指出，小组治疗可以用于 65 岁以上的老年人，且没有年龄上限。任何社区门诊项目都应该开展针对老年人的认知行为治疗。一般来说，下面的标准可以用来评价是否适合对 65 岁以上的老年人（我们的项目中年龄最大的是 91 岁）进行小组治疗。合适的患者应该患有抑郁、焦虑或两项都有，轻度认知损害和物质滥用不会干扰他们参与小组治疗和完成家庭作业。其他标准还包括能够为治疗设定目标，且能够经常按时参加治疗。在入组评估时，需要把普通的悲伤与抑郁区分开来。在失去配偶后，常常有患者被推荐过来参加治疗。这时治疗师应该对患者是悲伤还是抑郁加以区分。悲伤可能是内心感受，但思维没有问题，而抑郁和焦虑则存在自我诋毁的思维方式。在我参与的小组治疗当中，我们并非简单地排除悲伤患者，特别是当临床判断认为悲伤可能演变为抑郁时。如果丧偶人员没有社会支持，很难参加愉快的活动，且有无助无望的倾向或容易对去世的人感到生气或自责，就可能是抑郁或焦虑。

在过去几年时间里，参加我们的老年小组治疗项目中 65%是女性，平均年龄是 70 岁（Sochting，O'Neal，Third，Rogers，& Ogrodniczuk，2013）。与年轻小组中最多只有 20%相比，老年小组中男性参与比例较高，达到 35%。老年小组的教育水平较高，超过 88%的老年人上过高中。大约 40%已经结婚，22%离婚，而 30%丧偶。大部分是白种人（85%），还有亚裔、东印度人及来自中东、非洲和拉美族裔的人。约 60%成功完成小组治疗的人之前接受过其他精神科治疗，20%曾经住院，9%有自杀想法。那些成功完成小组治疗的老年人有明显的心理健康问题。考虑到许多人还很年轻，值得对于他们的焦虑、抑郁等心理健康问题进行投资。

 ## 针对老年人的认知行为小组治疗方案

《老年患者改变之路》（Changeways Geriatric Participant Manual）是针对老年人的认知行为治疗手册，该手册同时适用于抑郁和焦虑的老年人（老年精神疾病扩展服务团队，2004；Paterson，McLean，Alden，& Koch，1996），且已经在几个社区中修订使用。如果老年人主要是惊恐障碍，经常出现不能控制的惊恐发作，而没有明显的抑郁症状，应该遵循单纯的惊恐障碍治疗方案。老年人认知行为小组治疗手册高度结构化，每次治疗都有具体的内容。它们包括目标设定、理解压力、社交生活的作用、自信、担忧控制，且确定和克服扭曲的想法和错误的假设，比如"只有为别人做了什么才值得"或"我可以改变别人"。最后的治疗包括关于未来计划的教育及如何应对主要和次要的症状复发问题。我们的小组项目通过邀请专业人士做讲座进一步做了调整，比如营养饮食、药物、心灵/宗教。其他讨论主题还包括预防摔伤、运动休闲及慢性病管理，并提供了社区的有关信息。目标设置和家庭作业每次治疗都有。所有治疗一开始轮流介绍，小组成员报告自己的一周近况和完成作业情况。一般而言，针对老年人的小组治疗持续 12～14 周，每次治疗 2 小时。下面就是 13 次治疗的内容大纲。

老年认知行为小组治疗大纲

第一次治疗：介绍认知行为治疗和思维、情绪、行为和健康之间的关系。

第二次治疗：把问题转变成为目标。

第三次治疗：设定可达成的目标。

第四次治疗：休闲的作用。

第五次治疗：对思维的思考，第一部分：捕捉思维。

第六次治疗：对思维的思考，第二部分：检查思维，该模块也包括了担忧管理的信息。

第七次治疗：对思维的思考，第三部分：改变思维，担忧管理。

第八次治疗：社会生活的作用。

第九次治疗：介绍自信心。

第十次治疗：可持续的生活方式。

第十一次治疗：特邀讲座。

第十二次治疗：特邀讲座。

第十三次治疗：复习，预防复发及未来计划。

下面的内容介绍的就是老年人治疗手册中的主要治疗成分。

老年认知行为小组治疗中的心理教育

如上强调，针对老年人的认知行为小组治疗面临一个选择，即把认知行为治疗扩大到对身体健康的干预上。治疗师可以这样介绍扩大的认知行为治疗模式。

思维、情绪、健康和行为之间关系密切（图 11-1）。事实上，我们可以把个人生活表示为一个方块。方块的四角代表了我们生活的 4 个方面。方块四边相互连接。这些连接是我们个人生活改变的关键因素。

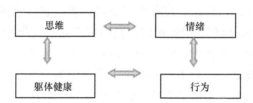

图 11-1　思维、情绪、行为和健康之间的相互作用

《老年患者改变之路》中举例说明了这个方块。

多丽斯是一位 66 岁的退休女性，她每周末都与朋友购物。不幸的是，她一个周六上午起床时感觉不舒服（躯体健康），无法出去购物（行为）。她想，"我的朋友会认为我确实不想出去了。她再也不会邀请我了（思维）。这种信念增加了她的焦虑（情感）和无法社交的沮丧。雪上加霜的是，多丽斯还得考虑如何面对新的一天，结果，她在床上待着（行为），这反过来增加了她的焦虑（情感），且强化了她对于与朋友关系的负性想法"。

老年认知行为小组治疗目标的设置

两个目标设定模式一开始是成员先写下问题清单，他们一次只挑选一个问题将其转化为目标。比如，81 岁的希斯（heather）的问题清单如下。

家庭：每天都感到不高兴，想念去年去世的老伴。

朋友：拒绝朋友的外出邀请，感到没有精力。

健康：我刚刚被诊断为帕金森病。

生活方式：我连续 3 天待在家里，我不再去老年中心打桥牌，没有饥饿感，经常不吃饭。

经济：丈夫去世后我再没有见过理财顾问。我担心女儿会发现我每月给儿子房租。

在一次挑选一个问题且分解为可以处理的几块后，希斯决定从给一个朋友打电话开始向目标努力。其他后来的目标包括跟儿子谈钱的问题及联系当地的帕金森病支持小组。

休闲作用模块对于目标设定进行了扩展，首先对于花时间从事自己喜欢的事情的重要性进行了教育。治疗师解释一旦我们情绪出现了问题，我们的精力储备就会下降。不做我们喜欢的事情看起来能够节省能量，但其实效果适得其反。如果我们让不抑郁的人和抑郁的人做得一样多会怎样呢？这个不抑郁的人在经过减少社会交往，尽量减少外出及放弃许多兴趣爱好后会变得抑郁。75 岁的迈克尔（Michael）发现自己就是这种情况。

我过去一直认为如果我努力，就必须在正确的方向上全力以赴，娱乐休闲是空虚的和不值得的。当我反过来想时，这种想法大错特错，它让生活变得糟糕，现在我肯定玩乐确实是生活中不可或缺的一部分（老年精神疾病扩展服务团队，2004）。

老年认知行为小组治疗中挑战无助的想法

对思维模式的思考遵循一种修订的思维记录格式。第 5 章举例说明了 7 栏思维记录表。修订的方法包括一种 4 栏思维记录表，治疗师经常将其应用于老年人。尽管老年人也可以使用 7 栏记录表，但这需要更多的时间和精力。由于身体原因，最好还是使用简单的修订版本。另外一个原因就是 4 栏思维记录表对抑郁和焦虑想法同时适用。我们用下面两个例子说明使用 4 栏思维记录表的有用性。

一个以抑郁为主的 78 岁女性爱丽丝在第一栏问题即你在什么地方什么时间的部分写道，"我在饭店等谢利，而她没有出现"。在第二栏我的情绪部分，她的回答是感到伤心和遭到拒绝。在第三栏我如何思考部分，她写道，"谢利不想和我在一起。她不喜欢我。没有人喜欢我。我将永远孤单下去"。在第四栏，让患者决定他们的思维是否有错误，比如匆忙下结论、个人化、过分悲观（附录 F）。在小组的帮助下，爱丽丝看到她认为谢利不喜欢她的结果属于匆忙下结论，而没有核对事实。结果最后的事实提供了另外一种解释。谢利在过去她们经常聚会的另一家饭店等待，完全忘记了此前爱丽丝换一家饭店的建议。小组讨论后认为他们应该向年轻人学习使用手机。

一位 81 岁的患有广泛性焦虑障碍和间歇发作的惊恐障碍的离婚男性布鲁思在 2 周紧张的担心后，取消了参加女儿的乐队表演。在第一栏，他写道："我在家里给前妻打电话说我身体不舒服无法参加，而且不让她来接我"。至于情绪部分，他写道"焦虑不安"。至于思维方面，他写道，"如果我头晕呼吸不畅怎么办？如果我开始惊恐怎么办？让别人看到我中途退出太尴尬了"。在小组的帮助下，他意识到自己想太多了，过于悲观了。他开始不那么悲观，并开始准备参加女儿的下一次演出。他开始能够面对焦虑的问题，"如果我焦虑怎么办？我站起来出去深呼吸就好了。如果被人们发现了怎么办？我是为女儿来的，不用管别人"。

社会生活模块帮助患者考虑亲密朋友、熟人等。小组成员可能发现他们没有亲密朋友来分享脆弱，但是有很多熟人；或是他们可能意识到自己的主要社会支持仅仅围绕一个人。于是，扩大和深化友谊的建议提了出来，并进行了讨论。

可持续生活方式模块帮助患者评价他们怎样花费时间和精力来照顾自己的身体和精神。其中包括从饮食、睡眠、饮酒、服药、性和心灵等一系列话题。牧师、营养专家或药剂专家可以提供一些有用的信息鼓励组员讨论。

老年人利用小组过程

下面的例子显示了一个常见的针对老年人的小组治疗过程及小组治疗形式如何为最终获益提供了独一无二的机会。

约翰是一个 80 岁的退休商人，与他共同生活 52 年的老伴一年前去世了。他被诊断患有重度抑郁症和广泛性焦虑障碍。作为二战老兵，他 70 岁退休前在几家大公司担任销售经理。他在社交上越来越退缩，甚至与家人交往都不多。他睡眠也开始不好，且体重下降。尽管得到子女的鼓励，但他拒绝在饮食及其他日常活动方面接受帮助。他主要是因为失去妻子而伤心，且已经放弃了日常的社交和休闲活动，包括阅读、观看历史节目和散步等。约翰承认越来越为小事担心，比如，按时付费，难以发挥日常功能和日益增加的孤独感。

在小组活动中，组员鼓励约翰设定目标，去接触与自己兴趣相投的人。于是他开始与邻居定期喝咖啡，因为他们都在当地图书馆听欧洲史讲座。通过社会生活模块，约翰意识到他没有亲密朋友。最初，在小组中，他不愿意同陌生人交谈，且认为交谈只会使自己更加痛苦。在项目最初的 5 周时间里，他开始转变，认识到分享个人信息能使他与其他组员关系更加密切，且更有能力应对。下面的对话显示了他怎样开始意识到，尽管失去了妻子，他需要且想同别人发展更加密切的关系。

治疗师 A：让我们完成你的思维记录表，约翰。这是一个有趣的例子，因为实际上这是一个关注此时此地的小组。迄今为止，你已经注意到你的情境（治疗师在白板上写下来），"我在小组治疗当中，感到有种压力迫使我谈话"。你的感觉如何"。

约翰：愤怒、讨厌—特别是你们这些治疗师。

治疗师 A： 好，明白。你坐在这里被迫谈话感到愤怒时脑子里想的是什么？

约翰：我在想谈论这些无助于我的孤单，只会雪上加霜。如果我开始谈论，就无法应对这一小组，且在家的时候感到更加糟糕。

治疗师 B： 这是一个强大的信念，我们理解你不愿意告诉我们更多关于你妻子和你想念她的信息。现在，根据我们讨论的认知偏差，已经在给你的资料中列了出来，有没有可能你是其中一种。

约翰：我不确定。

治疗师 B： 你接受小组向您提供一些帮助吗？你知道有时候旁观者清。

约翰：当然。

奥古斯特：约翰，在我看来你认为如果你谈论自己的生活就会变坏，且你相当确定你的预测是准确的。过去我也认为谈论自己女儿死于癌症的事情会更加糟糕，且使我在别人在面前显得更加脆弱。

谢利：我也很长时间认为谈论我跟儿子之间的问题不会有所改变，事实上我当时确信谈到他时情况会变得更糟糕。

约翰：你们两位理解我。我一直在考虑别人在这里所说的一些其他事情。有道理。我愿意多说一些关于我妻子的事情。下次我带一些我们过去旅游的照片好吗？

戴维：我看我们都有算命错误。

约翰：这一条是不是在清单上？我回家后研究一下。

治疗师 A： 没错，约翰，回顾认知偏差清单会有帮助。我们期望在下一次小组活动时听到更多关于你妻子的事情。

算命错误又称负性预测错误（Free，2007）。约翰能够认识到他错误估计了分享信息所带来的效应。他开始越来越愿意同其他组员交流。在最后，他表达了自己的谢意。

仅仅来到这里看到你们大家就有所不同。我学会了不要自怜，而是要积极走出去与别人接触。当我的私人医生告诉我这个项目时，我觉得他有问题，让我同一群人轮流谈感觉。他在 8 个月前做通了我的工作。这个小组确实很有帮助（用纸巾擦眼睛）。

老年人认知行为小组治疗的常见挑战

尽管在评估、分组、结果测量和基本规则上面，针对老年人的认知行为小组治疗遵循类似的规则，但是还有一些独特之处需要治疗师加以考虑。

老年人的身体能力下降需要考虑到。印刷应该用大号字体，且小组的所有人都应该大声讲话以方便耳背的其他组员听到。治疗师需要鼓励患者大声或使用手势。组员到最后说没有听清楚司空见惯。这是应该尽量避免的问题。治疗室也应该允许轮椅通过。

与新手想象的不同，对于老年人小组治疗的家庭作业和理论方面都能被很好地接受。许多老年人成长的时间和环境都不鼓励表达自己的情绪。他们发现理论说明更容易接受一些，因为不用表达太多情绪。小组治疗师尊重患者之前的应对机制，集中在使心理强大，而不是盲目抱怨。生活中身经百战的老年人常常担心被视为一个"抱怨者"。随着时间的发展，他们开始认识到表达情绪并不等于性格软弱。许多人又找到了回到学校的感觉，因为他们理解那些阅读材料，成功地完成家庭作业和实现他们的目标。偶尔，老年人对于认知行为小组治疗持强烈的负性反应，发现自己被当成孩子，并担心因为完不成作业而被训斥。如果老年人小时候接受过体罚更是如此。治疗师鼓励组员谈论反对家庭作业且考虑其他方式（第9章更加详细地处理了这一并非罕见的问题）。

在临床案例当中显而易见的是，老年人当中反复出现悲伤、社会隔离及与成年子女的矛盾。我们看到在希斯的例子当中，她觉得给一个孩子更多的钱是一种负疚，担心无法向其他子女交代。与之类似，另一个人被小组支持挑战自己的信念不要帮助自己吸毒上瘾的儿子还债。

作为老年人小组治疗师，我们碰到过各种情况，其中包括与多年婚外情有关的罪恶感或因为发起离婚而造成的自责。还有因为没有离婚或没有接受某个职业机会而造成的后悔。至于悲伤方面，各个小组都包括至少2名最近失去配偶的组员。有时候，人们在小组治疗期间失去配偶或某个组员去世。

角色转换总是小组的显著特点。退休后常常照顾老伴，成为一个全职照料者。男性认为很难花费大部分时间做家务。这些男性还不愿意接受政府发起的援助，但是他们常常对于小组的压力反应良好并接受这种帮助。角色转换涉及丧失感，其中包括以前的职业或社会经济地位的丧失。此外，我们越来越多地看到组员失去了大量退休存款且担心经济安全。其他丧失包括身体不好及运动或视力听力不好（比如遛弯减少，阅读、弹琴或缝补困难）。另外，还有对于死亡的担心。几个组员感谢小组帮助他们设置目标，从而使自己的个人问题和未来愿望清晰有条理。

认知行为小组治疗提供了许多机会支持老年人挑战自己错误的思维和行为，同时在支持、角色示范和普遍性方面与老年人合作。然而，与第8章围生期抑郁症的小组治疗一样，需要对于人际治疗进行讨论—对老年人抑郁和焦虑的小组治疗可以通过人际治疗进行提升。一种提升的方法就是同时进行人际治疗。在这种提升过程中，老年人的小组治疗每次3个小时，50%为认知行为治疗，50%为人际治疗，持续时间超过16周（Sochting等，2013）。

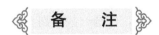

总　结

本章考察了针对老年抑郁和焦虑的认知行为小组治疗模式，可以认为是跨诊断的。本章展现了小组治疗师如何对老年群体进行心理教育、目标设置和认知重建。它还显示了如何积极处理小组过程因素。由于超过 65 岁的老年人口持续增长，因此，对于老年抑郁和焦虑的需求与日俱增。在加拿大，这一比例在 2011 年是 14.5%，到 2021 年预计达到 18.5%，到 2041 年预计达到 24%（加拿大统计，2011）。心理治疗要求针对症状和发展问题，同时伴随着退休以后社会隔离的风险增加，使认知行为小组治疗成为适合老年人的治疗方式。任何社区心理健康服务项目都应该考虑包括老年人的认知行为小组治疗。

接下来两章将转向年龄谱的另一极儿童和青少年的认知行为小组治疗。

备　注

主要情绪障碍的症状在前面的章节中已经予以了描述。

第 11 章参考文献

第 12 章

青少年焦虑和抑郁的治疗

认知行为治疗是儿童一系列障碍和问题的治疗方法之一。集中于奖励（积极强化）、目标设置、行为修正和技巧训练的认知行为治疗成为对儿童的自然干预手段。尽管大部分父母都会一些认知行为治疗方法，比如我们鼓励和塑造孩子的积极行为且区分好坏，但还是需要专业的帮助才能进行认知行为治疗。通常认为7 岁是开始认知行为治疗的年龄，但是一些不到 7 岁的孩子能够从认知行为治疗的某些方面获得好处。

本章和下一章（第 13 章）将提供几个成功治疗焦虑和抑郁青少年的认知行为小组治疗案例。成功实行小组治疗的挑战包括父母的角色和不同障碍与年龄混合出现在同一小组的程度。对于小一些的孩子而言，很明显父母起到了关键作用，这是因为孩子还依赖父母及其家庭环境。然而，对于大一些的孩子而言，同伴的角色可能超过了父母。所以，小组治疗特别适合超过 12 周岁的孩子。

儿童和青少年的焦虑和抑郁

儿童焦虑司空见惯，估计约 10% 的学龄儿童患有某种或多种焦虑（Reynolds，Wilson，Austin，& Hooper，2012）。最常见的儿童焦虑包括社交焦虑、广泛性焦虑、惊恐障碍、强迫障碍和分离焦虑。除了分离焦虑，所有其他这些障碍在本书中都有描述（第 1，7，8 和第 13 章）。

分离焦虑障碍是美国精神病学会（APA，2013）所列举的焦虑障碍之一（备注）。按照美国精神疾病诊断与统计手册第 5 版（DSM-5）标准，分离焦虑障碍包括以下 8 种症状中的至少 3 种。当想到离开家或重要亲人时反复出现痛苦，担心失去重要他人或可能对他们造成的伤害，担心经历突发事件（比如走失、遭遇绑架、遇到事故），由于担心分离而不愿意或拒绝离开家和上学或工作，担心独自一人在家，不愿意或拒绝离开家庭睡在外面，做关于分离的噩梦，在亲人离开或即将离开时出现身体不适（比如头痛、腹痛、恶心）。为确诊，这些问题在儿童身上至少出现 4 周，在成人身上至少出现 6 个月，并且引起了显著的精神痛苦或社交、学习、职业及其他领域的功能损害。

儿童的任何焦虑不加以治疗都会严重影响到学习和生活，以及与同学家人的关系。社会隔离是不加治疗的焦虑症的严重后果之一。尽管重点主要是对于儿童焦虑进行行之有效的治疗，抑郁也会因为焦虑而伴随出现。于是，针对抑郁的方案必须在本章进行考察。尽管我们认识到焦虑和抑郁存在重叠，但是这些方案还可以用来治疗只有抑郁的儿童。

针对儿童的认知行为治疗

对于儿童而言，多年来认知行为治疗被认为是比药物更合适的治疗方法。因为抗抑郁和抗焦虑药物对于儿童的长远影响尚不得而知，大部分父母不愿意针对小孩子采取药物治疗的办法。尽管诸如精神动力学心理治疗（Target & Fonagy，1994）也存在且有效，但是它们通常需要很长时间才能见效。12～16 次的认知行为治疗通常足以让儿童产生巨大的变化，只要他们真的肯花时间练习他们学习到的内容。于是，认知行为治疗被认为是一种节省开支的办法，可以帮助到尽可能多的儿童和家庭。

大量试验—包括一些随机对照试验表明，针对儿童的个体和小组认知行为治疗效果显著（比如 Manassis 等，2002；Mendlowitz 等，1999；Reynolds 等，2013；Sioverman 等，1999）。这些研究都促进了认知行为治疗的广为传播，特别是针对大一些孩子的认知行为小组治疗。事实上，有证据显示，与个体治疗相比，小组治疗在治疗 1 年后更容易保持治疗效果（Flannery-Schroeder，Choudhury，& kendall，2005）。但另一方面，还有一些儿童焦虑障碍也许会对小组形式的治疗反应不好。

针对儿童的认知行为治疗手册主要有美国的应对猫项目（Kendall，1990），澳大利亚的应对考拉项目（Barrett，1995），加拿大的驯服担忧龙项目（Garland & Clark，2009），澳大利亚的使用特殊工具摆脱强迫症项目（Barret，Healey-Farrell，& March，2004），澳大利亚的朋友项目（Barret，Shortt，Fox，& Wescombe，2001）。这些治疗方案提供了一系列类似认知行为治疗的策略和技巧，主要内容是去做什么，而不是如何去做。因此，治疗师需要自己决定如何对儿童进行认知行为治疗。简单地套用成人的办法效果不好。儿童容易失去兴趣，且没有考虑到儿童成长的问题。保罗·斯特拉（Paul Stallard，2005）提出了针对儿童的一系列程序问题，其中包括什么时候和怎样吸收父母进入治疗，如何以更加简单和更为有趣的方法应用成人技巧及什么时候强调行为干预而非认知干预。尽管斯特拉主要谈的是个体治疗，他的许多建议都可以应用到小组当中。

父母的作用

至于父母的作用，我们讨论的针对儿童的认知行为治疗方法有所不同。养育孩子不容易。父母容易感到无助，至少有一位父母有兴趣学习儿童认知行为治疗及如何提供支持。治疗师在吸收父母参与治疗方面观点各异。过去的文献批评父母过多参与（King.，1998；Toren 等，2000），而新的一些研究则支持父母的参与。然而，一项总结了 55 个有关儿童青少年焦虑障碍心理治疗的高质量随机对照试验的元分析得出结论认为，父母是否参与子女的治疗影响不大（Reynolds 等，2012）。尽管出现了这种元分析的研究结论，治疗儿童焦虑的几项临床研究试验显示父母的参与能够产生积极作用。

巴雷特等（Barrett 等，1996）使用各种澳大利亚儿童认知行为治疗手册对 79 名患有焦虑的儿童进行了个体治疗。他们发现，父母参与儿童的治疗导致 95.6% 的儿童治愈，而父母不参与的治愈比例只有 70.3%。父母参与研究包括他们参与另外一个平行的父母小组，他们被传授在孩子做出勇敢的举动时对其进行鼓励，如何不鼓励过度焦虑，如何处理自身情绪上的低落，如何在应激情境下意识到自身的焦虑及如何确定解决问题的办法。在各个儿童认知行为小组治疗和父母焦虑管理课程后，他们就会和治疗师一起回顾学习内容且讨论新的技巧及如何解决假设的场景（比如"在上学路上，你觉得肚子不舒服。你认为发生了什么？怎么做呢"）。父母的参与对于年龄更小的孩子和女孩效果更好。

在另外一项父母参与 12～17 岁的强迫症儿童的个体治疗研究中，父母同孩子一起上课，并参与配合治疗。尽管在两个小组当中，孩子独自治疗及同父母一起治疗都出现了症状大为减轻的结果，但有父母参与的效果更好（Reynolds 等，2013）。但是父母参与治疗的方式不同，也许这是与雷诺的元分析结果不同的原因（Reynolds 等，2012）。

父母可以采取不同的方式参与。父母可以是服务者、共同治疗师、来访者（Stallard，2005）。父母的服务者角色作用不大，通常是单独或者跟孩子一起听几次课而已。重点是教育父母认知行为治疗模型及陪伴孩子学习的具体技巧。当父母担任共同治疗师时，他们与孩子一起参加治疗，且积极鼓励和监督孩子做家庭作业。父母还可以成为患者，就像我们在前面巴雷特的研究中所看到的，且单独上课。在这些课程当中，父母学习更好管理孩子行为的技巧，同孩子协商解决问题。这些治疗也处理父母的思维方式且帮助他们纠正关于归因的任何错误信念（比如"我的孩子不想上学绝对与我或者我们父母无关"）或问题的根源（"她拒绝上学是针对我的"）。不可避免的是，这些治疗的重点集中在父母自身的焦虑及这种焦虑如何影响到他们处理和管理孩子的焦虑。这将在针对焦虑的小组认知行为治疗中进一步讨论。

在谈到各种认知行为治疗手册之前，需要谈谈儿童小组治疗的局限性。认知行为治疗并不能治疗所有儿童期障碍。它适合内源性障碍，比如抑郁症、广泛性焦虑障碍、社交焦虑、分离焦虑和厌学。在外源性障碍上，比如多动症、愤怒等，这种治疗的效果尚不明显。

然而，认知行为治疗可以成为外源性障碍综合治疗的一种治疗。这种方法通常包括父母教育环节。使用认知行为治疗，父母学会对儿童的行为进行限制，如何展现前后一致以及如何奖励积极的适应性行为。认知行为治疗在有较大家庭问题的情况下效果不彰。比如，孩子的行为可能成为关注的中心，于是父母把他们之间的矛盾冲突转移到孩子的问题上。一个常见的例子就是 12 岁的孩子害怕单独睡觉，而坚持与父母同睡。他可能许多次听到父母吵架，于是试图做一个调和者。由于父母只注意孩子，所以他们肯定顾不上他们之间的问题了。或者孩子过分担心被批评、被拒绝、被遗弃的歪曲思维也许最终成为现实。在包括其他家庭成员的情况下，就会出现这样一种风险，即治疗师与不健康的家庭合作而错误理解了孩子的问题（Stallard，2005）。

针对儿童青少年焦虑的认知行为小组治疗

针对儿童的小组治疗获得了长足的进展。对于青少年而言，拥有归属感有利于他们心理健康的发展。然而，实际的小组气氛对于不同年龄阶段的孩子影响不同。对于青少年而言，来自父母和小组治疗师的支持和赞扬更加重要。对于 12 岁以上的青少年而言，他们很难得到足够的非常重要的父母支持。当儿童心理健康问题呈上升趋势时，能够带来归属感的小组形式使得认知行为治疗在未来的一段时间里会更加受欢迎。针对儿童的小组治疗往往是跨诊断的，在同样一个小组中包括了各种焦虑障碍。但与成人类似，强迫症与其他焦虑障碍无法配合，最好单独治疗。第 13 章讨论了针对青少年强迫症的认知行为小组治疗。

巴雷特（1998）在他的研究中第一次提出了针对 7～14 岁的青少年焦虑障碍的小组治疗，其中包括分离焦虑、广泛性焦虑和社交焦虑。儿童随机分为 3 个组，只接受小组治疗，小组治疗配合家庭管理和等待组。治愈比例是可喜的一只接受小组治疗组 85%治愈，小组治疗配合家庭管理组 65%治愈，等待组只有 25%治愈。这些临床疗效研究导致了"朋友项目"的建立，这是一个针对焦虑儿童的以家庭和同龄人为基础的小组治疗。项目包括 10 周治疗和随访 1 个月和 3 个月时的两次加强治疗。尽管最初是为澳大利亚的学龄儿童设计的，朋友项目现在广泛应用于美国、加拿大和各个欧洲国家，其中包括荷兰、德国、比利时和葡萄牙（Shortt, Barrett&Fox，2001）。

该项目的核心策略有 7 个，分别是感到担忧（F, feeling worried）；放松和感觉良好（R, relax），内心想法（I, inner thoughts）；探索计划（E, explore plans）；

犒赏自己（N, nice work so reward yourself）；不忘练习（D, don't forget to practice）；保持平静（S, stay calm）。现在你知道该如何应对了。该项目鼓励孩子：①把身体当成朋友，因为身体告诉自己什么时候担心或紧张；②做自己的朋友，在自己努力后予以犒赏；③多交朋友，以便能够建立起自己的社交支持网络；④发现自己担心困难处境时与朋友交谈（Shortt 等，2001）。

与其他针对儿童的焦虑项目如"应对猫""驯服担忧龙"类似，朋友项目建立在诸如暴露、放松、认知策略和紧急管理（自我奖励）的核心认知行为治疗干预基础之上。除此以外，朋友项目还有其独特的特征。该项目发现，更小的孩子与大一点的孩子的认知能力差别很大，于是分成两部分，针对儿童（6~11 岁）的项目和针对少年（12~16 岁）的项目。朋友项目明确包括了家庭技巧因素，其中包括帮助父母应对自己的焦虑、交流和解决问题的技巧及如何给子女提供正向反馈。家庭如何建立社会支持网络的策略得到强调。父母和子女还被鼓励每天练习在朋友项目当中习得的技巧。

朋友项目的开发人员有理由认为，认知策略对于青少年最有吸引力且最为行之有效，而行为和自我奖励策略对于更小一些的孩子更为有效。然而，临床预期并未被充分证明（Barrett 等，2001）。更小一些孩子的父母认为识别内心想法（认知策略）对于他们的孩子更有效果。小一些的孩子和大一些的孩子在评价上没有显著性差异。但是小一些的孩子发现带有自我奖励性的行为技巧最为有用。与预期相反的是，大一些的孩子认为发展循序渐进的行为技巧如暴露，比认知技巧更有用。这种对于行为取向的发现与在下一章（第 13 章）讨论的针对青少年强迫症的治疗经验相一致。

与其他针对儿童的小组项目类似，朋友项目的开发人员鼓励治疗师强调一系列小组过程因素。这些是通过小组暴露体现的，包括了讨论、角色扮演及小组会谈。我在之前的章节已经指出小组模式更为强调行为和"做"的部分。记住这一点，就应该能够明白行为练习对于青少年形成持久的积极记忆至关重要，从而影响到后来他们对于小组体验的评估。

在朋友项目和其他儿童认知行为治疗项目当中，大部分焦虑障碍都能够得到治疗。然而，评价主要是针对患有分离焦虑、社交焦虑和广泛性焦虑的跨诊断小组进行的。与针对成人的跨诊断小组治疗类似，儿童强迫症和创伤后应激障碍最好进行同质小组治疗。在对于青少年的跨诊断焦虑障碍的研究当中（Lumpkin, Silverman, Weems, Markham, & Kurtines, 2002），唯一没有得到提高的是强迫症。但是正如研究人员所指出的那样，至少这个孩子没有影响到其他孩子的治疗效果。正如巴雷特等（2004）所认识到的那样，患有强迫症的儿童需要特别关注，集中在他们具体的症状上。患有创伤后应激障碍的儿童也最好分开治疗（Jones & Stewart，2007）。与成人的情况类似，强迫症和创伤后应激障碍需要相对不同的暴露办法。有趣的是，在雷诺的元分析研究（Reynolds 等，2012）中，针对创伤后应激障碍非认知行为治疗的 7 份研究结果都不好，于是从侧面证明了需要利用认知行为治疗创伤后应激障碍。

尽管研究显示，儿童社交焦虑障碍可以在小组中得到成功的治疗，一些治疗师仍然质疑把社交焦虑和其他焦虑孩子混合治疗的有效性。马纳西斯等（Manassis 等，2002）发现患有社交焦虑障碍的孩子对于认知行为治疗小组模式反应最为不好。他们推测只需要一个治疗师就可以获得良好的结果，而小组治疗有些过度，至少开始时是如此。

希望为儿童青少年社交焦虑患者提供小组治疗的治疗师可以考虑同质小组。对于儿童而言，单纯的社交焦虑小组更有帮助。一些成功对青少年社交焦虑障碍进行小组治疗的治疗师发现，如果小组内容仅仅是社交焦虑，更容易处理针对场景的焦虑（Albano，Marten，Holt，Heimberg，& Barlow，1995）。不过，针对纯粹的社交焦虑的认知行为小组治疗在儿童群体的效果是否等同于青少年仍有待确定。

针对儿童青少年抑郁的认知行为小组治疗

证据显示，儿童抑郁可能是高度焦虑所致（Cole，Peeke，Martin，Truglio，& Seroczynski，1998）。这种高水平的继发性抑郁或并发症，被治疗师写进儿童抑郁的治疗手册（例如 Lewinsohn，Clarke，Hops，& Andrews，1990）。这些手册与更加具体的焦虑手册如"应对考拉"和"驯服担忧龙"有重叠之处，它们都包括了压力管理和认知重建。接受焦虑治疗的孩子可能抑郁也会有所改善（Manassis 等，2002；Muris，Meesters，& van Melick，2002），但是并发抑郁可能是将来焦虑治疗效果不好的一个影响因素（Last，Hansen，& Franco，1997）。

事实上，并发症是儿童和青少年抑郁的一个规则。40%～90%的抑郁青少年还同时患有焦虑或物质滥用等其他精神疾病。因此，针对青少年抑郁的治疗办法大相径庭。青少年"应对抑郁"课程（Clarke，Hops，& Lew）提供了各种技能的训练，包括社交技能、放松训练、认知重建和问题解决。这一治疗为期 8 周，每次 2 小时，共 16 次。认识到抑郁和焦虑高度重叠，治疗青少年抑郁的其他方法也比成人更加宽泛。比如，放松训练和问题解决一般不会用于治疗成人抑郁。但是问题解决工具对于青少年却行之有效。基本的问题解决方法参见《处理抑郁：针对青少年的抗抑郁技巧》（Bilsker，Gilbert，Worling，& Garland，2005）一书。

使用该书时，青少年利用一个"问题解决"表格。第一，问题必须得到陈述，比如"我的老师总是针对我；我认为不公平"。第二，想出支持自己的人并写下来，"我的父母、学校咨询师、我的好朋友"。第三，反思我希望做什么。这个人可能写道，"我希望被一视同仁"。经过一些头脑风暴式的讨论后，最后青少年可能做 3 件事情：①我可以对老师的问题进行讽刺式回答；②我可以保持沉默，希望她能够忘记我；③我可以告诉咨询师这种情况。在小组背景下，治疗师会鼓励全组成员进行头脑风暴，并权衡每个可能解决办法的优劣。关于如何在认知行为小组治疗中利用问题解决治疗广泛性焦虑障碍参见第 8 章。

针对青少年抑郁的认知行为小组治疗的强化治疗或父母参与有多大效果呢？答案并不肯定。克拉克等（Clarke 等，1999）发现几次加强治疗并不能更好的预防抑郁复发。研究人员认为，这些结果与临床直觉并不一致。他们承认强化治疗对于从治疗中未能充分获益的患者有一定成效。但是在这种情况下，它们更像是治疗的延续，而不是预防复发。

至于父母的作用，罗德等（Rhode 等，2001）没有发现吸收父母在内对于青少年抑郁的治疗有任何好处。这些研究人员在之前针对抑郁青少年的小组治疗中取得了类似的结果（Clarke 等，1999）。青少年的治疗师倾向于不让父母在场，但是父母可以接受另外的教育培训。

针对焦虑儿童的认知行为小组治疗方案

一项针对儿童焦虑的标准认知行为治疗方案包含以下要素，心理教育、确认情绪、放松训练、识别焦虑增加的认知及用减少焦虑的认知取代它们、积极表扬和强化、建立恐惧等级及系统式暴露脱敏（Stallard，2005）。针对各种焦虑障碍儿童的认知行为小组治疗方案包括所有这些要素。

《驯服担忧龙》手册（Garland & Clark，2009）目的是帮助儿童、父母、治疗师和其他训练者。手册有 9 章，描述了各种不同的"龙"（比如害羞龙、习惯龙和恐惧龙）及驯服这些"龙"的各种基本和高级工具（比如通过创建担忧盒子而驯服担忧龙、借助"吹泡泡"学习放松和深呼吸；用积极的自我语言代替消极的自我语言改变担忧龙）。一个典型的小组包括 10 周的治疗，年龄在 8～10 岁的 6～8 名儿童。还有针对更大一点孩子的版本《青少年驯服担忧龙》手册（Garland & Clark，2002），这与儿童的版本几乎一样，但是针对不同年龄进行了语言和案例的改变。在对焦虑进行教育后，每次治疗传授 1～2 项新技术。最后的治疗包括未来计划的教育及如何处理症状的波动或者复发。手册进一步进行了改编，更多地强调通过建立恐惧等级和执行现实暴露任务来面对恐惧龙。

在年龄更小的儿童项目当中，父母参与进来，而且与孩子一起接受 3 次治疗，第一次是开始阶段，第二次是中间阶段，第三次是结束阶段。还给父母提供了他们自己独立、平行的小组。在这种平行小组中，与父母见面的并非儿童小组中的治疗师，而是认知行为治疗知识丰富的其他治疗师。这些父母小组让他们有机会表达自己的焦虑和紧张情绪。小组还为父母提供建议如何鼓励他们的子女及应对诸如正常作息的常见问题。这些小组的父母喜欢听其他父母讲，从而使他们在努力过程中减少了孤独感。

针对儿童的混合小组治疗大纲如下，另外还详细解释了治疗师如何修改心理教育部分让孩子们能够更容易理解自己的焦虑问题。大部分针对儿童的小组治疗方案都是混合小组，包括社交焦虑、广泛性焦虑、分离焦虑和特定恐惧。这种混合不好的方面是引入的许多技巧可能无法集中在核心关切上。比如，《驯服担忧龙》的方法可能对于社交焦虑的儿童行之有效。这个孩子可能随后需要单一主题的小组来完成一整套的治疗。研究发现（Reynolds 等，2012），尽管都有效果，但是与混合治疗相比，同质的焦虑小组能带来更好的治疗效果。

担忧龙认知行为小组治疗大纲（根据 Garland & Clark，2009 改编）

第一次治疗：心理教育，野兽的天性，你是如何被担忧龙缠上的。

第二次治疗：心理教育，参观动物园，广泛性焦虑、恐惧、惊恐、害羞和习惯龙。

第三次治疗：捕龙基本技巧，日程安排和克服拖延。

第四次治疗：捕龙基本技巧，想象、担忧盒子、失控和放松。

第五次治疗：捕龙高级技巧，知道龙什么时候会来、检查出来：自己是否完美主义？

第六次治疗：捕龙高级技巧，直接面对龙，心理演练和恐惧阶梯。

第七次治疗：捕龙高级技巧，利用恐惧阶梯面对担忧龙。

第八次治疗：捕龙其他工具，练习、笑容和自我奖励。

第九次治疗：询问，回到你的生活。

第十次治疗：照顾和喂养宠物龙。

心理教育

与针对成年人的心理教育类似，治疗师在想法、情绪和行为方面画了三角。强调了担心对于身体和想法的影响，帮助儿童更好的注意到焦虑的最初迹象。这样形容担心过度，"就像一有风吹，汽车的防盗铃就响一样"。治疗师给孩子和家长解释，虽然可以发现真正的危险，但身体内部拥有一种反应过度的报警系统，使我们容易形成无意义的担心。为了进一步提高儿童对于身体报警系统的认识，他们被要求画出人体并标出影响的部位。一些儿童在肚子上画蝴蝶，其他孩子则把手画得很大且在颤抖。

为了展示担忧龙的来源，小组治疗师教育父母和孩子，担忧龙来源于我们的担心，且我们以为它们是真实的。治疗师可能说龙以担心和虚假信息为生。他们可能对一些父母说，"听起来就像担忧龙在你的家里游荡，欺负所有人"。教育父母有两种行为会喂大担忧龙，回避和过分寻求保证。

父母可能意识到如果他们过于迅速地支持孩子不去上学或从事某种娱乐活动，就会支持孩子的回避行为。另外一名父母可能会第一次认识到潜在的保证行为，他/她对准备第一次上网球课而担心的孩子说，"不要担心你的网球课；一切都会好起来的—我知道你能够做得很好而且会有很多乐趣的"。有帮助的鼓励和没有帮助的保证之间是有细微的差别的。反复保证反而造成担心增加。

父母还应学会尊重孩子们的发展水平且意识到情绪往往滞后于智力发展。因此，儿童可能产生建立在现实基础之上的恐惧，但是缺少情绪上平复自己的能力，于是扭曲地看待自己的恐惧。比如，如果一名 5 岁的小女孩不断担心自己的妈妈会死亡，我们可以告诉她妈妈很健康，不会死去的。对于一名 13 岁的担心父母死于癌症的孩子，父母也许应该介绍其中的概率。进行认知行为治疗的治疗师应该传授概率的概念，指出我们常常杞人忧天。为了形象的表示，可以使用爆米花作为道具。许多患有焦虑症的孩子担心死亡，特别是父母死去。比如一个孩子担心父母死于癌症，我们拿乳腺癌作为例子，根据国家健康学会的研究发现一个 40 岁的妇女只有 2%的概率死于乳腺癌，而年轻一些的妇女死亡比例更低，只有千分之三。为了例证这种概率，治疗师可以把 333 粒爆米花中的一颗涂成蓝色来显示其中概率不大。

战胜焦虑的基本和高级工具

下面，我将讨论来自"驯服担忧龙"手册中的两种重要工具，一种基本工具"坚持日程"和一种高级工具"面对担忧龙"。

儿童治疗师强调结构和每周日程安排的重要性。如果经常与父母、兄弟姐妹和朋友做有意义的、积极的活动，比如在室内外做游戏，就没有时间焦虑了。身体动起来就能够实现心静下来。治疗师告诉孩子们和他们的父母平静的时候做事效率最高。比如，一个父母可能为 13 岁的孩子在学校参加拼写测试而焦虑。为了控制自身的担心，父母可能让儿童每天晚上熬夜练习，早晨很早起床。由于平静很重要，治疗师可以鼓励父母设置一个时间限制，比如练习到晚上 7 点钟，然后正常休息，早晨复习一遍等。总之，治疗期间睡眠和日常作息需要得到保证。日常作息正常可以让孩子放松下来。缺乏规律和节奏的日常作息容易使孩子焦虑，因为这使我们无法得到足够的休息。与焦虑斗争需要营养充足、休息充分。在计划开始的时候，父母常常没有意识到情绪失控和忍受焦虑能力降低之间的关系。他们很快会明白，于是从更加规律的日常生活中受益。

面对"担忧龙"需要做行为实验。站在"担忧龙"的面前，与其对话，能帮助儿童逐渐认识到他们害怕的东西不会成真。一个患有社交焦虑的 10 岁小女孩莫尼卡认为，如果自己要求同另一小女孩米亚做朋友一起玩耍，就会被嘲笑，这时"担忧龙"就会欺负她。在小组当中，治疗师可以把"担忧龙"画在白板上，并在龙的旁边画出语言泡泡，"如果你跟米亚说话，她会嘲笑你——你最好相信我"。在得到莫尼卡的许可下，可以在小组中通过角色扮演进行行为实验。治疗师尽量确定这种担心成真的可能性。如果真的可能发生，就鼓励他们进行各种情境下的角色扮演，比如可以安排"米亚"说她原来计划今天同别人一起玩。这样可以导致更多的行为暴露，在抓住机会前多次试探非常重要。这对许多社交焦虑的儿童和青少年是一种非常有帮助的提醒，他们在一次要求遭到拒绝后，就会过分敏感而多想。

在建立儿童的暴露等级—恐惧阶梯时，需要训练父母抓住明显的和隐藏的回避强化行为。一个支持回避的明显例子就是母亲对因为肚子痛而不愿上学的 12 岁女儿说："好吧，如果不上学，就跟我去商场吧"。另外一个不那么明显的例子就是父母以非常关切的口气不断地问，"你认为能上学去吗，宝贝"。一种更有帮助作用的方法可能是"我对于你昨晚练习的吹泡泡（一种深呼吸练习）很感兴趣，希望你能够在学校使用这种方法使肚子好起来"。通过这种方法，父母提醒孩子练习使用一种应对技巧。父母帮助孩子对于不适的预测更加现实，而不是希望一切都好，父母对孩子表达了信心。

自我奖励

奖励良好行为是认知行为治疗的一个基本原则，适合所有儿童。然而，治疗师还有对父母讲很多如何执行奖励系统的方法。这些奖励每次都很小要循序渐进。比如，一个孩子在克服一次惊恐发作后得到 10 分。最终的目标是 100 分，要求能够离开家睡觉，到朋友家里睡觉，可以奖励一个电子游戏机。与针对孩子的所有认知行为治疗类似，奖励应该有趣。这些奖励提供了外部动机，但是儿童认知行为治疗师发现孩子很快就形成了内部激励或自我激励机制。

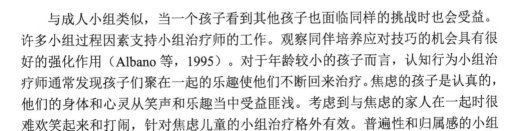

利用小组的力量治疗儿童焦虑和抑郁

与成人小组类似，当一个孩子看到其他孩子也面临同样的挑战时也会受益。许多小组过程因素支持小组治疗师的工作。观察同伴培养应对技巧的机会具有很好的强化作用（Albano 等，1995）。对于年龄较小的孩子而言，认知行为小组治疗师通常发现孩子们聚在一起的乐趣使他们不断回来治疗。焦虑的孩子是认真的，他们的身体和心灵从笑声和乐趣当中受益匪浅。考虑到与焦虑的家人在一起时很难欢笑起来和打闹，针对焦虑儿童的小组治疗格外有效。普遍性和归属感的小组过程在儿童认知行为治疗小组中表现得非常明显。在针对儿童的小组当中，通常至少有一个离不开父母的儿童。即使是这样的孩子在看到治疗师使用各种玩具和游戏时也开始放松、微笑和大笑起来。

成人认知行为治疗师钦佩他们的儿童认知行为治疗同行如何使小组能量水平得到提升。不断保持孩子的兴趣，鼓励他们冒险克服恐惧，且保持父母的平静和投入需要不断创新和寻找富有想象力的手段。

儿童和青少年认知行为小组治疗的常见挑战

如前所述，儿童认知行为小组治疗师面临的问题是，如何把父母融入进来及如何根据儿童的认知发展水平改编成人的治疗手册。

父母参与对于年龄较小的儿童格外有用。根据孟德罗茨等（Mendlowitz 等，1999）的研究，当父母直接参与且和儿童接受同样的信息时，治疗效果要好得多。然而，如果父母本人也焦虑，参与治疗的效果就会大打折扣。父母焦虑和抑郁的病理心理常常是阻挠儿童发生积极变化的最大障碍（Stallard，2005）。

焦虑的父母容易过分保护子女。过分的保护剥夺了子女发展与年龄相当的应对技巧来处理现实的人或事的机会。是否更多的父母变得更加焦虑或过度保护的问题尚不确定。许多美国家庭把孩子锁在家里打游戏不是一种好的行为，这可能使担忧心理雪上加霜。儿童治疗师想知道这些父母是否已经开始对这样做的后果有所意识。他们经常发现有父母在孩子出去后多次发短信，阻止 11 岁的孩子独自上学或警告孩子不要跟公共汽车上的任何人讲话。儿童治疗师发现需要越来越多地安排父母接受认知行为治疗。

最近儿童和家庭认知行为治疗师安妮等（Anne Marie Albano 等）的研究发现，可以为焦虑的父母提供有希望的创新性的帮助。在"训练、方法行为、榜样领导"项目（Comer 等，2012）中，父母得到现场训练来重塑与孩子们的互动行为。一个治疗师在幕后马上对家长做出反馈指导，治疗师说，家长遵照执行。这使父母不断调整自己的反应和交流方式，最后成为习惯。比如，家长可以被训练支持孩子的勇敢和改善他们的自信心，说"我知道这很困难，但你能够做到"。使用这种方法，大约 80%的儿童获得提高并不再焦虑（Comer 等，2012）。有人希望把这种方法应用到小组中。几个家长可以和他们各自的孩子在小组中一起接受个人训练师的指导。

儿童认知行为治疗的文献越来越强调焦虑儿童居住的家庭背景。父母常常希望学习更多，而且治疗师可以推荐《你和你焦虑的孩子》（Albano & Pepper，2013）及《治疗儿童和青少年焦虑：照料者指南》（Lebowitz & Omer，2013）。后者主要适用于治疗师，但是父母也能了解学习其中的针对儿童的认知行为治疗干预。

　　针对儿童的认知行为治疗师需要了解尽可能多的针对成人认知行为治疗的认知技巧。一般来说，儿童治疗师一致认为，认知变化通过行为技术间接产生，比如暴露，且任何没有暴露的认知干预都没有那么好的效果（Kendall 等，1997）。但是这并不排除确认处于萌芽状态的错误评价、核心信念和负性自动思维的重要性。如何对儿童进行认知行为治疗是一大临床挑战。一些治疗师和研究者指出，明确针对认知的技术可能对于年龄较小的儿童不那么有效，因为他们的认知不够成熟（比如 Barrett 等，2001），而其他人则发现儿童的认知发展足够灵活，只要这些治疗根据儿童的水平制订，他们完全可以接受认知治疗（Quakley，Reynolds，& Coker，2004）。目前针对儿童和青少年的认知和行为干预如何进行平衡这一问题并无明确答案。

总　结

　　本章考察了针对各种形式的焦虑和抑郁的儿童认知行为小组治疗项目。最常见的是焦虑障碍混合小组，包括广泛性焦虑、分离焦虑和社交焦虑。大部分手册都是跨诊断的。本章讨论了驯服担忧龙治疗项目。还介绍了对于儿童抑郁的治疗。尽管小组形式更加适合年龄稍大的儿童，因为对他们而言同伴发挥的作用更大，但是年龄较小的儿童从小组治疗当中也有一些方面会受益。父母的作用研究结果不一。当治疗师把父母编入与儿童同一个小组时，结果更好，特别是对年龄较小的儿童更是如此。对于父母的现场培训试验证明其对儿童焦虑也产生了积极效果。考虑到治病不如防病，让更多的儿童接受小组治疗将提高个体、家庭和社会的福祉。这还减少了成人中未治疗焦虑和抑郁所带来的损失。

　　第 13 章是关于儿童强迫症的治疗，同时将继续讨论本章的一些话题。

备　注

　　在 DSM-Ⅳ 中，分离性焦虑位于婴儿、儿童和青少年的其他障碍下，但在 DSM-5 中该诊断被去除。

第 12 章参考文献

第 13 章

青少年强迫症

在第 12 章，我们了解到针对青少年焦虑和抑郁的认知行为小组治疗是一种有效的治疗形式。本章主要关注青少年强迫症，也强调了及早治疗对于青少年、家庭和社会的好处。很多成年人后悔没有机会及早接受治疗，否则就能减轻多年来没有必要的痛苦。

与其他精神问题类似，强迫症常常在儿童时期就已经显现苗头。比如，孩子需要一种特殊的睡觉仪式，首先，爸爸讲两遍故事，接着妈妈把床下的妖怪赶走，然后爸爸亲吻 3 次，妈妈亲吻 4 次。孩子有些迷信的想法也很正常，比如"如果我看到数字 3 进入教室，我就能够考好"。这些孩子一般到 10 岁时开始患上终身性质的强迫症（Sochting & March，2002）。

在本章中，我展示了针对青少年强迫症的认知行为小组治疗如何成为一种有效的干预手段。我总结了相关研究，并且提出了一套具体的小组治疗方法。我之所以将本章独立列出来，是因为强迫症相对于其他焦虑障碍是一种更为严重和致残性的精神疾病（Kessler，Chiu，Demler，& Walters，2005）。它与精神分裂症同样流行（DSM-5，APA，2013），可是治疗资源和公共教育却不多。最多大约 25%的青少年强迫症患者接受了治疗（Whitaker 等，1990）。当青少年接受有效的认知行为治疗时，他们就能够管理他们的强迫症状，避免病情加重。尽管本章集中讨论针对青少年的认知行为小组治疗，但是只要经过稍许修改，许多成年人也能够从中受益匪浅。

过去，强迫症被认为是一种焦虑障碍，但是根据新的精神疾病分类 DSM-5，它与其他焦虑障碍不同，而是自成一病，强迫及其相关障碍。相关障碍包括几个集中于身体的问题，比如拽头发、揪皮肤、咬指甲和身体变形障碍。强迫及相关障碍还包括有做某种行为的冲动，其中包括过多洗手、揪皮肤并不断对着镜子检查面部的不对称。本章后面关于治疗的部分表明，身体变形和拽头发行为已被包括进入强迫及其相关障碍。强迫症治疗师和研究人员很高兴看到它成为一个独立的诊断。我们认为，这是对强迫及其相关障碍的理解和治疗的一大进步。

儿童和青少年强迫症

儿童和青少年强迫症与成人强迫症差别不大。除自知力外，诊断标准相同。年龄较小的儿童未必能够认识到强迫症的不合理性且是一种心理障碍，但是到了大一些，他们就越来越多地认识到这一点。许多强迫症治疗手册建立在过去的分类标准上，但是按照新的分类标准，强迫症包括不断出现的持续的想法、冲动或图像，这些对患者来说是闯入性的，并给患者带来明显的焦虑和痛苦。强迫被定、义为重复的行为（比如不断洗手、预约或检查）或心理行为（比如祈祷、数数、默念），个体觉得需要按照一定规则机械重复的做一些事情。强迫症浪费时间，每天占据的时间超过 1 小时，并导致压力或社交和职业障碍。DSM-5 诊断分类手册要求治疗师确定强迫症患者是否具有良好的自知力。缺乏自知力者可能伴有妄想性信念。DSM-5 分类当中列举的范围广泛的自知力分类可以帮助没有自知力或带有妄想的强迫症患者。这提高了他们诊断分类的正确性，而不至于与妄想症相混淆。比如，一个儿童可能认为当地社区的水无法饮用，遭遇了污染。他将竭尽全力避免饮用自来水，甚至在洗澡时都不愿意用自来水，害怕自来水污染他的食物或者口、耳和鼻子。但是患有妄想症的人则认为是有人试图在水里下毒来害自己。

强迫症影响到了大约 2% 的青少年且干扰了他们的学习和社交（Valleni-Basile 等，1994）。这意味着每 50 名儿童当中，就有一名患强迫症。男孩更容易在青春期前患病，女孩往往在成年前患病（Swedo，Rapoport，Leonard，Lenane，& Cheslow，1989）。与成人类似，儿童强迫症的病程是循序渐进的，并受到本人应对压力的能力影响。如果不加以治疗，自动恢复的很少，儿童强迫症会一直持续到成年，并且很可能引发其他焦虑障碍或人格障碍（Thomsen & Mikkelsen，1993）。

青少年强迫症的认知行为治疗

由于青少年和成人强迫症的表现大同小异，不管是药物治疗、行为治疗或两者联合，推荐的治疗方案基本一样。本章的认知行为小组治疗方法同样适用于成人强迫症的治疗。几个临床试验显示，针对儿童的药物治疗和成人一样行之有效，只不过停药后症状经常会复发（March 等，1998）。正如第 3 章所述，针对成人强迫症的认知行为治疗有很强的实证依据。针对青少年强迫症的个体和小组治疗随着严格试验的开展也风头正劲。

行为干预

不管是青少年还是成年人，暴露和反应阻止的认知行为治疗原则都行之有效。暴露和反应阻止要求面对害怕或者试图逃避的刺激（暴露）且不执行强迫行为（反应阻止）。比如，坐在教室的一个孩子可能开始怀疑是否把抽屉锁好了且觉得需要离开教室前检查自己的抽屉。她可能重复这种行为数次，离开教室 5 次，结果根本无心听讲。当这个孩子从事暴露和反应阻止时，她学会了不接受强迫，更加信任自己，能发展出帮助自己克制的技能。她会一直待在教室，从而更能集中精力。随着时间的发展，在接受重复暴露后，她学会了容忍焦虑且意识到自己最糟糕的担心（比如有人看了她的抽屉）很难发生。除了上面描述的暴露和反应阻止干预，认知干预还用于针对儿童强迫症的认知行为治疗。

认知干预

强迫症的认知干预目标是针对人们对于他们强迫的评价或者意义所持有的一系列信念。可以确定为 3 大信念，夸大的责任、思维的重要性、思维的控制（强迫症认知工作小组，1997，2001）。这些信念与强迫症相辅相成。也就是说，当闯入性认知（想法、图像或冲动）发生时，它们很可能被错误地解释为这个思维非常重要，这个人对于这个思维及其后果负责，而且这个人应该控制这个思维。比如，一个常见的儿童强迫症状包括是无法控制的父母死亡或遭遇事故的图像。儿童认为仅仅是存在思维或者图像就意味着事情发生的概率非常高。于是，儿童需要使用各种仪式来中和这种图像，比如数数或是用在家里同父母玩得愉快的图像取代这种可怕的图像。

上面提到的女孩觉得自己应该对自己的抽屉负责，于是想尽一切办法避免抽屉被打开。这种夸大的责任在儿童和青少年强迫症患者当中司空见惯。他们觉得个人对于一系列出错的事情负责，而超过了应有的责任。饼图法是一个用来讨论个人应该承担的责任比例的认知干预技巧，可以减轻夸大的责任感。

在饼图技术中，治疗师与患者（或小组）一起列举影响结果的潜在和现实因素。比如，13 岁的小女孩可能担心自己的小狗吃了被污染的食物得传染病死亡，认为这是自己的责任和错误。小女孩每小时检查 2 次小狗生病没有，还坚持晚上起夜。她可能拒绝上学或每天给父亲发好几次短信来求得小狗健康的保证。这个小女孩被认为出现责任夸大，这是强迫症的常见症状。可能之前的宠物死了或她的父母告诉她他们认为她的年龄不足以照顾宠物。几种因素造成了责任夸大或也许没有明显的易感原因。至于反复担心小狗吃被污染的食物，治疗师将与孩子一起来确定小狗由于吃了污染的食物而得病的因素。治疗师把它们都记下来，宠物食品制造者、包装、运输及保存。在白板上画一个圆图，所有的因素都在圆图中标出，并画出比例，女孩自己的因素放在最后一个。列举完后，孩子自身承担的责任很小。在练习最后，小女孩明白了很多事情其实是自己无法控制的。她可能意识到她根本无法决定小狗的生死。

尽管在对于强迫症的认知行为个体和小组治疗当中，饼图和其他认知技巧非常有价值（Salkovskis，1996；Sochting，Whittal，&McLean，1997；Wilhelm & Steketee，2006），儿童强迫症的研究者一致认为在认知行为治疗的行为成分中，暴露和反应阻止是治疗成功的关键力量（Barrett，Healey-Farrell，& March，2004；March，Mulle，& Herbel，1994），但是治疗师们承认当孩子成功地进行暴露后其错误信念也会间接得到改变。于是，尽管治疗师可能不会像在成人身上那样花费大量时间在儿童身上做明确具体的认知干预，他们还是注意并询问强迫症儿童所持有的各种信念。

青少年强迫症的认知行为小组治疗

认知行为小组治疗模式从最初的非对照的自然评价（Chowdhury，Caulfield，& Heyman，2003；Fisher，Himle，& Hanna，1998；Thienemann，Martin，Creggeer，Thompson，& Dyer-Friedman，2001）发展到更为严格的随机对照试验（Asbahr 等，2005；O'Leary，Barrett，& Fjermestad，2009）均展现出不错的前景。奥列利（O'Leary，2009）的研究把小组治疗与个体治疗加以比较，包括从 13～24 岁的 38 名患者，在他们完成认知行为治疗后对他们追踪了长达 7 年之久。对于接受小组治疗者而言，95%的患者痊愈；对于接受个体治疗者而言，79%的患者痊愈。很少能够这么长时间对认知行为治疗的结果进行跟踪。评价强迫症小组治疗效果的临床工作者认为小组模式更为有效。由于青少年仍在成长，小组是一个重要的反馈和支持环境。因此，小组设置可以与伙伴分享经验。出于这些原因，我建议针对青少年的认知行为治疗应该采取小组模式。

◈ 青少年强迫症的认知行为小组治疗方案 ◈

与其他障碍的认知行为小组治疗类似，青少年强迫症的治疗师必须先学习个体方法，然后将之应用到小组背景。在接下来的内容当中，我展示了一个基于现有的 3 种强迫症治疗手册的临床案例。这种治疗方法建立在过去针对青少年强迫症的个体治疗及成人强迫症的小组治疗的基础上。

为了制订青少年的认知行为小组治疗手册，我们首先决定将之变成一种以暴露与反应阻止为主的行为方法。之前我担任小组治疗师的一个成人强迫症小组治疗研究，比较了单纯的认知行为小组治疗和单纯的暴露和反应阻止小组治疗（McLean 等，2001）。这份研究的结果表明，接受暴露和反应阻止治疗的患者在耶鲁布朗强迫量表（Yale-Brown Obsessive Compulsive Scale；Goodman 等，1989）（备注 1）的上分值改善更大。尽管差距不是很大，研究人员发现，接受这种暴露与反应阻止的患者气氛更加活跃，且与认知小组相比成员互动和支持更多。尽管我们没有评价小组气氛与症状改善之间的关系，但是我们的临床直觉是治疗师和组员都认为暴露和反应阻止具有更好的互动性，甚至有时候更加有趣。在设计青少年治疗方案时，这一点尤其重要，因为干巴巴的治疗会让他们失去兴趣而不愿意参与。这种直觉得到了研究的支持，与预期不同，患焦虑障碍（非强迫症）接受治疗的青少年发现行为干预，比如逐级暴露比认知干预更为有效（Barrett，Shortt，Fox，& Wescombe，2001）。

其次，我们必须考虑如何使暴露和反应阻止更为有趣，从而使青少年不至于中途退出。尽管我们对于成人的研究发现暴露和反应阻止要好于认知治疗，但是前者造成了更多的退出情况。总体的退出比例是 13%，但是在暴露和反应阻止当中，却是 19%（Mclean 等，2001）。有接近 20% 的人退出治疗成为一个问题。认知行为治疗师认为有许多患有强迫症的患者通过暴露治疗并没有得到改善，需要进一步改善我们的干预方法并使之能够为患者更好地接受。

我们决定为青少年开发一种以传统的暴露和反应阻止为基础的方法，但是做了一些调整，使青少年能够更容易耐受暴露。让一个患有严重强迫症的 14 岁少年突然停止洗手是非常困难的，所以我们借鉴了加利福尼亚大学洛杉矶分校神经精神疾病专家杰弗雷·苏瓦茨（Jeffrey Schwartz）的方法。在他的广为传播的《脑锁》一书当中，他允许参加暴露的患者从事一种新的活动，从而能够投入进去。当我们并不特别允许这种重新聚焦的做法时，我们发现患有强迫症的青少年总是自己分散注意力、聊天、开玩笑、试图离开房间等。然而，这种分散注意必须不能让患者真的脱离开暴露，因为这会干扰到整个脱敏过程。恰恰相反，它成为一种便于忍受暴露过程的手段，保持情绪上的投入且不会产生强迫行为。患者既可以接受治疗，又不至于强度过大而无法忍受。治疗窗是一个患者能够推动和挑战他们自己但又不至于感到难以忍受而离开治疗的地方。在小组中，治疗师必须注意一开始对于其他人有帮助并可能成为模范，但事实上却回避家庭作业的组员。在暴露和反应阻止中，重新聚焦这种方法是如何起效的将在暴露、反应阻止和重新聚焦一节继续讨论。

因此，最后的青少年认知行为小组治疗方案变成了一个融合体，它融合了：①对儿童强迫症进行个体认知行为治疗的方法（March & Mulle，1998）；②《脑锁》中提出的针对成人的心理生物行为疗法（Schwartz，1996；Schwartz，Martin，& Baxter，1992）；③传统的针对成人的暴露治疗（Foa & Franklin，2001；Foa & Wilson，2001）。关于这种融合治疗的更正式的测评之前就已在 7 名青少年身上试验过，有些还共病多动症、身体变形障碍、抽动秽语综合征或抑郁等其他疾病

（Sochting & Third，2011）。认知行为小组治疗方法包括两个主要成分，心理教育和暴露与反应阻止。包括 5~8 名成员的小组治疗持续 12 周，每周治疗 2 小时。患者最佳年龄为 14~18 岁，但是还可以包括更小一些的孩子，以便他们能够理解暴露与反应阻止的道理且能够参加课程和完成家庭作业。通过这种方法，可以在学生放暑假时很好地开展夏季治疗。退出比例不高，一些小组无一退出，这表明这种小组治疗能为青少年所接受。在下面的内容当中，我将讨论治疗方法的两个方面，心理教育和暴露与反应阻止。

青少年强迫症认知行为小组治疗的心理教育

治疗师一开始就向小组讲明什么是强迫症及其产生原因。可以在白板上画图，首先有一个诱因，接着产生了强迫性想法，然后是一系列痛苦情绪，结果导致强迫行为来中和这些痛苦的情绪（图13-1）。

比如，一名青少年的诱因就是与父母一起参加宗教服务。他的强迫想法就是脑中反复出现的令其不安的"上帝是一个小丑"形象。于是觉得自己"犯圣和不尊重上帝"（视想法过于重要）而深感愧疚。

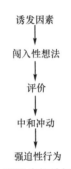

图 13-1　强迫症的认知行为模型

他自己通过反复祈祷来减轻这种感觉（无独有偶，他的部分暴露包括让他画出小丑的样子，让他慢慢地明白小丑与自己或家人对上帝的理解无关）。看到白板上的模式，我们询问组员应该怎样做才能打断这种恶性循环。在这个循环中，短期可以放松，但长期却造成了强迫加重。大家建议在强迫想法阶段进行干预。

这为治疗师创造了机会讲解强迫在生活中如何常见。比如，大部分人会承认自己有时容易产生一些奇怪的想法，比如，想去拉小提琴手的琴或是否应该使用脏乱的厕所马桶，或甚至想掐死啼哭的婴儿。有没有强迫症的差别在于是否一笑了之，相信自己不会做傻事。与之相反，患有强迫症的患者相信仅仅有这种想法就不得了了，他们肯定会做。青少年们还热烈地讨论强迫症的错误和残忍之处。患有"上帝是小丑"强迫思维的患者开始意识到正是因为自己的虔诚，才出现了这种强迫症状。

患有强迫症的青少年（也包括成人）当听说强迫患者并不会造成真正的伤害时常常感到惊讶。事实上，强迫症患者非常彬彬有礼和小心谨慎，这也是治疗师愿意跟他们一起工作的原因。生物学家达尔文很可能患有强迫症，他每天半夜起床，因为做错了一点鸡毛蒜皮的事情而懊恼。换言之，正因为达尔文的尽职尽责才造成了他的强迫症。

在充分讨论过后，小组通常会得出结论认为如果要打破强迫循环，治疗的关键点应该在强迫想法与强迫行为之间。治疗师接着解释暴露和反应阻止的原理是欢迎强迫想法，同时将能量转移不去中和强迫行为。治疗师进一步解释，随着时间的发展，组员可以看到尽管自己害怕担心，但什么都不会发生，他们能够做更加重要的工作，且能意识到这不过是一个想法，可怕的事情不会真正发生到在自己身上。

为了进一步帮助青少年削弱想法的力量，马彻等（March & Mulle，1998）引入了"分离想法"的概念，从而使强迫症外化。苏瓦茨（Schwartz）也鼓励重新命名这样的外化技巧。重新命名或分离想法，教给患者他们的想法并非通常的想法，而是强迫症的症状，于是他们必须重新命名这些想法。鼓励患者与这些想法一刀两断，把它们看成不是自己的信息，视之为过眼烟云。为了促进这种思想，我们让患者画图来表示强迫症并在小组中开展讨论（第 2 章中给出了一个这样的例子）。

暴露、反应阻止和重新聚焦

在完成 3 次心理教育后，后面 9 次治疗的主要内容是暴露和反应阻止。第一步是建立以暴露等级为形式的总体治疗方案，目的是在小组治疗中或 2 次治疗期间练习暴露和反应阻止。在第 9 章，我阐述了如何建立暴露等级，对于青少年的治疗与之类似。以暴露等级为基础，治疗师在小组治疗前会面，计划个体的、两人或三人一组的暴露活动。支持、幽默和经验分享提高了治疗的依从性。为了进一步改善依从性，治疗师努力发展创造新的暴露形式。

作为一名心理学家，我喜欢坐在椅子上。而治疗强迫症的小组治疗师则不断站起身来，四处走动，并且会创造各种方式帮助患者暴露，比如看看带血的试纸、长在"肮脏"的泥土里的花朵及导致性联想的雕塑等。

下面是几个成功治疗的案例。我们小组当中有一个 14 岁的小女孩，她担心污染，于是利用街上的垃圾制作了一个现代艺术品。一个 13 岁的小女孩担心患上癌症，于是自愿到当地癌症研究所当义工。一个 15 岁的小男孩希望一切排列整齐，最后他容忍其他病友在自己的文件夹上书写，他曾经因为书写错误而格外沮丧。

一个 17 岁的小伙子认为自己可能是同性恋，于是扮演同性恋跟其他组员搭讪。在总结当中，他表达了自己演出内心的恐惧后如释重负的感觉。对于有同性恋强迫症的患者来说，很明显需要全面彻底的评估来确保这种疾病确实是强迫症，与同性恋无关。

暴露和反应阻止中的重新聚焦训练让人们在暴露过后至少 15 分钟从事正常行为。做的不是强迫行为，而是改为其他活动，这个活动有趣有益，包括散步、运动、手工或听音乐。如果强迫冲动中断了这些活动，他们可以重新聚焦继续进行。这在小组治疗之外的家庭作业中特别有效。自我积极对话是另外一种重新聚焦过程。最好需要集中注意力，包括其他人，且与强迫行为无关。在一刻钟过后，组员注意到强迫冲动已经消失了。重新聚焦替代性行为的目的是易化反应阻止，而不是去干预整个脱敏过程。这种方法已经成功地应用于强迫症的电话认知行为治疗中。下面就是重新聚焦的2个例子。

一个15岁的孩子在暴露时重新包了几包垃圾，与想要洗手的冲动斗争。他通过与组员玩牌分散了自己的注意力。通常，在游戏过程中会有很多笑声，这增加了治疗的强度，因为打"污染"的牌本身也是一种暴露。15分钟过后，他的焦虑水平从95分下降到50分，使他更相信自己能够在其他小组中掌控自己并且不洗手就回家了。一个患有完美强迫症的17岁女孩故意在白板上写错字让大家看到。她可能强烈希望过去纠正错误，但是她转而去做一些蜡烛了。在回来看到白板时，她的焦虑增加了，但是由于她做蜡烛得到了赞扬，这就显得无足轻重了。

治疗师努力根据每位组员的特殊兴趣进行治疗，因为这增加了依从性和动力。一种职业治疗工具，休闲技能问卷非常有用，对采用重新聚焦来帮助实施暴露非常有帮助。患者可以在完成其他小组前评估的同时填写这个问卷。它问了患者很多休闲活动，包括打高尔夫、跳舞、针织和政治活动等（见附录H）。

关于大脑弹性的新研究也许能够进一步支持痛苦体验（暴露）与愉快体验（重新聚焦）相结合的好处。与许多其他对大脑弹性感兴趣的神经科学家类似，里克·汉森（Rick Hanson，2009）描述了心理活动如何改变神经结构。汉森指出由于大脑众所周知的负面偏向，一部分是坏的，但有一部分是好的——这种培养需要技巧和持之以恒。否则，积极的体验就会像水一样流过筛子，而负面的体验被滞留下来。人们能够学习把积极的心理状态转变成为积极的神经特质，方法是：①首先要有好的经验；②帮助它滞留10秒以上；③感受到它深入内心。这不是否认或没有意识到什么是不好和焦虑，而是同时感受到什么是好的和愉悦的。通过接纳好的东西，你可以把一些瑰宝吸收进大脑和生命。随着逐渐地培养，你内心的力量慢慢增强和实现，就不需要原来对于恐惧和焦虑的原始生存反应了。

重新聚焦的其他好处就是支持青少年的自信增加，因为当他们开始从事新的兴趣爱好或娱乐活动时，就没有时间胡思乱想了。治疗强迫症的治疗师都知道他们的生活不尽如人意。许多人很难回答这一问题，当强迫症发作的时间减少时，你将做什么？事实上，我的经验是许多青少年（和成人）不清楚或不情愿了解症状好转意味着什么，可能担心他们变成普通人。更为全面的治疗方法支持患者发展新的兴趣爱好和天赋，因此，也会更加有效。根据我的经验，需要对大脑弹性进行研究，这是尚未解决的一个问题。还需要更多的研究直接比较重新聚焦和传统的暴露和反应阻止，随机对照设计研究将会有很大的帮助。

利用小组的力量治疗青少年强迫症

青少年强迫症的认知行为小组治疗，可以通过把发展问题变成有帮助的过程因素，而提高治疗的依从性。当青少年在困难的暴露时期分享应对技巧时，他们的焦虑由于同舟共济而减轻。之前一个患同性恋强迫症的青少年案例显示，在分享自己的强迫时不被同伴指手画脚是多么重要。就发展而言，青少年的核心心理社会任务就是从家庭转移到同龄人。能够完成这种转变并成为积极的同龄人小组一员的青少年更能实现成熟的成人功能，其中包括与健康团体之间建立联系（Rachman，1975）。尽管针对青少年强迫症的小组治疗并不集中在这些发展问题本身，但它们还是作为重要的影响过程变量被加强。

分享幽默是另外一个小组治疗青少年强迫症行之有效的因素，因此，治疗师应善于采用幽默治疗。毫无疑问治疗师要关注什么时候幽默会变成讽刺，而对于小组的效果减少。幸运的是，小组中包含大量幽默是健康和合适的。使用幽默对青少年强迫症特别有用，因为夸大的恐惧和不良后果推动了对强迫"愚蠢性"的认识。青少年很容易接受幽默，但千万不要忘记成人强迫症小组也应该采用幽默的方法。治疗师在每个青少年小组一开始应该采取"热身"练习来刺激创新思维和幽默。比如，一个游戏名字为《弥天大谎》，每个组员轮流讲述一个可能但是明显是假的故事。另外一个"热身"练习是用字母来造句，比如以字母 A 开头，我叫埃里森（Alison），我的搭档名字叫阿达木（Adam），我们住在安卡拉（Ankara），出售鳀鱼（Anchovies）。然后下一个人用字母 B 开头，介绍自己的名字、搭档的名字、地址及其他内容。这些练习使小组的凝聚力加强，也是职业治疗师对小组的贡献。

强迫症相关障碍

强迫症小组通常给人的感觉是跨诊断的，因为症状各不相同。每个组员都需要各自独特的治疗方案。然而，这些差异并不影响治疗结果。关于强迫症的教育部分包括帮助患者认识到是同一心理机制造成了不同的表现，治疗的原则是类似的。试图建立更为单纯的小组，如"强迫洗手""强迫检查"或"强迫观念"，不仅能够减轻患者的焦虑，更能够减轻小组治疗师的焦虑。第 9 章考察了不同的强迫症治疗中面临的困难。

治疗师不仅仅应该在小组中包括所有的强迫症类型，并且应该进一步包括与强迫相关的障碍。比如，一个年轻人可能既有强迫症，又有反复拽头发的障碍（拔毛癖），而另一组员可能既有身体变形障碍，也有轻度的强迫症（Farrell，Waters，Milliner，& Ollendick，2012；Himle，Fischer，Van Etten，Janeck，& Hanna，2003）。我们针对青少年的强迫症小组包括患有拽头发、抠皮肤和身体变形障碍的患者。所有这些障碍现在都属于强迫症相关障碍。囤积也与强迫症有关，但是由于面临的挑战特殊，最好分开治疗。所以，我将在第15章专门谈到针对囤积的治疗方法。

强迫相关的障碍包括重复行为，比如拽头发、抠皮肤或咬手指，它们与强迫症的类似之处在于都包括一种强烈的冲动来从事某一种行为以便从压抑的紧张情绪中放松出来。比如，拽头发（拔毛癖）包括不断从头皮、眼帘、眉毛拽出毛发。一般发生于17岁之前的少年时期。身体变形障碍包括对于身体缺陷的过分关注。缺陷要么是想象出来的或即使有也不大，患者却过分的关注（比如认为头发不对称，双眼之间的距离太近或太远）。与拽头发障碍一样，身体变形障碍也开始于少年时期，但是通常到中青年时期才得到治疗。

针对两种障碍的认知行为治疗包括一系列要素，自我监测、放松训练、认知重建、关注于完美主义、暴露和反应阻止及习惯纠正训练。习惯纠正训练包括鼓励患者从事与习惯不一样的行为（反向行动）。比如，一个习惯大声自言自语的强迫症女性可以在自己想自言自语时做深呼吸。对于针对这种病症的治疗方法，参见奥康诺（O'Connor，2005）的治疗手册《抽动障碍的认知行为管理》。对于身体变形障碍患者而言，包括以积极自我肯定和接受为主的认知重建及暴露治疗。在针对强迫症的小组治疗中，患有这些障碍的患者接受同样的心理教育，一种思维、图像或者冲动如何导致行为，这种行为中和了强烈的焦虑或其他负面感觉。于是，除了进行常规的强迫症治疗外，治疗师还可能对患有拽头发障碍的16岁肯恩这样说。

治疗师A：对你而言，肯恩，问题不是污染或不恰当的行为，而是冲动性的拽头发。事实上，当这些发生之前，你甚至都没有意识到这种强烈的冲动。就像威尼所说的那样，她在洗手后感觉好多了，而你在拽头发后感觉好多了。是不是？

肯恩：当然。这很难解释，但是我觉得平静。然而这种平静的感觉并不持久，因为我对于自己很生气而且我对于没有眉毛很羞愧，我希望眉毛能够长出来。

治疗师B：对于你今天的暴露而言，肯恩，我们想知道你会不会减慢拽眉毛的动作和过程，改为去做手工。我们的实习治疗师布莱恩将支持你，并且会鼓励你表达自己的感情，其中包括不拽头发，而是用你的手去做其他事情。

肯恩：听起来不错。我还听说杰西卡建议我应该玩而不是拽头发。这有帮助，特别是在公共汽车上。当我的手拉着扶手时，很明显就没有办法拽头发了。

治疗师B：有帮助就好。在我们今天的家庭作业反馈中，其他人还有如何占用双手的其他建议吗？

对于患有身体变形障碍的患者而言，对于不对称的暴露常常有所帮助。可以让另一组员帮助在其一边的脸上点点，在公共场所把一个裤腿卷起，请其他组员帮助涂指甲，但其中一些不涂。积极肯定可以让小组成员在纸上写下匿名的表扬语。具有身体变形障碍的患者可以大声朗读这些赞扬，然后保存，并开始拓宽关于别人如何看待他们的固定信念。治疗师认为针对身体变形障碍最好采取小组治疗，因为小组本身是一种暴露，并传递了强烈的信息，即别人很难看到其身体的细微缺陷。组员能够对他人发挥积极影响，对他人显示出真正的兴趣，如此形成的社交网络将成为治疗他们认为个人不完美信念的有效工具。

青少年强迫症认知行为小组治疗的常见挑战

青少年强迫症小组治疗的两大挑战是怎样避免脱落和管理父母角色。本章大部分内容讨论了如何使小组有趣及如何让青少年参与进来。但是父母的角色同样重要。与治疗年龄较小的孩子不同，父母不一定参与治疗，很多青少年反对父母参与，且在法律上他们有权同意接受治疗，而无须父母知情同意。但是另一方面，我们也知道家庭环境至关重要，它能够在潜移默化的过程中帮助治疗强迫症。治疗师在治疗青少年强迫症时应注意到这些伦理问题。

一种解决办法是同时提供父母支持小组，在认知行为小组治疗期间至少碰面2 次。所有青少年都知道，被告知治疗师不会告诉父母他们的治疗情况，而是告诉父母一些有关强迫症及其治疗的知识。获得青少年的信任至关重要，在我们的小组当中，没有一例青少年觉得自己遭遇背叛。通常有家长吹风会。有时候一些亲属也会到场，如祖父祖母或关心他们的其他人。在简单介绍强迫症后，关于什么是正常的问题总会被提出并引起讨论。比如，一个家长会问水箱每天清空 2 次或每天洗 4 次澡或只要有人进房间就发脾气算不算强迫症。在治疗师带领下一起讨论，最后区分哪些是强迫症状，哪些是正常行为。如果父母自己患有焦虑症或强迫症，那他们就更加难以区分其中的差异。有时候，应该告诉父母自己在什么地方可以获得有关治疗的信息。比如可以从 www.psychguides.com/oche.html 网上下载《强迫症专家意见大纲：针对患者和家庭的指南》。

总　　结

本章表明与成人强迫症一样，针对青少年强迫症的治疗也应该单独进行，不应与其他焦虑障碍混合治疗。然而，与精神疾病诊断系统 DSM-5 的变化一致，强迫症可以与强迫相关障碍混合治疗，比如拽头发、抠皮肤和身体变形障碍等。小组模式对于青少年强迫症的治疗非常有效。除了小组治疗的通常好处外，小组模式对于青少年的发展问题也有好处。同伴肯定和分享在青少年时期至关重要，对于感到与大多数人不同的强迫症少年来说更加重要。但是为了成功吸引和留下青少年参加治疗，治疗师需要考虑多种治疗方法。本章对之进行了举例说明和分析。

备 注

耶鲁-布朗强迫量表（Y-BOCS，Goodman 等，1989）是评估强迫症状的标准工具。0～7 分表示未达到诊断标准，8～15 分表示轻度，16～23 分表示中度，23分以上表示重度。

第 13 章参考文献

第 14 章

语言、文化和移民

本章讨论了如何使用认知行为治疗，特别是认知行为小组治疗来治疗一些非英语国家的移民和少数族裔患者。在北美移民和少数族裔当中，特别是女性，抑郁是最为常见的心理健康问题。我们将探索针对抑郁的标准认知行为小组治疗如何能够适用于不同的文化。实用的集中于此时此地的认知行为治疗帮助移民成功的克服融入障碍。小组过程支持成员与其他移民一起奋斗。文化适应集中在家庭和人际问题的明确和扩大的认知行为治疗。本章介绍了如何把抑郁的认知行为小组治疗应用到中文和西班牙语及其文化中，同时还有非裔美国人。

在多元文化城市工作的认知行为治疗师以富有思考和创新的方式对原有的认知行为治疗原则进行了文化加工，但同时又不偏离该治疗。在全球范围内提供认知行为治疗是许多认知行为治疗师的梦想，他们痛苦地认识到传统的心理治疗只属于社会富有和特权阶层。由于一些政府、非政府组织和人文组织，比如无国界医生组织，认识到了抑郁和焦虑（包括创伤后应激障碍）不加以治疗的严重后果，所以需要在全世界范围内推广人力成本更低的认知行为小组治疗。

在接下来的内容当中，我将首先分享我参与的加拿大一个中文移民小组治疗项目。第二个例子将描述一个美国的西班牙移民小组项目。尽管这 2 个例子涵盖的人口截然不同，但是它们显示了类似的关切。这些例子可能会激发治疗师的兴趣，积极创造适合其他文化的认知行为小组治疗方案。

针对中国移民的中文认知行为治疗项目

很多北美移民来自亚洲（2240 万，6.4%）。加拿大有 510 万来自亚洲的移民（总人口的 14.5%，Census，2011），美国有 1730 万来自亚洲的移民（总人口的 5.8%，Pew 研究中心，2012）。由于亚洲移民数量的上升，需要发展和评价针对他们的治疗项目。为了满足针对中国移民抑郁症治疗的需要，我们识别和确认了一系列文化相关的差异问题。尽管使用的仍是常规设计（主要由家庭医生管理），但结果显示小组干预仍有效地减少了抑郁症状，我们注意到这里面有很多文化差异（Shen，Alden，Sochting，& Tsang，2006）。特别重要的是与转诊和评价程序有关的问题、翻译的问题及认知重建的问题。

中文认知行为小组治疗项目原理

中国移民认知行为小组治疗项目是根据社区需要发展的，因为我们当地精神卫生诊所中的中国患者并不多。虽然加拿大总体中国移民数量是 148 万（4.2%，Census，2011），且项目设计时设定郊区的中国移民占项目纳入总人数的 47%。可是，很少有中国移民接受心理健康治疗。部分是因为语言和文化障碍。与临床实际一致，研究表明，北美的亚裔人群倾向于不使用当地的心理健康服务（Bui & Takeuchi，1992；Fugita，1990；Snowden & Cheung，1990），尽管他们患心理疾病的比例和欧洲移民没有差异。

中国移民不愿意使用心理健康治疗有各种原因。一些学者提出中国文化价值观念阻碍了他们参与心理健康项目，特别是小组治疗项目。亚洲集体主义观念认为这将为家庭蒙羞，他们对家庭的忠诚超越了个人的幸福（Lin & Cheung，1999）。而且，强调情感压抑的文化与西方的心理治疗并不匹配，心理治疗需要讨论个人问题、探讨个人心理现象（梦、兴趣、愿望）及个人需求（Leong & Lau，2001）。中国移民受到儒家学说影响，其警示过多情绪是危险的可能造成社会不和谐（Wong，2011）。亚裔人口一般不愿意向心理健康专家吐露心声，更不用说面对小组治疗中的陌生人了。

中国人不愿意参加心理健康治疗的另一种解释就是获得适合服务的实际因素。即使对于本地居民而言，参加有效的心理健康服务也不容易。对于中国移民而言，里面更是困难重重。其中包括对于现有的心理健康服务体系的了解，与心理专家沟通的语言问题及关心治疗的可靠性，特别是把治疗师看成了"西方"的治疗师（Iwamasa，1997；Leong & Lau，2001；Shin，2002）。对于治疗师——患者语言和种族匹配的研究强调了华裔患者的治疗意愿在西方环境下被低估（Lin，1994；Okazaki，2000；Sue，Fujino，Hu，Takeuchi，&Zane，1991）。于是，发展文化和语言特定的项目成为亚洲移民心理治疗的关键。本章讨论的项目都包括患者和治疗师种族和语言的匹配性，也就是小组治疗师说中文或西语。对于说英语的移民而言，有证据表明种族匹配不再是个大问题，只要患者和治疗师都说同一种语言。

尽管一些文献认为，患者与治疗师种族一致问题很重要，但是这并不一定带来更好的治疗结果。治疗师的个人特点，比如他们的文化敏感性和同理心，也被中国移民患者所看重，而不仅仅是种族身份本身（Karlsson，2005）。在多元文化背景工作的治疗师，如果是中国血统的心理治疗师为白人患者服务就很能说明问题。他们没有有能力为欧洲人提供认知行为治疗吗？我曾经带过几个来自中国的学生，他们的白种人患者表示能够接受他们的治疗且受益匪浅。语言肯定很重要，但是说只有熟悉某种文化的治疗师才能治疗未免过于狭隘。对于文化的担心无从验证，只要治疗师真正的理解和同情他们的患者，文化能力倒在其次。

发展针对中国移民的小组治疗的治疗师认为，认知行为治疗的许多方面与中国文化价值观并不矛盾。几份研究显示了认知行为治疗对于抑郁的中国移民有帮助（Dai 等，1999；Wong，2007）。而且，临床研究者都认为认知行为治疗与中国文化是兼容的。中国移民对于模糊性忍耐力更低且希望针对问题采取快速有效的治疗办法（Leong，1986）。认知行为治疗不需要对过去经历和个人内心冲突做深入的讨论或分析，这也更适合这种情感压抑的文化。按照这些临床推理，我们把自己的中国小组治疗项目当成一种情绪管理和自我改变课程，而不仅仅是一种治疗。项目的标题就直接翻译为《新思维积极实践课程》。

项目持续 10 周，每周 2 小时。一两名说普通话或广东话的治疗师带领 8～10 名中国移民患者。治疗师同时可以说英语，且根据训练水平，常常会有只说英语的高级治疗师指导。即使不需要直接指导，我们倾向于中英文治疗师碰面交流。这可以讨论小组治疗的问题，同时处理一些具体的文化问题。与英语患者抑郁症小组治疗类似，中文小组治疗包括治疗师的情绪管理策略讲座及如何应用这些策略到患者生活当中的小组讨论。治疗方案包括标准的针对抑郁的认知行为小组干预，比如情绪监测、行为激活、设定增加社交的目标及利用思维记录识别和挑战没有帮助的信念。每次治疗都会布置家庭作业。

推介患者问题

针对少数族裔项目的一个挑战就是如何告诉他们心理健康服务及如何推介他们的问题。我们的项目会给中文健康专家发放信息材料且在中文广播上进行宣传。这些针对社区的宣传与其他小组项目类似。我们主要的推介来源是中文家庭医生和精神科医生，他们愿意把患者转介到我们的项目是患者获取治疗的重要方式。大多数患者说他们对于转介有困难。这是因为缺乏自信、医生不愿意或对于卫生服务体系不了解。当转介的过程成为障碍时，就无助于减轻许多移民对于加入心理健康服务的病耻感。幸运的是，许多中文医生明白抑郁症有许多伴随的躯体症状。理解这种伴随症状可以让医生做出合理的转诊，还提供机会教育医生有关抑郁的多种表现。

约 1/3 的患者是自己来就诊的。而且，几乎所有这种患者都积极参加治疗，动机很强。他们希望加入小组治疗并且很高兴发现有中文治疗。退出比例只有18%，在合理范围之内。我们没有发现中国移民患者在参加门诊心理治疗项目时感到羞耻。项目本身还带有教育课程的性质，可帮助他们寻求帮助。我们怀疑这是认知行为治疗适合中国文化的一个重要原因。

＊ 评　估 ＊

说广东话或普通话的患者可以自己填写中文问卷，但有些人不愿意填这样的文件。考虑到有些问卷牵涉到个人隐私，治疗师也许需要想一些办法来减少这一障碍。事实上，在中国香港，许多人请人代为填写。

与参加小组治疗的英语患者类似，华裔患者也需要参加 1 小时的结构性临床评估。结果与英语患者类似，他们欢迎这种评估且很放松。许多报告指出在评估过后，他们甚至觉得更好，说他们珍惜与华裔医生交谈的机会。一些评估结果对于我们理解文化相关的心理健康服务具有重要意义。

在问及情绪时，大部分患者说不好。但是相当多的患者否认自己抑郁。抑郁在中文中并不常用。当西方精神病学引入中国时，"depression"被译作"忧郁"。抑郁不是中国文化独有，在其他非西方文化中也都普遍存在。许多文化都有悲伤的概念（Brandt & Boucher，1986）。我们的华裔患者在谈到自己的精神状态时往往说悲伤或不高兴，而不是抑郁。华裔患者在被直接问及时，很少能说出自己抑郁的症状，但是他们对于日常行为的描述却显示出他们患了抑郁，且在应对方面很有问题。

在粤语当中，悲伤又称"想不开"。在中国文化中，心被认为是灵魂所在并掌管着情感。所以，毫不奇怪心理学研究的是关于"心"的科学。抑郁的中国患者经常说自己"心堵"。需要认识到这是一种关于情绪的比喻，有时会被误认为躯体症状。

另外，评价时需要问到性功能。一般而言，中国人很难区分性兴趣和性行为。在问到性兴趣时，大部分人都混淆为性行为。他们很难说出自己的性感觉，除非确实与别人发生了性关系。比如，几位女性报告称她们的配偶在亚洲一去就是数月，而她们认为这无关紧要。与之相反，非华裔患者更有可能会说即使没有机会从事性活动她们也会有性兴趣。或者她们会表达性唤起困难，这是在抑郁症中常见的一个症状。关于性兴趣的问题，在许多自我报告的评估问卷当中司空见惯，但是却不适用于华裔患者。在面谈中进一步探究性问题在中国文化中可能会被认为是一种冒犯。

另外，就是他们往往混淆无助和无望。这两个概念在西方截然不同，特别是考虑到自杀风险时。与英语患者不同，华裔患者很难回答无望的问题。虽然他们认为无助很好理解，很多人却看不到无望与无助有什么区别。在他们看来，两者都是无法控制当前或未来的问题。许多抑郁的华裔患者更能体会到无助，很少谈论无望。当被问及无望的问题时，他们感到迷惑。也许这跟中国人不违抗命运的深层信念有关。尽管贝克无望量表已经被成功地翻译成中文，但是这未必就意味着无望在华裔患者心目当中概念明了。

针对华裔抑郁患者的认知行为小组治疗问题

大部分参加抑郁症小组治疗的华裔患者容易理解认知行为治疗的原理。他们愿意学习并且应用各种干预手段。然而，对华裔患者应用认知行为治疗还是有一些独有的困难，一些有助于修改治疗方案的有价值观点和建议陆续出现。

挑战无助的思维

小组治疗师在治疗华裔抑郁患者时面临的最严重的挑战就是几乎所有组员都抵制无助信念这一思想（Wong，2011）。尽管大部分人很容易就掌握了情绪、思维和行为之间的相互关系，但是他们很少明白他们自身不适应的思维模式如何干扰到他们的功能。这与英语患者不同，他们很容易承认自己错误的思维造成了他们情绪低落。我们已经注意到华裔患者坚持一些非理性或失灵的信念，特别是"愤怒不好""我必须首先考虑别人"及"如果我说不，我就是自私的"。小组治疗师最初尝试温和的挑战这些想法，指出它们是非黑即白的想法，但常常发现组员把这些信念奉为圭臬。他们认为质疑这些信念等于背叛自己的文化及被西方价值观念腐蚀。

就个人而言，我承认自己不喜欢非理性和失灵的信念等认知行为治疗中的词汇。尽管诸如"我必须首先考虑别人"的信念对于任何文化下的抑郁症患者都是个问题，我却认为这未必就是非理性的。非西方文化的人们认为"我有权得到我想要的"的西方个人主义价值观念同样非理性。与许多认知行为治疗师一样，我倾向于使用"没有帮助的信念"这一说法。很明显，小组治疗师面临的一个独特挑战是当前没有能够适应特殊文化的认知行为治疗手册。

至于中国文化价值的共同之处，华裔治疗师会小心谨慎地直接处理这一问题。一种有帮助的干预就是治疗师和患者一起列出东西方文化都不接受的抑郁信念，包括"我父母的需要比我自己的更加重要"。我们看到对于老年人尊重和孝顺的文化期望成了抑郁子女的问题。于是，治疗师针对这些普遍的价值观进行教育，且强调其中的文化基础。他们强调所有的信念只要走向极端，就会造成抑郁。患者被鼓励采取一种开诚布公的方法，就像尝试实验的方法来做出更有味道的饭菜一样。王（2001）提出需要继续讨论认知重建过程中面临的挑战。

在他针对抑郁症的华裔患者认知行为小组治疗当中，他明确提出了中国文化关于家庭和人际关系的许多规则。在他的小组当中，他鼓励直接发问，比如"这些规则如何影响到你和周围的人"及"你保持这些价值和规则值得吗"（Wong，2011）。对这些认知练习进行一些小组讨论后，小组治疗师继续开始完整的 7 栏思维记录表（Greenberger & Padesky，1995）。与第 5 章阐述的针对抑郁的英语患者的小组治疗类似，个人案例轮流使用，治疗师要鼓励组员之间相互学习。

如何提高家庭作业的依从性

另一个挑战就是家庭作业。即便认知行为小组治疗项目被宣传为一门课程，且自助的观念不断得到治疗师的强化，但大部分华裔患者对于需要做家庭作业表现反感（后面我们也会看到，拉美移民在完成作业方面也有困难）。虽然华裔患者原则上支持家庭作业，但是完成比例仅为 60%。家庭作业的布置是任何认知行为治疗规定的不可分割的组成部分，虽然其他患者也抵制，但没有华裔患者这么强烈。这种负性反应很奇怪，毕竟中国社会强调教育和个人成就。

华裔患者抵制家庭作业从文化上有以下几种原因。一种是华裔更加服从权威。事实上，患者常常认为只要专家治疗就足够了，自己做家庭作业并没有什么额外的好处。这提示需要检查患者对于家庭作业的信念的重要性及重新审视专家和自助方法的各自作用。第二，更加隐蔽的是，担心如果无法正确完成家庭作业就会被认为是无能。从小组讨论中清楚地看到，家庭作业被认为是一种成功或失败，显示了一种非黑即白的思维模式。

小组治疗师鼓励患者放弃非成功即失败的思维模式，坚持采取实验的态度。治疗师强调关键问题不是患者是否完成所有家庭作业，而是患者对于自己了解到什么及是什么让他们更容易或更困难完成家庭作业。另一种动机策略集中在节省时间上面。治疗师提醒组员在每次小组治疗当中，有近 1 小时的时间是复习和布置家庭作业。所以，没有完成家庭作业的组员就会脱离小组，并感到这是一种浪费时间。这种方法有时候行之有效。

利用小组治疗华裔患者

尽管华裔患者接受循序渐进的认知行为治疗方法，因为其较少强调个人分享和更多强调教育和学习技能，但他们不断表达出的问题集中在社交和人际上。大部分小组患者乐于谈论他们的移民经历，如何适应另外一种文化，且对于许多女性而言，如何在丈夫不在期间保持家庭生活的和谐。小组提供的社会支持特别有帮助，且出于这种原因，治疗师可能需要考虑把治疗时间延长到超过 10 周或在小组治疗时间之外安排持续的社区支持。尽管研究表明，小组治疗对于华裔抑郁症患者有效，但是我们并不知道这是认知行为治疗技巧本身发挥的作用还是向隔离患者提供的应对新文化技能的作用。

事实上，许多小组成员珍惜披露更多个人问题的机会。但是也有许多小组成员常常担心表达过多而无法控制自己的情绪。小组治疗中的保密性对于说英语的民族和华裔民族具有不同的含义。一方面，这些患者希望处理教育子女和家庭矛盾，但另一方面，他们不愿意讨论伴侣关系。这些华裔寻求帮助的最常见问题是家庭关系问题。虽然认知行为治疗可能提供了应对抑郁的必要策略，但是导致抑郁的关系问题可以通过集中于两性关系而更好的解决。王在多年探索如何分配小组时间于认知行为治疗技能和个人暴露两性关系后得出了同一结论（Wong，2011）。

在我们的小组当中，对诸如移民和家庭关切等共同问题进行讨论和联结的愿望如此强烈，以至于超过了普通的小组过程。比如，一个共同的主题就是担心孩子学习，由于移民的主要原因是为孩子提供更好的未来。这些冲突使患有抑郁和焦虑的家长难以承受。于是，对华裔移民工作的治疗师可能考虑把正式的家庭和两性关系因素纳入到认知行为治疗方案中。在下面的章节，我们将看到这些已经在针对西班牙语移民的小组治疗方案中有所体现。

尽管适应文化的认知行为小组治疗仍有改进空间，但我们认为只要由说中文的合格治疗师进行治疗，他们获得了患者的信任，且能坚持保密等原则，抑郁的华裔患者就愿意接受包括小组治疗在内的认知行为治疗。由翻译参与治疗是否同样有效尚不得而知。

下面就是针对西班牙语移民的小组治疗方法。我们看到同样需要做一些调整。操作中的困难之处也与华裔移民有共同之处。

针对拉丁美洲移民的西班牙语认知行为治疗项目

在美国，拉丁美洲人群是最为庞大、增长最快的移民群体，占 15%，共有 4500万人，到 2050 年，将占到 29%，达到 1 亿 3300 万人（Aguilera, Garza, & Munoz，2010）。与之前提到的华裔移民等其他移民群体类似，他们接受认知行为治疗的程度也各不相同（Alegria 等，2008）。美国的拉丁美洲移民比白种人和黑种人患抑郁症的比例更高，但是接受治疗的却更少。1985 年以来，一群临床研究人员一直致力于发展一种新的和以证据为基础的干预方法为西班牙语移民服务。正如我们将在下面讨论的那样，最初 16 周的治疗方案在不同地点灵活运用，同样还有精简的 8 次治疗版本。

推介和评估问题

与华裔患者类似，西班牙语移民主要由他们的家庭医生推介。对于延伸的健康模式而言，大部分推介来自于初级保健医生，他们倾向于对高血压这样的慢性病进行行为管理，包括抑郁症。这些西班牙语移民接受治疗的困难在于身体，而华裔移民对于接受治疗则从心理上有障碍。对于没有住在附近或没有汽车的人，需要安排交通。在小组治疗时，有时候还需要志愿者照料患者的孩子。最后，法律和担心被遣返的问题也是障碍并且患者常常担心保密问题（Shattell，Quinlan-Colwell，Willalba，Ivers，& Mails，2010）。

评 估

和说中文的患者及其他文化下的患者一样，抑郁对于西班牙语患者与说英语的美国患者来说不是一个概念。在使用原本为英语患者设计的评价量表时就成了问题。尽管西语翻译的抑郁流行病学调查量表（Radloff，1977）和贝克抑郁量表（Bonilla，Bernal，Santos，& Santos，2004）可能足够了，但是可能一些文化方面的表达和对抑郁的理解没有了。这时，治疗师倾向于使用这些量表，只是因为它们有更好的信度和效度（Shattell 等，2010）。

拉丁美洲认知行为小组治疗原理

最初，针对抑郁的认知行为小组治疗手册目的是满足生活在人口密集的西语人群中的穷人需要的。这个最初的西语小组手册包括 12 次治疗，每次持续 1.5 小时，分为 3 个模块。思维模块集中在标准的认知干预，目的是确认和取代无助的想法。行为模块集中在行为激活。人的模块集中在积极的社会关系对于情绪和症状的影响。这个 12 次治疗的方案后来被穆诺兹等（Munoz& Miranda，1996）压缩为 8 次治疗，保留了原有的 3 个模块：①抑郁和思维；②目标设置和增加活动；③家庭和社区关系。这个简版的主要不同在于花更多时间考虑思维和抑郁症状之间的关系，并减少了其他两个模块上的时间。这个 8 次治疗的方案-穆诺兹和米兰达抑郁症认知行为小组治疗手册-西班牙语版（Munoz & Miranda，1996）可以从www.rand.org/pubs/monograph_reports/MR1198 网址上下载。

这个手册也被扩展为 16 周的每次 1.5 小时的治疗，参见西语抑郁症的认知行为小组治疗，文化敏感治疗实践手册（Munoz，Ghosh Ippen，Rao，Le，& Dwyer，

2000）。16 次治疗被分割为 4 个模块，每个模块包括 4 次治疗。前 3 个模块与前面的 8 次治疗手册类似，强调思维、活动、人。第 4 个新加的模块是健康，集中在了西班牙裔移民的并发症上，比如糖尿病。

这些独立的模块采取开放模式，组员在不同的时间可以进入不同的模块。比如，新成员可以直接进入第 2 个模块，接受 3 次治疗，然后完成第 3 个和第 4 个模块后再返回到第 1 个模块完成所有课程内容。

认知行为小组治疗中的问题

人的模块

对于认知行为小组治疗而言，把人的模块包括进来是一个创新，只有第 11 章描述的针对老年抑郁患者的小组治疗包含了"你的社会生活的作用"部分。西班牙语方案中人的模块的原理包括对西语文化的社会凝聚力重要性的认识。阿吉乐拉等（Aguilera 等，2010）指出，抑郁使个体较少从事社交活动，于是，社会隔离可能造成这个群体的抑郁。人的模块强调了我们的社交如何影响到我们的幸福。小组治疗师不仅教会患者社会交往和保持社交技巧的重要性，还能够让组员在小组环境下亲身体验。组员有机会练习社交技巧，新组员一来到就先进行自我介绍。在这些介绍当中，鼓励组员分享他们的家庭背景、出生地点和个人兴趣爱好。这种明确把社交能力融入到小组治疗，通过增加所有人的归属感而增强了小组的气氛。成员离开时采取类似的仪式，他们通常交换电话号码。因此，模块方法是特意要与重要的小组过程因素配合进行的。

如何提高完成家庭作业的依从性

与参加小组治疗的华裔患者类似，家庭作业的完成似乎也成了西班牙裔患者的老大难。尽管西语小组治疗师统一把家庭作业称为个人方案，目的是避免把家庭作业与学校联系起来，但仍没有解决问题。经常有不少组员完不成家庭作业。

为了改善家庭作业的完成问题，一些西语治疗师开始使用技术手段，包括音频教练和短信练习。音频教练对于知识文化水平有限的患者特别有效。它包括 2～5 分钟的短暂录音总结。它提醒患者治疗中获得的主要信息，如干预的原理、如何应用等。患者可以随时随地听这些录音，因为它们可以随身携带。短信练习是每天自动给患者发短信询问情绪并且根据之前的治疗主题发送信息。信息的目的是增强技能，提供进展反馈和解决碰到的问题。如果患者发的是"压力"一词，他们将接到短信提供如何减压的建议。幸运的是，西班牙裔患者经常使用手机和短信，表示这些技术手段可以增加这些患者的治疗效果（Aguilera 等，2010）（备

注）。我们认为这些技术手段也应该能够提高针对华裔患者的治疗。事实上，治疗师越来越发现技术手段是认知行为治疗的有效工具（Shapiro & Bauer，2010）。沙皮若等讨论了自动短信的积极作用和消极影响。

利用小组对拉丁美洲移民进行治疗

为西班牙语抑郁患者提供小组治疗的治疗师一致发现，抓住机会为小组提供支持和实际的认知行为治疗干预一样重要，但是结合使用最为有效。西班牙语移民通常渴望讲述他们自己的故事，渴望被理解和相互学习。肯定和正常化患者的体验非常有用。学习如何解决问题来降低社会隔离已得到广泛认可。比如，一些小组治疗师描述了在行为激活模块当中，组员如何设定目标督促自己经常给墨西哥的家人发邮件或打电话（Shattell 等，2010）。这与我们从参与英语小组治疗的患者身上获得的经验类似。他们与原生家庭的分离感是一个常见的主题。由于无法把家人接过来而产生了一些负疚感可能进一步减少了与家人的定期联系。这些障碍常常按照无益的信念对待，但一旦患者开始进行更多的接触，通常对于他们的抑郁的改善有积极的影响。

对于抑郁的西班牙语女性另一重要的人际主题就是他们对于自己作为母亲的认识。这与华裔女性患者不同，她们更多的主题是怀念丈夫。考虑到西班牙语患者的实际情况，母亲的作用和意义被看得很重，由于离开母亲或者无法做好母亲导致了抑郁（Shattell 等，2010）。有学者认为能够自由选择居住地区的西班牙语移民与只能混居的移民相比隔离感有所减少。

针对非洲裔美国女性的认知行为小组治疗项目

可以把针对西班牙语抑郁患者的治疗应用到针对抑郁的、低收入的非洲裔美国女性身上（Kohn，Oden，Munoz，Robinson，& Leavitt，2002）。这种修订与拉丁美洲移民的类似之处在于它集中在家庭问题之上，但不同之处在于它强调了生活在美国的非洲裔女性的历史和政治背景。与之前描述的西班牙语移民治疗方案类似，非洲裔美国人小组治疗方法包括 3 个模块，每个模块 4 次治疗。对于非洲裔女性而言，提供 16 次治疗（其中思维和情绪的关系模块重复使用）。这种修订是结构性和理论性的。结构改变还包括使小组封闭而非开放。在这一封闭的小组中，所有女性一起开始和结束。

小组治疗师应该思考封闭和开放小组的优缺点。开放小组的效率较高，在减少等待时间方面效果显而易见。有些文化中增加小组练习社交技巧的机会特别重要，比如在西班牙语患者小组中。不利之处是对于凝聚力的影响。这恰恰是保持非洲裔患者小组封闭的原因。治疗师认为女性可能在开放小组中的安全感和归属感下降。

另外一种改变是关于普遍存在的家庭作业问题。小组成员认为"家庭作业"一词并不适合他们，于是选择称他们的家庭作业为"治疗练习"。其他改变包括尽可能多地使用非洲民谣和文学中的例子。第 9 章包括对于家庭作业更改名称的广泛讨论，这对于移民群体的治疗师来说格外有用。

针对非洲裔美国女性的抑郁症小组治疗还有很多改变。模块进行了如下改编：①健康的关系，目的是克服非洲裔美国女性的社会隔离；②心灵—宗教，目的是探索建立在信仰基础上的应对策略；③非洲裔美国人的家庭问题，目的是确认行为的代际模式且强化黑种人家庭力量的历史；④非洲裔美国女性身份，目的是讨论和克服负面形象，肯定黑种人女性。

在开放的临床试验中，针对美国非洲裔患者的方法与穆诺兹等的西语治疗方法进行比较，仍旧是传统认知行为治疗所关心的问题。尽管这两个女性群体在抑郁症状上都有减轻，针对美国非洲裔的方法取得了更好的效果。值得一提的是，治疗后这两组的抑郁评分仍然处于中度水平，而对白种人治疗后抑郁评分为轻度水平。为美国非洲裔女性提供小组治疗的治疗师注意到易激惹，而非悲伤，是她们最常见的情绪表达。学者们理性地得出结论认为，我们需要系统考察经过文化修订后的认知行为治疗干预的有效性。

文化敏感认知行为小组治疗的共同挑战

毫无疑问，对于移民群体而言，获得系统全面的认知行为小组治疗障碍更多。似乎在实施标准的小组治疗过程中对每一个问题进行文化上的修订都被放大了。需要灵活的解决问题策略来避免失败。成功完成治疗的障碍进一步与患者的贫穷交织在了一起。虽然许多移民到西方比如加拿大的人们没有经济上的困难，但是在美国，移民常常意味着贫穷；50%的少数族裔美国人处于贫穷状态，而只有 20%的白种人处于贫穷状态。可能还需要采取其他步骤来确保寻求小组治疗的人们能够按时上课、完成作业等。

脱落是西班牙语患者的一大问题，超过 50%的患者选择了退出（Miranda，Azocar，Organista，& Areane，2003）。在小组治疗之间提供其他个案管理来促进治疗的情况比比皆是。米兰达等（2003）发现，在对参加小组治疗的西班牙语患者进行个案管理后，脱落比例降至 17%，而没有个案管理的则是 50%。接受强化照料的人抑郁也有很大改观。个案管理在认知行为治疗中得到培训，且在这一模块当中，他们提供帮助（电话或家访），了解患者的住房、就业、娱乐、身体健康和家庭关系等问题。

另外一大挑战就是关于有心理健康问题的移民是愿意从朋友那里还是从专业人员那里获得帮助的问题。文献一直显示少数族裔，不管是亚裔还是拉丁裔都更喜欢专业人士的帮助（Leung，1996；Shatell，Villalba，& Stokes，2009；Sue & Sue，2013）。在华裔社会中，他们希望得到专业人士的帮助是因为中国人尊重权威，喜欢直接而非拐弯抹角，希望自己的病情能够得到保密（Leung，1996）。按照梁的说法，当中国人自我暴露时，他们区分内外有别。这当然使小组模式更加困难。但是当小组领导者强调并示范合适的界限和职业标准后，中国人喜欢小组模式，认为在这里吐露心声是安全的，在这里他们能够得到理解和接受。经常看到中国的小组成员在治疗结束后继续见面（Wong，2011）。

但是信任专家也有其负面影响。尽管被重视，专家仍需要注意自己被抬高到很高的地位。与美国和加拿大本地人相比，许多移民患者显示出对于他们的治疗师的敬畏和欣赏。虽然这提高了治疗的配合度和治疗师受到较少的"挑战"，但是也有负面影响。患者可能不会说出与治疗师意见相左的东西。他们认为专家能够解决自己的问题，结果会无所作为并影响到家庭作业的完成。

毫无疑问，家庭因素在移民生活中发挥了举足轻重的作用。许多临床工作者认为任何心理健康服务都应该迎合这一点，且应该满足其中的社会条件。因此，为移民提供小组治疗的治疗师必须明确把小组治疗方法的方方面面都包含其中。治疗师知道家庭因素是柄双刃剑，既可以带来支持，又能够带来压力。当移民原来的家庭是支持的，如果突然失去原有家庭可能造成压力。刚刚成家的年轻女性，如果离开了父母，就容易造成抑郁。更雪上加霜的是，许多年轻的中国夫妇把子女留在中国给祖父母照顾。他们能够在移民国家投入大量精力工作，在经济上迅速好转。儿童心理专家认为这种留守儿童现象可能造成儿童对于祖父母的过度依赖。当他们重新与父母在北美团聚后，这可能造成所有家庭成员的心理压力。

最后，医生必须意识到像中国这样的大国包括多种亚文化元素。就中国而言，超过 20 种亚文化存在，每种都有自己的特色。尽管针对中国大陆和香港民众的小组治疗方法一样，小组治疗师意识到其中的文化差异因人而治。香港民众更多受到西方的影响，治疗师必须注意到这些亚文化因素。

总　结

本章介绍了语言不畅的移民如何得到针对他们抑郁和焦虑的小组认知行为治疗，这需要熟练的治疗师，他们不仅业务熟练，还了解患者的文化和价值观。各种认知行为小组治疗从文化上的修订可以让治疗师考虑如何利用文化上不同的方法来治疗亚裔、拉丁裔、非洲裔或其他非白种人患者，这反过来形成了他们各自不同的标准治疗方法。比如，贫穷并不局限于移民。如果小组治疗项目解决照顾儿童、交通和个案管理问题，低收入群体就能够接受这种治疗并从中获益。

　　本章探求增加小组治疗师的自信，从而使他们更有能力对移民进行治疗且对于改进方法很有兴趣。尽管由于语言问题，治疗师未必能够亲自治疗这些移民患者，但是他们可以设计、落实且积极宣传针对不同文化的小组治疗干预方法。

备　注

　　对于家庭作业，委婉用语似乎并不起作用。不同文化的人们一眼就能看出是家庭作业。第 9 章提供了改善家庭作业依从性的策略。

第 14 章参考文献

第 15 章

囤 积

或多或少地，我们都喜欢物质。消费文化利用了人想要获得新事物及从占有中反观自己的这一本性。但是具有强迫性囤积的人已经占据了美国和欧洲人口的2%～6%。他们在物质占有方面具有癖好。他们极端喜欢东西。他们无法抵制把新东西拿回家的欲望，而不管这些东西在别人看来多么的无足轻重。他们也无法扔掉一些失去价值或可以循环利用的东西。

具有强迫性囤积的人似乎缺乏整理东西、集中注意并完成工作的心理能力，尽管在我们大部分人看来这些事情轻而易举。因此，他们对于东西的积累常常使他们在房间无法站立。轻一些的强迫性囤积的人无法邀请人们到家里吃饭，因为桌子上全是东西。不幸的是，他们对于冰冷的东西的迷恋超过了对于人的关系。他们常常失去与人之间的联系。他们是被边缘化的孤苦伶仃的一群人。

当具有强迫性囤积的人们接受一般的心理治疗项目时，通常是在家庭成员的强迫之下，很多医生不知道如何帮助他们。部分是因为医生没有专门的知识，且对于什么是最好的方法无从知晓。另外还有患者本身的原因。具有强迫性囤积的人常常对于自己的行为缺乏认识。一个患者指出她的问题是"整理纸张"，且不能意识到这种癖好阻止了她在家里的自由活动。一份研究发现，只有15%的人承认他们的行为有问题（Kim，Steketee，& Frost，2001）。显而易见的是，患者对于寻求帮助感到矛盾，一方面他们受到别人要求改变的压力，另一方面他们觉得没有必要看医生，因为问题只在家里存在。但是对于一些人而言，问题远远超过家里，已经带到了工作当中。在工作中，他们很难整理邮件、文档或做其他工作。很明显，他们也无法使办公地点整洁。不管囤积仅仅是在家里还是带到其他地方，具有强迫性囤积的人很难接受治疗，常常逃避治疗，逃避比非囤积问题的患者发生得更多。

当具有强迫性囤积的人接受针对强迫症的特定治疗时，情况会大为好转，但仍不是最好。直到2013年，囤积被认为是强迫症的一种亚型，而且应该使用同样的办法治疗。在小组治疗中，治疗师有时不情愿接受囤积患者进入他们的小组。

一般而言，我们的强迫症小组当中都有 1～2 名囤积的患者。但是，尽管他们与其他强迫症类似，却截然不同。最明显的是，他们不感到痛苦，而其他强迫症患者则感觉痛苦。他们不像其他患者那样能够立竿见影地取得治疗效果，他们的进步异常缓慢，在许多方面与众不同，且常常效果不彰。他们还年纪偏大，常常是 50 岁出头。所以，他们患病时间已久，这加大了治疗的难度。小组治疗师在暴露上无从下手，特别是无法家访或做其他特定治疗。正如我们在下文所见，不能家访可能并非像治疗师想象的那样是一个巨大的困难。治疗师的不断受挫以及对于囤积的认知和心理过程的研究最终导致了囤积与强迫症需要区别对待。

按照新的诊断标准 DSM-5，囤积成为一种独立的精神障碍。治疗强迫的认知行为小组治疗师对此表示欢迎。我们没有必要把囤积纳入强迫症，但是我们同时还觉得有责任向囤积患者提供有益的帮助。由于囤积患者家里容易出现火灾等事故，所以他们很容易被赶出来无家可归。我希望本章对于囤积的认知行为小组治疗的描述将鼓励不同的心理健康机构发展专门针对囤积的小组治疗方案。有确切的文献证明，认知行为治疗对于囤积有很多好处。

本章将首先回顾对于囤积的诊断及有关认知行为治疗的文献。我将提出一个小组治疗囤积的案例。事实上，这是一种不同的小组且需要不同的治疗师。如果交通运输成了问题，这因为囤积患者常常贫困和残疾，治疗师必须到患者家附近进行治疗。有时候，小组治疗就在囤积患者家中进行。治疗师可能需要家访或对患者进行指导，这包括戴面具或其他保护措施，因为囤积患者家中卫生条件可能非常糟糕。在请学员或其他患者前来时，可能首先需要检查家庭安全。成堆的东西可能倒下，易燃物容易引发火灾。

🦋 囤积障碍的诊断和特点 🦋

按照 DSM-5，囤积现在属于强迫障碍及其相关障碍的一种。囤积障碍的特点就是无法放弃东西，而不管这些东西的实际价值（标准 A）。这种困难在于渴望保存东西，如果丢掉这些东西就会感到痛苦（标准 B）。具有囤积冲动的人常常东西过多而阻碍了他们正常的活动，影响了东西的使用（标准 C）。囤积导致临床上的显著痛苦或社交、职业等重要功能受损（包括为自己和他人保持安全的环境；标准 D）。囤积不能归于其他躯体疾病（标准 E），也不能用其他精神障碍所解释（标准 F）。诊断囤积的医生可以确认是否还有以下问题，过分获得、良好或不好的自知力、缺乏自知力、妄想性信念。

约 75% 的具有囤积障碍的人都合并有情绪或焦虑障碍，如重度抑郁（57%）、社交焦虑障碍（29%）、广泛性焦虑障碍（28%）及强迫症（17%）（APA，2013；Frost，Steketee，Tolin，& Brown，2006）。当患者抑郁且缺乏动力和精力时，需要很大的努力才能开始治疗。治疗师可能需要从一些基本的行为激活策略开始，比如每天散步等。当出现社交焦虑、回避或分裂型人格障碍时，它们会阻碍个人寻求治疗。囤积症状常常在 11～15 岁出现，到 30 多岁时加重。这些症状在 55～94 岁的老年人中的发生率是 34～44 岁的青年人的 3 倍。

囤积可能继发于一系列神经精神疾病，如大脑损伤、老年痴呆、精神分裂症、多动症和自闭症等。在大脑损伤或老年痴呆后不久就出现了囤积，这被称为器质性囤积。认知行为治疗对于器质性囤积的治疗不像单纯的囤积障碍那样行之有效（Mataix-Cols，Pertusa，& Snowdon，2011）。尽管仍不完全确定，但是现有的神经心理学研究显示囤积者的认知可能有信息处理缺陷、前额叶存在变异缺陷等。具体而言，患有强迫性囤积的人在解决、计划、拖延、犹豫或自我组织上有困难。他们倾向于分散精力，而无法集中精力。这可能解释了为什么一个简单的任务，比如付钱，在患有强迫性障碍的人看来如此困难。他们很难把同类的东西归置到一起。支付账单往往与垃圾放在一起。他们过于关注细节，而无法看到更为重要的事情。

经济和社会负担

除了容易造成火灾和不卫生外，囤积还带来了沉重的经济和社会负担。大量有关囤积的研究显示他们很难做一份工作且患有肥胖症等慢性疾病。他们还很容易无家可归，超过 12%的人被赶出家门（Frost，2010）。如果患有强迫性囤积的人无法支付账单，这就给愿意提供帮助的市政部门带来了沉重的负担。

为什么囤积

除了之前提到的信息处理缺陷外，患有强迫性囤积的人们赋予他们的东西以特殊的意义。这些东西可能具有情感价值（比如，尽管我不知道这些照片上都是什么人，但是我祖父保存的，如果扔了就会是对他的背叛）或工具价值（比如我将来有可能需要这些杂志中的一个配方）或内在价值（比如这个花瓶如此漂亮，即使我已经有 20 个了，但因为它与众不同，所以也要保存）。

对于物品的执着包含着强烈的情感反应，其中既有积极的又有消极的，从而可以不断强化。获得便宜东西的快感，比如"我用一个的价钱买了 5 个牙刷"非常兴奋。这种与购买相关的积极情感当然不是强迫性囤积的人们所独有，我们都有，只不过强度和频率不大。另外还有放弃所带来的悲伤的感觉。比如，有人可能不愿意放弃一些旧书，担心永远失去后的伤心和后悔。这种混合的积极和消极情绪常常是人们无法放弃强迫性囤积或打破囤积怪圈的原因。与其他人一样，具有强迫性囤积的人们常常寻求情感愉悦且避免痛苦。

强迫性囤积的认知行为治疗

根据最近的文献回顾，治疗师对于针对囤积的多元素认知行为治疗感到了信心，超过 70% 的患者症状获得显著改善。在描述这种方法之前，值得指出的是针对囤积的认知行为治疗强度更大且持续时间更长，一般小组治疗是 16～20 次，个体治疗是 26 次。这种方法为建立在证据基础上的囤积治疗设定了标准（Muroff，Bratiotis，&Steketee，2011）。尽管偶尔家访的个体认知行为治疗是最常见的干预，但是穆若夫（Muroff）2011 年的综述文章强调了小组治疗同样有效。小组治疗有很高的退出比例（约 30%），无法忽视。改善这种情况的方法在本章的后面均有提及。

强迫性囤积的认知行为治疗模型

在囤积研究人员和医生的工作基础上，我们现在有一种广为接受的囤积认知行为治疗模型（Frost & Hartl，1996；Frost & Steketee，1998；Hartl & Frost，1999）（图 15-1）。

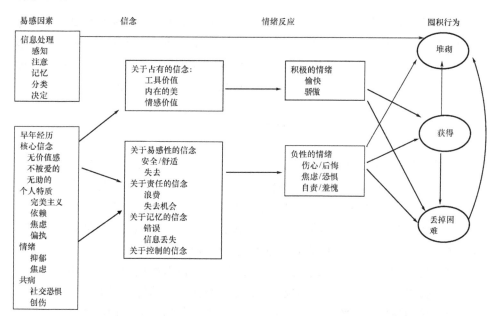

图 15-1　强迫性囤积的模型[引自：Steketee 与 Frost（2007）经牛津大学出版社同意使用]

强迫性囤积的认知行为治疗模型假设获得、保存和囤积的原因包括：个体易感性（包括早年的生活经历和认知信息处理缺陷），导致；关于物质占有的认知评价，继而造成正面和负面的情绪反应，引发囤积行为。这些行为由于获得和囤积的愉悦感及失去的痛苦感而得到加强。

这一模型在使用中因人而治。在小组治疗中，这种一般模型提供了组员谈论自己独特的易感因素的基础。易感因素各不相同，并且许多具有强迫性囤积的人报告称，他们从小就与家人不同。很多人有依附问题，除了觉得在情绪上与父母和他人分离外，儿童时期的创伤还包括各种大小事件，比如被迫多次搬迁、移民、家庭被劫、房屋失火、性侵犯或父母未经允许就丢掉自己的玩具等。组员通常认为回忆和评估自己儿童时期的家庭很有帮助。有些人开始思考他们想要很多东西来包绕自己可能与冷冰冰的童年有关，或是他们更加意识到父母的教导"不要随便丢东西，以后说不定什么时候有用"。治疗师支持这种观点，同时要小心不过早下结论。正如其他心理健康问题一样，囤积的原因各种各样，可是尚未完全弄清楚，但里面包含了大量关于基因、生物化学、心理学、环境和社会经济等的因素。

评 估

对于强迫性囤积的评估不分个体治疗或小组治疗。它包括两部分，首先是在医生办公室进行传统的评估，然后如果可能的话，进行家访。评估堆砌行为且讨论治疗计划的方法可以参见斯特利等（Steketee & Frost，2007）的囤积治疗手册。这份手册包括如何对囤积患者进行面谈且介绍了一些标准问卷和结果评估，比如《囤积问卷修订版》（Frost, Steketee，& Grisham，2004）、《囤积认知问卷》（Steketee, Frost，& Kyrios，2003）和《囤积意象评估》（Frost，Steketee，Tolin，& Renaud，2008）。这份指南还提供了如何进行家访的建议，其中包括照相的重要性。家访的治疗师常常指出他们无法了解全部情况，患者常常隐藏部分问题或者患者自己有时也意识不到。治疗前后的照片常常形成强烈的对比，特别是他们可以同所有组员进行分享。如果家访不可能，可以鼓励患者自己拍照。在治疗前的评估中，也讨论了小组治疗的准备工作，关于这一点在本书的第6章有模板。

囤积的认知行为治疗

《强迫性囤积和获得：治疗师手册》（Steketee & Frost，2007）描述了针对囤积的个体和小组认知行为治疗。这些包括治疗计划、提高动机、针对整理和解决问题的技能训练、暴露方法、认知策略，减少获得的策略及预防复发。下面的部分将描述如何将之应用到小组治疗中。

强迫性囤积的认知行为小组治疗

我们现有证据显示囤积的个体认知行为治疗手册（Hartl & Frost，1999；

Steketee & Frost，2007）可以成功的改编为小组模式（Muroff 等，2009；Steketee，Frost，Wincze，Greene，& Douglas，2000）。囤积的认知行为小组治疗通常包括至少 16 周，每次 2 小时的会谈及至少 2 次 90 分钟的家庭访谈。和其他认知行为治疗小组一样，治疗师强调了家庭作业的重要性。然而，家访是否有用尚存在争议。穆若夫等比较了分别包含 4 次家访和 8 次家访的 20 周治疗方案（Muroff，Steketee，Bratiotis，& Ross，2012）。家访包括最开始主要由治疗师与患者一起制订具体的治疗目标。后面的家访是实习治疗师帮助患者进行整理和抛弃。对照组是阅读《埋在宝中》（Tolin，Frost，& Steketee，2007）的一些患者。两组的囤积症状都显著减轻，而对照组仅有很小改善，这表明与一般的临床直觉不同，未必是家访越多越好。

家访很明显会带来其他一些代价，增加了治疗师的工作强度。新的研究质疑家访的好处。吉连姆等报道称没有家访的囤积小组治疗效果也很好（Gilliam 等，2011）。尽管研究存在局限性，比如缺少随机性，研究人员仍然怀疑是否增加家访就有利于病症的治疗。考虑到家访可能令许多患者不愿意参加小组治疗，还有治疗师出访的时间成本等问题，这些结果对于临床项目至关重要。

强迫性囤积的认知行为小组治疗方案

治疗主题（修订自 Steketee 与 Frost，2007，以及 Shuer 和 Frost，2011）

第一次治疗：心理教育，探讨治疗目标和完成基线评估。
第二次治疗：心理教育，阐述囤积的认知行为治疗模型。
第三次治疗：动机、目标设置、准备开始丢弃东西。
第四次治疗：整理和解决问题的技巧训练。
第五次治疗：整理和解决问题的技巧训练。
第六次治疗：认知策略，挑战无益的想法。
第七次治疗：认知策略，挑战无益的想法。
第八至十五次治疗：不获取和放手的暴露练习。
第十六次治疗：预防复发。

如果囤积项目的认知行为小组治疗包括家访，这些通常至少是 2 次，开始一次，最后结束时一次。其他家访应该分散进行，主要是支持患者完成家庭作业。

心理教育

讨论认知行为治疗模型，并邀请组员讨论如何将此模型与自己联系起来。与第 4 章抑郁的认知行为小组治疗类似，邀请小组成员把个人案例添加到这种模型当中。比如，一个组员可能说他的童年时代曾经多次搬家，因为作为单亲母亲的妈妈无法支付房租。他从来没有居住在一个地方足够长的时间而发展友谊，而总是带着自己的玩具四处奔走。这些玩具成了自己的好朋友。尽管一些具有强迫性囤积的患者没有缺失的童年，但是大部分表达了自己的孤单和对于他人的不信任。

这种对于过去历史的探索很像一种动力心理治疗小组，但是与其他小组治疗类似，小组治疗师力图使个人的故事与之前的模型尽量联系。目的是提供教育，是什么使某人倾向于获取东西且担心丢掉它们，又是什么因素维持了这类行为。小组治疗师创造一种好奇的气氛，提出的问题比如"你带 10 块打折香皂与你离开家时的感觉是如何联系起来的"，整个小组向自己和互相提问，目的是增加对于情绪、评价和行为之间内在联系的认识。

动机与目标设置

与针对囤积的个体治疗类似，我们鼓励组员从一个房间或一块地方开始。我们轮流介绍，然后每个患者表示自己希望从哪里开始。这创造了反馈的机会，看看最初选择的地方是否符合实际。一个人宣布他想要在前 3 周把房间清理一遍，但是听取小组的意见，最后选择了一个沙发。有时候，患者倾向于挑选一种废物，而不是一个房间。比如，有人可能选择重新整理自己的账单和其他书面东西。有趣的是，这些聪明的患者居然不知道如何归整书面的东西。分门别类对他们而言是难上加难。创造一个文件夹包括"有用文件""社会服务通讯录"和"个人所得税"对他们而言是新的事物。由于认识到还有其他人与自己相似，所以强化了小组过程。

动力缺乏是需要解决的一个问题。处理的一种方法是通过小组讨论，治疗师在白板上写下囤积的好处和坏处。下面就是增强动力的一个例子。

治疗师：我们已经讨论了你们许多人喜欢逛跳蚤市场，因为总能捡到便宜的好东西。奥斯卡，你说说里面不好的地方。

奥斯卡：我很难不去跳蚤市场，因为里面总有好东西。有一天，我给侄女买了一个玩具，全家人都很惊奇我只花了 2 块钱。

治疗师：所以，我要提出一个问题，跳蚤市场的好处和坏处分别是什么？我先写下一个好处：你可以很便宜地淘到好东西。

图迪：我也喜欢跳蚤市场。我认识很多商贩，他们都很友好。

治疗师：我们又有了一条支持的理由，跳蚤市场的人们很友好。

密尔纳：我同意，但是我的问题是我不知道买的东西放哪里，并且我不知道把这些东西给谁，除了陌生人和广场上的小孩子。

治疗师：好样的，密尔纳，现在有了一条反对的论据，没有地方放新买的东西。

这种支持和反对的练习提高了对获得不利之处的讨论。这对于动力有好处，因为它肯定了购买的许多好处。在这种意义上，它显示了对于强迫性囤积患者的尊重，确保他们不会产生病耻感，觉得自己是疯子。但是这也让他们反思自己的生活，比较保持现状与改变之间的优劣。

另一种提高动力的练习，特别是在小组开始阶段，是让患者画图或是想象他们 5 年后成什么模样。当患者提到干净的沙发、桌子和邀请其他人访问自己家时引发了有趣的讨论。在某种方式上，这与斯特凯提等（Steketee & Frost，2007）的归整形象练习类似，患者想象一个整洁的房间，里面什么东西都有，但井井有条。在最后一轮讨论中，患者讨论自己的图画并且生动的讨论未来的情况。比如"这是我的沙发，这是我的朋友米兰达和她的丈夫，他们正在喝酒，你能看到我把一些小吃放到了桌子上。他们羡慕我的卧室，希望下次再到我的家"。这些想象练习可以成为强大的动力。如果可能的话，图片还可以贴在小组治疗室的墙上，不断提醒他们归整房间。

整理和解决问题的技能训练

在这些会谈中，治疗师教患者如何对于他们家庭的不同区域进行整理和计划。患者挑选自己的地方，治疗师示范如何把东西归类，然后决定它们的最终位置。这种计划的一个例子可参见《强迫性囤积和获取：治疗师手册》（Steketee & Frost，2007）。比如，一个艺术家可能因为过分抑郁和缺少活动空间而无法创新。他创造了"油画"这一分类，他挑选了画室中的架子作为 "最终位置"。他的行动方案包括归整颜料放到这个架子上，然后把没用的书本杂志拿开。这当然又出现了书本杂志是否保留的问题，他把这些书本分为"保留"和"捐给二手店"两类。

小组产生整理规则通常是一种活跃的和投入的练习。组员经常问道，比如"人们保留衣服多长时间合适"及"我应该多长时间倒一次垃圾"，对于强迫性囤积的人们，有用的答案就是超过 2 年没用的衣服就应该扔掉，除非像婚纱等有重大意义的衣服。每天都要洗碗，而且垃圾每周清理 2 次。患有强迫性囤积的患者常常连基本的生活能力都没有。另外一种办法就是给自己打算丢掉的东西留下照片作为纪念。可以在小组治疗室的墙上贴出清单，上面列举一系列关于整理的问题和答案供组员们阅读和讨论。

挑战无益的想法

与其他心理健康问题类似，无益的想法维持了问题行为和情绪。患有强迫性囤积的人们具有负面的自动想法，比如"我需要这个""我可能没有机会再买到这个了"或"我将来可能用得上这个"。除了这些自动想法，我们还看到患有强迫性囤积的人们与第 5 章列出的抑郁症患者的认知偏差类似。诸如"如果我扔掉，我就后悔终生"的想法，这是一种灾难化。使用附录 F 的认知偏差列表引发了有益的小组讨论。可以利用更加灵活的思维挑战具体的囤积思维。比如，一个人可能用"我喜欢看和感受这件毛衣，尽管我感觉很好，但我知道我用不上，它只会使屋子变乱，所以我不需要它"来取代"这件毛衣太好了，我必须拥有它"。认知挑战练习还激发小组对于"需要"和"想要"的区别进行讨论。暴露练习是组员的另外一个武器，比如拒绝购买或者丢弃。治疗师喜欢在正式暴露开始前进行这些认知练习。

暴露和行为实验

患有强迫性囤积的人暴露有 2 种形式，对于没有获得某件东西的暴露，及对于丢弃某件东西的暴露。至于面临恐惧的问题，我们建议使用暴露等级列表。一个没有获得的暴露等级列表的例子如下。

担心的情境	主观评分
逛跳蚤市场	80
见到免费的东西	60
在小组治疗前逛医院礼品商店	50
逛一元商店	30
见到买一送一的销售，只拿一件	25

囤积暴露练习的目的是提高对获得冲动的容忍能力。这些冲动见到想要的东西就会被激发。事实上，患有强迫性囤积的人们常常说在选购物品时处于一种疯狂的状态。尽管大部分情况发生在小组治疗之外，但还是有机会可以在小组中进行暴露。比如，一个治疗师可以陪伴一两个患者到医院商店或附近商店。患者被鼓励挑选东西，表达自己积极的想法，然后归还商品。他们可以记录自己焦虑的水平和半小时后焦虑的水平。一个准备搬家的治疗师带了一大箱不再需要的东西来医院。这个箱子里有几件值得收藏的东西，比如完好无损的三洞活页夹、纸巾、光盘和旅游手册等。在暴露练习中，组员可以翻看这个箱子，但是不能拿走里面的东西。有时候，还包括一些整理工作，决定哪些需要扔掉哪些需要保留。还有的时候，成袋的衣物和成箱的橱具被拿进来。按照等级暴露的原则，我们同意他们逐渐放弃这些东西。

如果组员带东西来，可以在小组当中进行丢弃暴露练习。显然，这需要在家做一部分工作。按照放弃等级规则，家庭作业练习在小组治疗中计划好。这些常常以行为实验的形式出现，小组让患者预测他们在丢弃任务过程当中和过后的感受。这些都写进了《行为实验表》（Steketee & Frost，2007）。在后面的小组会谈中，患者描述实际发生的情况，他们的预测是否成真及他们从行为实验中学到的东西。

家庭作业

对于患有强迫性囤积的人们而言，家庭作业与患有焦虑和抑郁的人们截然不同。事实上，治疗师有时候很难完全掌握患者做家庭作业时所面临的困难。在每周的治疗小组中，愉快的、有吸引力的和有帮助的组员常常分享生动的家庭生活和积极的个人兴趣。从理智上而言，他们明白归整的重要性。但是当他们从小组课程回到家后，他们出现了沮丧和泄气的情况。在没有家访的情况下，千万不要过多布置家庭作业。如果希望家庭作业行之有效，往往需要训练和协助。一些患者同意安排全天的整理活动及雇佣专业的助手。所有这些都可以在小组治疗中做好计划，并作为家庭作业。很关键的是，患者应该感觉到能掌握自己的家庭作业。请患者的家人帮忙常常成为问题，因为家人往往对于患者很失望。斯特凯提等（Steketee & Frost，2007）还指出，最好避免家人协助训练，尽管他们很乐意。这是因为长期批评和控制的模式很难打破，其中包括偷偷地处理患者的东西。一个极端的例子可以参见电影《妈妈的花园》（2008），其中成人子女把母亲骗出来然后整理她的东西。她回来后居然自杀了。我鼓励治疗师多看看这部电影。我们让中学生做义工。新的年轻的和不批评的面孔对于经历过许多批评的患者而言是一种很好的搭配，患者喜欢这些年轻人。比如，几个高中生可以帮助处理掉很多东西。许多认知行为小组治疗项目没有这样的资源，但是可以联系义工，但要注意一些义工是没有接受过训练的。

组员们发现在小组中分享他们的短期和长期目标是有帮助的。小组见证了他们的意图。他们说当他们发现自己处于易感的情境时常常能够联想起小组。组员的认同和掌声能够带来很多鼓励。小组中常常讨论奖赏，我们发现小组创新奖励方式，比如一些食物奖励（特色咖啡或者膳食）。在目标完成后，自我奖励可以包括同朋友一起吃饭、散步、看电影、参观博物馆或观看演唱会。这加强了积累经验而非物品的愉悦感。

预防复发

尽管取得了长足的进展，强迫性囤积患者很少在16～20周的认知行为小组治疗中完成所有目标和家庭作业。1～2个月的巩固治疗可能有用，且治疗师可以通过电话完成。如果可以的话，患者也可以从联系当地或网络支持小组中获得帮助。和其他小组治疗一样,最后的治疗是要支持患者成为自己的治疗师,并为持续的自我帮助设定现实的目标。第 9 章提供了如何结束治疗的建议。与其他小组治疗类似,囤积小组成员常常在小组治疗外互相支持。这在小组治疗时并没有鼓励,但是在正式的治疗结束后,治疗师支持患者交换电话号码或者电子邮箱。小组治疗师认识到对于这些孤僻的患者而言,交朋友很有好处。

利用小组治疗强迫性囤积

由于自知力差和动力缺乏,患有强迫性囤积的患者很难治疗。一旦可能,我坚持认为必须提供小组治疗,因为这将减轻一些干扰治疗的问题和行为。患有强迫性囤积的人常常是害怕被批评的孤独的人。他们知道他们的行为和生活环境不被社会所接受。他们还知道治疗师很可能没有囤积的问题。事实上,大部分医生对他们束手无策。于是,参加小组治疗就很容易找到知音,有机会被别人理解。和其他类型的小组一样,一些囤积患者马上就适应了,而另外一些患者则需要一定时间才能适应。与其他类型的小组治疗类似,针对囤积的小组治疗可以感受到强烈的小组过程。可能更为甚者,患有强迫性囤积的患者与其他患有强迫、焦虑和情绪障碍的患者相比社交上更为孤单。小组中的治疗师可以采取措施逐渐加深他们的人际关系并鼓励组员直接联系和相互学习。当有组员提供清除信息、个人助手服务或发现网络支持小组时,这自然而然就发生了。

我们发现宣泄这一过程因素(在第 2 章讨论过)很明显对于囤积患者有效。在小组治疗中,我们探讨了迷恋物质的原因,一些组员表示,常常是首次,他们在儿童时期感受到孤单和痛苦,而当时他们没有办法在情感上与成人交流。小组成了理解他们的见证人,有同病相怜的感觉。我们的经验显示,只要治疗师能够容纳情感宣泄,且集中在此时此地的任务,允许宣泄就会提高执行整理计划的动机。

在关于小组治疗的学术杂志上,很少发现针对小组过程的具体关注。我在阅读穆若夫等讨论自闭、同伴示范和灌注希望等具体过程因素如何促进认知行为小组治疗时深有同感。我同意这些治疗师的看法,有必要注意囤积患者之间的联系可能对治疗不利。这在抵制改变大于改变信念和行为的勇气时发生。小组成员在他们集体认同"一笔好的买卖""需要物品"和"太老而无须改变"时是强烈的。

关注他人和他们的故事往往有用,因为患有强迫性囤积的人们很容易难以忍受治疗。最好缓慢和稳定的进步,且小组使人们更容易坚持。换言之,没有做家庭作业的患者仍容易坚持下去,因为在小组治疗中他(她)不会成为被关注的焦点。

　　小组居家治疗是强化囤积小组治疗的另外一种可能方式。居家认知行为治疗对于顽固强迫患者行之有效。但是迄今为止，尚无针对居家治疗囤积障碍的研究。由于家访未必对于治疗囤积有好处，居家治疗是否比住院治疗更好是个问题。只要能够解决法律和安全问题，居家治疗值得尝试。这包括尽量鼓励患者清洁房间。至少，应该留出组员开会的地方。患有强迫性囤积的人们很容易在招待客人时打扫房间。有趣的是，在一个强迫小组当中，一个患有囤积的患者对于客人来了没有地方坐而感到羞愧，而另外一名患有秩序强迫的患者则把他的房间描述为"公司准备好了"。两个组员家庭的对比激发了如何达到最佳平衡的讨论。

　　针对强迫性囤积的患者进行网络小组治疗是另外一种可能的途径。使用认知行为治疗干预的网络小组已经存在 10 年之久。穆若夫等尝试研究了针对囤积的个人网上自助治疗的有效性。他们发现囤积的改善与组员学习的时间有关（Muroff，Steketee，Himle，& Frost，2010）。研究提供了充分的证据说明，许多患有强迫性囤积的患者有足够的电脑和网络技术，从而使他们能够接受网上治疗。这为由于地理或其他原因而无法到现场的囤积患者提供了福音。

囤积认知行为小组治疗的常见挑战

　　出席小组是一个永远的问题，且可能被并发症问题加重，比如抑郁、精神分裂或偏执型人格及与功能有关的问题，比如管理交通和支付房租等问题。严重的患者可能需要医生、个案管理或社会机构的配合治疗，从而允许小组治疗师主要关注他们的囤积问题。常常需要更为广泛的跨专业团队。

　　患有强迫性囤积的大部分患者很难自己取得进展。另外一个人的出现可以引起很大的改观，因为他们会采取措施少买东西，并且重新整理自己的家。尽管请助手协助训练有帮助，但是却牵涉保密问题。如果患者在小组治疗外请助手最好不过了。治疗师示范助手的作用，让他们集中在任务、提供情感支持、引导决策（通过询问开放性的问题）且避免告诉患者他们应该怎样感受或怎样去做（Steketee & Frost，2007）。

　　治疗强迫性囤积的患者常常超出治疗室范围而成为公共事务。小组治疗师可能必须准备好与卫生部门、政府机关、房东和社会服务部门合作。有时候他们还需要承担宣传员的作用。这对于平衡患者的尊严和做出有益于他人福祉的决定构成了挑战。

总 结

本章把囤积障碍作为一种与强迫障碍不同的疾病独立提出，列举了更为有效的治疗方法。尽管针对囤积的认知行为小组治疗已经存在 10 年之久，但是治疗师将囤积障碍作为一个独立的小组更容易影响心理健康项目。本章提供了如何治疗的具体指导，且描述了让组员参与治疗的困难之处。除了执行小组治疗外，囤积小组有时候需要强度更大的临床治疗方案，比如与义工合作或引入其他心理健康社会服务。认知行为小组治疗的建立者编制了非常好的治疗手册且从现有的文献当中汲取经验。因此，目前存在对于囤积障碍患者许多创新且行之有效的小组治疗方案。

第 15 章参考文献

第 16 章

精 神 病

多年来，精神病患者一直引起公众的想象和恐惧。悲剧的是，媒体经常大肆宣扬精神病患者杀人或其他暴行。但是，与其他精神问题类似，精神病也有轻有重。即使一般被认为是最为严重的精神疾病，人们常常发现这类患者常常生活美满幸福且事业有成。这些积极的结果与他们关注控制自己的疾病有关，通常是采取药物和应对技巧相结合的方式，这些应对技巧的目的是减少过分劳累或紧张。

认知行为治疗起初不是用来治疗精神病的痛苦体验，多年来它一直被认为可以治疗精神病的阳性症状，幻觉和幻想。最近，精神病的阴性症状包括社会退缩、社交技巧缺陷、精力水平下降和缺乏目标指向的行动，同样可以利用认知行为治疗的方法加以治疗。认知行为治疗的这些出乎意料的好处与其结构严谨、实用、合作且关注现实的方法有关。在用户调查中，接受认知行为治疗的精神分裂症患者报告称，他们特别看重学会了如何正常化自己的症状（比如了解到自己的症状大部分人都有，只不过没那么严重而已），且学会了如何练习具体的应对技巧（Kilbride，Byrne，& Price，2012）。关注探索过去的结构松散的治疗方法对精神分裂症未必那么有效，有时甚至适得其反（Silverstein，2007）。

本章的一个关键信息是，尽管关于精神病的认知行为治疗的有效性研究和临床报告结果各不相同，但是认知行为治疗仍然是一种负责的治疗选项。聪明的治疗师会采用新形式的治疗方法，保持关心、提高叙事能力、元认知和基于个体的认知行为治疗等。有能力治疗精神分裂症的认知行为治疗师普遍认为精神分裂症的认知行为治疗正在朝积极的方向发展，这是认知行为治疗的理论、研究和实践相互作用的结果。最新的治疗方法更加符合逻辑，理论上更为连贯，成为传统认知行为治疗的拓展形式（Tai & Turkington，2009）。然而，在治疗师能够得出肯定的结论认为新的方法更加有效之前需要更多的比较研究。一些治疗师承认很难跟上这些新的发展，且不明白新的方法与过去包含对患者关心、理解和无条件关注的传统认知行为治疗有什么区别。

本章将回顾为改善精神病的小组认知行为治疗学者们所做出的努力。尽管小

组治疗的证据主要集中在精神病的阳性症状上，但是大部分治疗师认为小组治疗
对于改善精神病的阴性症状特别有效。然而，大部分心理治疗师能够意识到他们
所提供的帮助的有限性。我们看到社会隔离和边缘化可能对于精神病患者的自信
和身份具有破坏性影响。本章将考察精神病的认知行为小组治疗的主要进展，希
望治疗师能够对于小组模式保持信心。许多治疗师承认精神病患者的阳性症状没
有改善后他们的信心就会下降，因为尽管制订出了很好的治疗方案，但是患者很
少参加治疗或根本没有开始参加治疗。毫无疑问，阴性症状与小组治疗的效果不
佳有关，大约有 45%的退出比例（Fanning 等，2012）。正如本章所讨论的，更
好地理解如何把治疗关注点从阳性症状转向阴性症状可能会使认知行为小组治疗
更加有效。小组模式有潜力培育社会舒适度和自我接受度。出于这些原因，值得
进一步对精神患者的认知行为小组治疗做出努力。

精神分裂症谱系及其他精神病障碍的诊断

　　按照 DSM-5，精神分裂症的定义主要有五大症状，妄想（违背事实的固定信
念，且难以被修正）、幻觉（缺乏外部刺激条件下的知觉体验）、思维或语言缺
乏条理性（对于问题松散或模棱两可的回答，严重到无法进行有效的交流）、行
为紊乱或者怪异行为（像小孩一样的幼稚行为，无法预测的冲动行为或对于环境
无反应的紧张性行为）及阴性症状（情绪表达下降和缺少自发的有目的行为）。
在精神病中，阳性症状表示"存在"，而阴性症状表示"缺乏"。因此，幻想和
幻觉都是阳性症状，而卫生差和社会退缩是阴性症状。DSM-5 列举了 6 个主要的
精神病障碍，他们包括分裂型人格障碍（长期慢性的类似轻度精神病的障碍）；
妄想性障碍（至少有 1 个月怀疑别人在害自己）；短暂的精神病性障碍（病程超
过 1 天但不长于 1 个月）；精神分裂症样障碍（症状持续不到半年）；精神分裂
症（症状持续超过半年）及分裂情感障碍（抑郁或躁狂与阳性症状共同存在）。
除了短暂的精神病性障碍占据总人口的 9%以外，各种精神病障碍数量占据总人口
不到 1%（美国精神病学会，2013）。

　　尽管本章主要谈论的是针对精神病的认知行为小组治疗，但是一些研究指出
针对精神病的小组治疗包括双相情感障碍患者。按照新的诊断标准 DSM-5，双相
情感障碍其实就是 19 世纪的躁狂-抑郁障碍或情感性精神病。尽管精神病发作不
是双相障碍的一部分，但是躁狂症状中的自我膨胀、夸大妄想、思维奔逸和轻率
行为严重到与精神病性症状非常接近。除此之外，与情绪一致或不一致的幻觉和
幻想等精神病性症状常常出现在双相情感障碍患者身上（备注 1）。因此，双相
情感障碍常常与精神病障碍联系起来，被称为严重的和持续的精神疾病。

　　我使用"精神病性障碍"这个词汇，包括了 DSM-5 中的精神分裂症及相关的

其他精神病障碍。双相情感障碍也包括在我提到的一些研究中。

精神病性障碍的易感性

与其他精神健康问题类似，精神病最好理解为基因和环境因素相互作用的结果，一些个体容易在青少年时期出现阴性症状。这些阴性症状最先出现且取决于基因（Rector，Beck，& Stolar，2005）。

某些大脑结构的破坏或其他结构的异常（比如脑室的扩大）可能造成大脑功能失灵，导致对于外部或内部信息处理不畅（比如注意到旁边经过的人在笑）。一些精神病患者常常谈到自己无法分辨哪些信息应该注意，哪些信息应该忽视（比如快速决定忽略旁人的笑，而非将其个人化为"他们在嘲笑我"）。仿佛过滤网不够致密，于是吸收更多的信息，很容易崩溃。这种信息处理缺陷造成精神病患者容易出现一系列认知偏差（比如一个人快速得出结论，"人们在嘲笑我"，而非仔细的寻找证据）。

凡德高等（Van den Berg 等，2013）对于当代认知神经科学研究的综述指出，大脑的前额叶部分活动下降及杏仁体部分活动增强与精神病密切相关。虽然杏仁体部分是应对情绪激发的大脑部位，但是前额叶部分通过更高水平的认知能力而调整情绪。这些能力包括对于未来的计划和把现在的痛苦放到一个更大的背景中。药物或认知行为治疗都是强化前额叶或杏仁体的皮质功能，目的是克服自动的恐惧反应（van der Gaag 等，2013）。

至于环境因素，具有大脑易感性的人在充满支持的、平静的和可预测的环境中不会犯病。但是任何形式的虐待，包括口头形式，都会对已经脆弱的大脑造成灾难。对于环境因素的研究显示，精神病患者常常有更多的创伤性经历，包括被强迫接受治疗干预，与一般人群相比，他们经常出现创伤后应激症状，并且对于一系列刺激或者压力更加敏感（Lu 等，2011；Mueser，Lu，Rosenberg，& Wolf，2010）。环境因素在精神病的成因和维持因素中起了重要作用。

精神病的认知行为治疗

精神病发作的前 5 年是避免恶化的关键时期。虽然一系列干预包括支持治疗、个案管理、社交技巧训练及家庭心理教育在首次发作后都有帮助，但是认知行为治疗可能对于早期症状特别有用。这包括精神病高危人群及首次发作后仍然存在残留症状的慢性患者（Erickson，2010；Zimmermann，Favrod，Trieu，& Pomini，2005）。

甚至对于慢性精神病患者，认知行为治疗也不无裨益（Saksa，Cohen，Srihari，

& Woods，2009）。尽管认知行为治疗最初针对的是精神病的阳性症状，但是现在它也被认为是一种针对阴性症状的有效治疗办法（Rector，Seeman，& Segal，2003）。认知行为治疗还可以用于拒绝服药（Christodoulides，Dudley，Brown，Turkington，& Beck，2008）或有并发症（Barrowclough 等，2009）的患者。大部分情况下，认知行为治疗被用作抗精神病药物治疗的辅助治疗，特别是对于没有其他并发症的情况（Wykes，Steel，Everitt，& Tarrier，2008）。

由于认知行为治疗不管是作为单独治疗还是辅助治疗都有确切的证据，不管是英国（临床优化研究所，2009）还是美国（Lehman 等，2004）的政府专家小组都建议对于诊断为精神病障碍的患者进行认知行为治疗，促进他们的康复。这既可以应用到具有持续阳性症状和阴性症状的患者，也可以应用到已经缓解的患者预防复发上。治疗师欢迎这些建议，但是疑惑针对哪些症状，认知行为治疗的哪些成分特别有助于哪种类型的精神病，如何改变认知行为治疗干预的服务方式，以及采取哪种小组形式能够使效率和成本最优。

针对抑郁和焦虑的标准认知和行为策略需要更长时间才能应用到精神病的治疗当中。这是因为医生和研究人员（错误地）认为精神病的阳性症状，比如幻听（比如听到声音说应该杀死自己）或妄想（比如相信邻居在自己的房间里安装了摄像头）是疾病的产物，于是靠心理干预不会见效。当医生发现精神病症状并非一成不变，而是根据每个人的自知力程度会有变化时，医生便开始应用和研究认知行为治疗的原则和实践，于是成功的比例大幅提升。当治疗师帮助患者注意到焦虑和痛苦的感觉是由于精神病体验增加造成时，他们是在强调精神病症状的可变性。随着患者越来越注意到这种联系，认知行为治疗师开始探讨某种想法或认知偏差是否可能会支持并且加强这种强大的（妄想性）信念（van der Gaag 等，2013；Tai & Turkington，2009）。

最初，精神病的认知行为治疗集中在改善应对能力和生活技巧及增加行为活动方面。这种行为的重点在于改善功能，特别是社会退缩和淡漠，这样做的部分原因是治疗师认为不可能进入精神病患者的信念系统中去。治疗师现在认识到了信念的重要性及在治疗中需要处理信念。精神病的认知理论表明除了神经生物的易感性，具体的认知信念和评价发挥了重要作用。在大多数情况下，患有或容易患有精神病的人们对于社会活动兴趣不大，且没有追求和志向。尽管精神病患者注意力水平下降，但他们还是可能会由于自我挫败的思维方式而夸大自己的缺陷（Rector 等，2005）。比如，放弃工作的妇女可能自圆其说的认为每周上 3 天班自己做不到。由于没有机会挑战这种信念，她越来越认为自己无能为力。

针对精神病的认知行为治疗包括针对阳性和阴性症状的认知和行为干预策略，其中包括：①建立牢固的心理治疗联盟；②讨论生物、社会和心理因素如何发挥作用的心理教育；③尽可能正常化精神病症状而降低病耻感；④传授认知和行为技巧；⑤注意减少焦虑和抑郁的并发症状；⑥预防复发的教育。诸如《精神病的认知行为治疗》（Fowler，Garety，& Kuipers）之类的著作引导治疗师使用所有这些干预技术。与许多其他认知行为治疗师类似，我主要接受的是焦虑和抑郁的认知行为治疗训练，对最初一批精神病患者进行治疗受到了福勒等的影响。

一名 69 岁的慢性妄想女性患者认为楼上的邻居在自己公寓里装了摄像头，她认为自己的一举一动都受到了监视。我的患者告诉我如果夜里 3 时她上厕所，她的邻居也会起身。如果她中午听广播，她的邻居也会这样。我的患者对于自己邀请邻居时而对方仿佛什么都没有发生一样而感到愤慨不已。使用传统的认知行为干预，收集支持和反对的证据，记录共同发生的次数进行自我监测，复习认知偏差如匆忙下结论，且讨论邻居的动机，我的患者逐渐接受可能自己是错误的，而有些事情不过是巧合而已。应用到精神病中时，认知行为治疗挑战了患者对于某些事件和经验的解释，并帮助他们以更切合实际的想法取代妄想或偏执性的思考。

如前所述，早期的认知行为治疗集中于阳性症状，但是持续的研究和临床实践发现，除了思维内容和方式外，还有其他因素在精神病的发展中发挥了作用。它对于患者对自己和别人的负面预期有用，而不是立刻对妄想和幻觉产生作用（Rector，2005）。认知行为治疗研究中令人鼓舞的结果表明，精神病患者能够面对残余症状继续追求生活目标（Cather，2005；van der Gaag 等，2013）。

集中在阴性症状的认知行为治疗要注意很多因素，包括人们个人调节和舒适的程度，他们的自尊和自我接受及他们认识、确定和调整情绪的能力。不能识别威胁感觉似乎会特别恶化症状。最新的以认知行为治疗为基础的精神病治疗通过添加叙事增强模块或自我情感成分来改善疗效。这些更新的方法将在下面针对精神病的小组治疗当中予以描述。针对精神病的认知行为小组治疗还特别针对阴性症状，记住这一点，我们看到精神病的小组治疗引起了人们的临床兴趣并获得成功。对于患有精神病的人们而言，与其他人的互动常常是他们主要的压力来源，而且也是他们避开众人的原因。在我们回到精神病的认知行为小组治疗文献之前，我想对于精神病小组治疗准备期间的评估提出一些建议。

评　估

与标准的临床评估不同，基线时治疗师把注意力集中在当前的功能，并不努力遵循案例解析的固定方法，比如易感因素、诱发因素、维持因素和保护因素分别是什么。患有精神病的人未必拥有这种兴趣和自知力，但是他们可以随着治疗的进行而出现这种见识。由于针对精神病的小组治疗集中在当下，所以对自己疾病自知力有限的患者通过参与治疗而获益匪浅。

参加小组治疗的精神病患者通常有一个小团队给予他们支持。这个团队至少应该包括 1 名精神科医生负责其用药，一个个案管理者协助患者的住宿、收入、工作和交通。因此，通常有足够的材料和消息来源使小组评价多元化。然而，如果关于患者的信息不多，《病人优势、兴趣和目标评估表》（Client's Assessment of Strength，Interest and Goals，CASIG-SR；Lecomte，Wallace，Caron，Perreault，& Lecomte，2004；Wallace，Lecomte，Wilde，& Liberman，2001）有助于对患者功能和改变的动机进行评估。这个表格包括治疗师使用和患者自我报告两种形式，其中涵盖许多领域，包括对于身体健康的目标（如你想要在接下来的一年中改善你的身体健康吗？）及对于金钱（如在过去的 3 个月，你是否把你的钱放在安全的地方？）、药物和个人物品管理（如在过去的 3 个月，你是否每 2 周至少洗 1 次衣服？）的满意程度等。

一种经常使用的更为特异的症状评估量表就是阳性与阴性症状量表（Positive and Negative Syndrome Scale，PANSS，Kay，Fiszbein，& Opler，1987）。该量表包含了 7 个阳性症状、7 个阴性症状及 16 个一般精神病理症状。每个症状包含从低到高的 1～7 分。这个量表成功地应用于个体（Leucht 等，2005）和小组（Klingberg 等，2010）治疗临床试验结果评价中。另外一种经常使用的治疗师管理评估工具就是精神病性症状评估量表（Psychosis Rating Scale，PSYRATS，Haddock，McCarron，Tarrier，& Faragher，1999）。这个工具集中在幻觉和妄想的不同维度，因此在临床试验中非常有用。

小组招募者应该对小组进行解释。如果招募者不是小组治疗师之一，那么进行评估的招募者需要对小组具有详细和准确的信息，这样才可以与患者分享。理想状态下，可以给患者一个关于小组的书面描述。对于个体应该开诚布公地回答关于小组的所有情况。小组应该与患者的个案管理者和精神科医生合作对患者进行治疗。为了让照料者最大程度支持患者参加小组活动，他们也需要了解小组的内容和方法。一旦小组开始，如果个案管理者和精神科医生对小组继续感兴趣并且愿意与患者一起回顾小组资料，这将会对治疗非常有帮助。

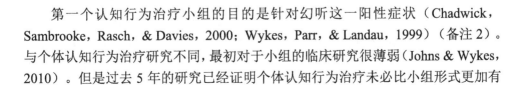

越来越多的证据支持精神病的认知行为小组治疗

第一个认知行为治疗小组的目的是针对幻听这一阳性症状（Chadwick，Sambrooke，Rasch，& Davies，2000；Wykes，Parr，& Landau，1999）（备注 2）。与个体认知行为治疗研究不同，最初对于小组的临床研究很薄弱（Johns & Wykes，2010）。但是过去 5 年的研究已经证明个体认知行为治疗未必比小组形式更加有效。他们的结果表明，小组模式可能更为有效而且更受青睐，尽管有些研究的严谨性尚待推敲。学者们猜想了各种小组过程因素的有效性。具体而言，精神病小组成员可能由于受到病友的影响而更加接受认知行为治疗的概念。学者们进一步建议与直接的一对一治疗相比，小组模式可能更为宽松，且不会咄咄逼人。在小组当中，组员的投入水平可以是变化的，即使一些组员显得只是在被动倾听，也能够从中受益。

其他研究也发现在精神病早期，与标准的精神科服务和个案管理相比，小组模式对于阳性症状和阴性症状都有好处。但是对于长期精神病患者而言，小组模式效果欠佳（Barrowclough 等，2006；Lawrence，Bradshaw，& Mairs，2006）。为了验证小组治疗效果与疾病阶段（比如早期、晚期、慢性）的关系，盖纳尔等比较了 25 名早期患者与 40 名长期患者（Gaynor，Dooley，Lawlor，Lawoyin，& O'Callaghan，2011）。该研究中也包括双相障碍的患者。他们的报告显示阳性症状、抑郁及焦虑方面，首发患者和长期慢性患者都有明显改善，但是在阴性症状方面只有首发患者有明显改善。

就在最近，程等（Chung 等，2013）以 12 次会谈的小组治疗方案治疗了 24 名首发精神病患者。他们的手册包括以下要素：①提高情绪灵活度；②提高思维灵活度；③提高人格灵活度；④找到疾病的积极意义。结果显示，根据自我报告，无论是阴性症状或阳性症状都有显著改善，同时改善的还有情绪功能。还特别强调了使用幽默卡通等教学录像来治疗关系妄想等阳性症状。学者们指出患有精神病的小组成员已经从小组相关因素（比如帮助别人的体验），而不是仅仅从手册指导下的治疗（比如认知行为治疗中关于想法、情绪和行为之间关系的教育）当中获得好处。这项研究没有对照组，因此对于认知行为小组治疗的有效性需要谨慎地得出结论。

回顾性研究表明，认知行为小组治疗可能对于精神病早期的患者特别有用，但是它是否优于其他形式的小组治疗呢？

一些最初对于精神病早期小组治疗的临床研究是由加拿大的塔尼亚等（Tania 等）完成的。他们的治疗方案是一个 24 次治疗的小组治疗，包括目标设定、挑战想法和自尊。尽管一些人质疑研究方法过于依赖小样本和定性分析，且其他人质疑干预是否真的是认知行为治疗，因为模块中还包括了自尊，但最终的结果仍然支持小组模式（Lecomte，Leclerc，Wykes，& Lecomte，2003）。当这种认知行为小组治疗方法直接与社交技巧训练小组相互比较时，两种方法都能够减轻阳性症状。但是接受认知行为治疗的组员在面对压力时更善于使用积极的应对技巧，并且由于自尊的提高其阴性症状大为改善（Lecomte 等，2008）。在为期 1 年的随访当中，阴性症状进一步改善，其中包括社会支持和自知力，但是阳性症状没有进一步提高（Lecomte，Leclerc，& Wykes，2012）。由于有人退出，所以 1 年随访样本并不完整，而无法做出最终结论。

另外一项研究直接把认知行为小组治疗与"集中于目标的支持性接触"小组相互比较，但它并不能得出认知行为治疗小组治疗更优的结论（Granholm，Ben-Zeev，& Link，2009）。两组在社交能力信念方面都获得了改善，而这与功能的提高有关。这些结果导致学者们想知道小组治疗过程中，非特异的社交互动是否导致了关于能力信念的提升，而不管是否针对这些信念或在支持类型的小组治疗中间接得到提升。我想知道缺乏差异是否也与集中于目标的治疗小组比较有关，该治疗中包含了许多认知行为治疗的成分，因为认知行为小组治疗包含了集中于目标和支持性的治疗方法。

格兰荷姆等（Granholm，Ben-Zeev，&Link，2009）的研究表明，小组中感受到的社会支持帮助成员建立走出去寻求帮助及团结亲人朋友的技能和信心。与之类似，其他临床研究人员也发现社会支持对于减少妄自菲薄有效。克林伯格等（Klingberg 等，2010）得出结论认为，认知行为小组治疗在推迟复发方面有效，这是因为阴性症状的改善。也就是说，接受认知行为小组治疗的患者与那些接受标准精神科服务的患者相比，获得了更多的社会联系。该研究中的小组治疗包含了心理教育、社会情绪技巧训练、娱乐社交、生活场景、就业、家庭教育及压力管理。

精神病认知行为小组治疗的最新趋势

通过之前的研究，治疗师可以发现社会退缩和病耻感等症状的减少，对于精神病的预后很有帮助。每个人患精神病带来的压力都不一样，但是诸如自我贬低（比如我是无能的）或内在的羞辱心（比如我感到羞耻）使社交互动极具挑战性。精神病患者和我们其他人一样渴望人际关系，但是由于担心被评判或干脆被拒绝，结果使他们在人际关系方面退避三舍。小组可以帮助他们克服社会隔离，方法就是鼓励组员讲述自己或者他人的故事。

叙事提高和认知治疗

接受自己独特的生活故事的一种显而易见的方法就是建立在小组基础上的叙事提高和认知治疗（narrative enhancement and cognitive therapy，NECT；Yanos，Roe，& Lysaker，2011）。这个治疗方案时间为 18～20 周，每次治疗 90 分钟。治疗手册包括 3 次心理教育课程，强调严重精神疾病的康复和羞耻观念的不准确性。接下来的 8 次小组治疗集中在标准的认知重建，支持小组成员挑战关于他们自身和疾病的不正确认知（比如"我有精神病而且永远无法康复"）。最后的 8 次小组治疗支持组员对于自身构建一种针对个人行之有效且有意义的叙事。这些叙事可以口头分享，也可以形成书面材料或两者兼备。这些故事可以是关于过去或最近的事情，它们把患者过去支离破碎且相互孤立的材料联系起来，从而形成一个连贯的故事。比如，一个小组成员分享一个弟弟歧视自己，在自己得病后禁止他的子女看望自己的故事。其他小组成员提供反馈，在这种情况下，帮助组员克服关于精神病错误和不切合实际的想法。小组还支持组员从被动消极到积极参加治疗且与家人展开互动。后者包括更多的告诉家人关于自己的治疗及特别令自己焦虑的事情。叙事提高和认知治疗小组的最终目标是为组员提供机会来练习自己的协商技巧和重新书写自己的个人故事。这个练习帮助叙事者内化其自信的角色。一些初步研究，包括精神病患者和双相障碍患者，已经获得了良好的结果（Yanos 等，2011）。叙事提高和认知治疗小组方法的目的是针对病情稳定阶段的患者，而不适用于早期或急性期的精神病患者。

同情聚焦治疗

之前提到的例子中有一个经历了一系列威胁性情感的人，比如焦虑和愤怒，与之相关的是担心自己的弟弟认为对于他的子女有威胁。根据患有精神病的人们努力处理和调节威胁性信息的假设，同情聚焦治疗应运而生（Braehler 等，2012）。这种方法支持精神病患者扩大自身的自我安慰的能力，其中包括向别人求助，因为支持性的社会关系也可以具有安慰作用。同情聚焦治疗认识到一些精神病患者很容易经历羞辱和自我批评，他们很难使用支性持的关系来平静自己。这种小组治疗方案包括 16 次治疗而且整合了正念和小组过程（Braehler, Harper, & Gilbert, 2013）。这 16 次治疗分为 3 部分，前 5 次治疗被称为形成阶段，探讨疾病对于组员生活的影响，并集中在减少羞辱感和提高对自我和他人共情的技巧。中间阶段的 8 次治疗包括逐渐发展情感，方法就是探讨情感的本质及如何在小组当中表达和用于自身。情感技巧包括正念、欣赏、想象、关注、积极行为及重塑都是根据内外威胁和相关困难发展出来的。这些困难一般包括羞辱、社交焦虑、偏执、自我攻击、敌意和动机不足。最后阶段的 3 次课程包括表达性书面任务从而帮助组员反思和整合他们情感恢复过程中的变化。这个方案的制订者强调在整个小组中，治疗师通过发展一种情感小组思维培养了一种照顾心态。一种充满感情的小组心态支持组员互动和相互联系。小组的大部分是帮助组员意识并且接受自身的需求，以温暖和共情进行回应。任何自我攻击或内部批判，都被看成是可能复发的易感因素。在练习原谅自己后，容易发作精神病的人们可能更加自信地向周围的人表达自己的需求。下面的对话展示了小组如何帮助组员更加宽容自己。

治疗师：在我们的最后一次治疗当中，我们谈论了很多你们很难告诉家人无法参加庭的活动。我们想听听在你们令他人失望后，你们是否注意到你们对于自身关心方式的任何变化。

塞巴斯提：所有人都不高兴，因为我拒绝从房间出来与家人共进感恩节晚餐。他们说我曾经承诺出来见叔叔阿姨。

苏珊：所以他们让你因为不遵守承诺而感到内疚了？

塞巴斯提：没错。

艾格：那不公平。他们知道你有病，并且你也无法预料自己那天的情绪。这让我感到生气（艾格紧握双拳，从椅子上坐起来）。

塞巴斯提：有趣的是，叔叔阿姨在我门前留了一个纸条说他们能够理解我，且祝愿我做志愿者的工作一切顺利。

治疗师：我想那张纸条使你感觉好些。它帮助你认识到你的叔叔阿姨是对的，你不是有意令家人伤心的？

塞巴斯提：确实不是。

苏珊：好，你的叔叔阿姨明白，而我只是想说我认为你不应该感觉不好。我也并不总是知道自己能够与全家在一起。这个小组帮助我理解了我这样并不是出于坏心，这只是我疾病的一部分。

塞巴斯提：我也知道。我将尝试告诉我的父母有时候需要待在房间里面是无法控制的，对此我也感到很难过。

治疗师：听起来不错，值得尝试，不要让父母给你太多压力。你已经对自己要求很高了。让我们总结一下，你一直在同疾病做斗争，而且正是因为病的原因才使你很难与周围的人打交道。

一项关于小组认知行为治疗的随机对照试验发现这种治疗办法很安全，可以接受且有效。小组中相当多的患者（65%）认为有改善，而常规治疗（个案管理和药物）只有5%的患者认为有改善。改善包括情感提高和关于精神病、抑郁症状及复发的负性信念下降。另外，与其他治疗精神病的小组相比，18%的退出比例是非常低的。

以个人为基础的认知治疗

以个人为基础的认知治疗（Person-based Cognitive Therapy，PBCT）整合了传统的认知治疗与正念治疗（Chadwick，2006）。按照斯特劳斯等（Strauss & Hayward，2013）的说法，以个人为基础的认知小组治疗包括 4 个部分，前两部分包括传统的认知行为治疗且覆盖以下内容：①症状的意义（比如心理教育强调确认和评价关于精神病体验的信念）；②图式（比如，识别和加强对于自身的积极理解和评价）。后两部分包括：①与内在体验的关系（比如正念练习用来发展与精神病体验相处的不同方式）；②自我象征（比如强调自我是复杂的，有时候是矛盾的且不断变化的）。斯特劳斯等强调了治疗关系的重要性且指出以患者为中心的合作式认知行为治疗模型的极端重要性。事实上，他们称这种以个人为基础的认知治疗为极端合作。在小组环境下，他们注意到了由雅洛姆等（2005）提出的8种具体治疗因素，与本书第2章中讨论的因素相同。

以个人为基础的认知治疗通常为期12周，每次治疗90分钟。所有治疗都有前后一致的结构，这是因为它认识到结构是精神病小组至关重要的东西。治疗一开始是10分钟的正念训练（参见第5章所描述的利用正念训练预防抑郁复发或第8章中利用正念训练治疗广泛性焦虑障碍），然后转向具体的认知行为治疗练习，比如 A-B-C 表格："A"代表之前的事件（比如一个声音评论），"B"代表信念（比如关于声音力量和控制的信念），"C"代表"A"和"B"的后果（比如与声音或其他症状相关的情绪和行为）。具体的提问鼓励患者增强个人自我意识。小组学习相互提问，比如"当声音告诉你不要出去，你感觉如何""你注意到身体的什么变化了吗"及"你做了些什么呢"。其他贯穿整个小组项目的具体标准认知行为治疗练习包括个人确认和评价没有帮助的信念。这些练习接下来就是小组讨论支持或不支持关于声音或其他症状的没有帮助的信念，确认和加强积极的自我图式，以及每周关于自身与声音有关的信念。加强积极自我图式的练习与第5章所描述的挑战抑郁小组核心信念类似。这种以个人为基础的认知行为小组治疗帮助成员发展积极的核心信念，其中包括"我现在很好"或"我很有能力"。每次治疗结束时布置家庭作业，可能是正念训练、监测信念及收集不支持某种信念的证据。

很明显相对短期的以个人为基础的认知行为治疗能够努力整合标准的认知行为治疗方法、正念练习及小组过程。正念练习用于精神病治疗的有效性和以个人为基础的认知行为治疗系统方法的证据仍在收集当中，尽管前景很好，但如果现在得出结论仍为时尚早。

元认知训练

元认知训练（Metacognitive Training，MTC）集中在精神患者很容易出现的许多认知偏差上（Moritz & Woodward，2007a）。这种元认知方法特别针对的认知偏差包括快速下结论（比如确信电话有响声就是被监视），忽略反对的证据（比如无法收集证据证明某种信念）及为自我服务的归因方式（比如谴责某个坏人不可信任或责备自己是不好的）。研究继续显示，精神病患者往往有这些错误的倾向，且他们意识不到。因此，治疗方法往往是减轻由于认知偏差导致的痛苦及采取行动预防复发（Moritz & Woodward，2007a）。患者接受具体技巧的训练以更好地应对认知偏差。一些方法包括标准的认知技术如检查反对和支持某种信念（比如一个人坚信电视节目传达的信息是针对他的）的证据。元认知训练的其他技术如下所述。

有学者已经建立了精神病的小组元认知治疗方法。这种小组治疗方案已经翻译成 29 国语言，具体见网站 http://www.uke.de/kliniken/psychiatrie/index_17380.php，（Moritz & Woodward，2007a）。元认知小组治疗师考察了一系列认知偏差，并讨论了所有人都具有这种倾向，但是精神病患者更容易产生这些偏差。小组中的患者被邀请讨论他们的个人偏差。治疗师布置练习来帮助纠正这些偏差或"认知陷阱"。需要创造一种小组气氛，让患者感到安全、得到支持、甚至有趣，所以应该避免照本宣科式的教学。

元认知训练小组方案包含 16 次治疗，并且有两个平行的小组，每个小组 8 次治疗。患者在 1 周内的两个不同时间参加两个不同的小组。两个平行小组的目标内容相同，但是使用不同的例子。小组包括 3～10 名成员。每次小组治疗从 45～60 分钟不等，且针对一种具体的偏差。比如，针对"忽略反对的证据"练习是用打乱次序的卡通图片给患者看，所以很难掌握事情的次序及某种场景到底在发生什么。在每幅新的图片出现后，患者被要求评价 4 种解释。尽管一些图片中出现了最可能的解释，但是还有一些图片会令患者迷惑——他们可能被迫放弃最初的解释，等待足够的证据出现，而且鼓励他们对于反面观点保持开放态度（Moritz & Woodward，2007a）（备注3）。

与精神病的其他心理治疗类似，元认知治疗常常配合药物治疗。一些前沿研究表明，与常规治疗相比，元认知训练小组表现更好，更容易被患者所接受。小组成员常常称赞他们的小组"有趣""不枯燥""对日常生活有用"（Moritz & Woodward，2007b）。最近一项多中心双盲随机对照试验发现，在半年的跟踪调查中，元认知治疗大大减轻了妄想（Moritz 等，2013）。一项由加拿大健康研究所支持的大规模随机对照研究刚刚在温哥华启动。元认知小组治疗将与其他对照组进行疗效的比较。其结果将对于治疗精神病的小组治疗师及医疗机构具有重大意义。元认知治疗的一个吸引人的地方就是它的临床研究证明，思维僵化的精神病患者，只要在合作的和安全的治疗环境下，都能够对于思维挑战有所反应。元认知方法扩大了现有的针对精神病的认知行为小组治疗手段。

利用小组力量治疗精神病

精神病相关的病耻感可能比其他精神问题都更强烈。精神病小组中的患者第一次互相见面，他们彼此之间呈怀疑态度。小组帮助所有人处理来自内部和外部的病耻感。如果认知行为小组治疗是安全和良性的，仅仅参与小组就能够为精神病患者提供一种经历，对抗过去"与陌生人打交道不安全"的错误想法。

精神病第一次发作后的社会支持对于患者具有长期的积极效果，特别是在消除他们的自我贬低行为方面（Mueller 等，2006）。小组模式方便社交和相互联系。讲述自己故事的机会可以让人们克服社交恐惧。当威胁感减少后，小组提供机会修正（重建）关于社交互动的恐惧性信念且使之更为可控。精神病患者得到社会关系的支持和帮助，可以达到提高社会功能和生活质量的目的。支持性的互动还提供了自己如何被别人看待的缓冲想法，这反过来挑战了自我价值的信念及对于其他人负面意图的认知偏差。

精神病认知行为小组治疗的常见挑战

尽管小组模式的特点对于治疗来说再理想不过了，但现实往往是小组也有破坏性。考虑到精神病患者很容易激活威胁系统，与各种认知行为治疗小组有关的不可避免的问题都容易在精神病小组中放大。

治疗师必须提醒自己，与其他精神健康问题相比，针对精神病的认知行为治疗很少产生非常好的结果，不管是个体模式还是小组模式都是如此。这在很大程度上是由于精神病患者很难建立关系所致。我们的患者生活方式不健康且很容易合并其他精神疾病，比如物质滥用，还有社会经济问题，比如没有住处。如果他们与家人同住，一些家人可能过度保护患者，结果因为担心对他们造成过大的压力而妨碍他们的治疗。

脱落率也很成问题。开始时，精神病小组比较小，只有 4～6 名患者。患者从小组中退出的空间很小，小组往往在结束前只剩下一两名患者了。除了前面提到的建立关系问题，治疗师还有其他难题亟待解决。这些包括智力和自知力及药物依从性方面的巨大差距。小组成员越同质，小组对他们越有所帮助。一种选择是根据某些变量分组，以便组员差不多在同一水平，但是这需要相当多的患者以供选择。患有精神病的人有被边缘化的感觉，常敏感地感觉到与别人不同，于是可能因为挫折而受到伤害。

精神病的小组认知行为治疗的最新趋势是使小组更加成功，同情聚焦治疗脱落率更低，结果令人鼓舞，这种情况使治疗师对于改善精神病的小组治疗感到乐观。有时候，小组中可能还需要添加个体治疗成分。这使小组成员有机会在个体治疗师或个案管理者的帮助下处理小组体验。当然这也会使费用有所增加。

仔细的筛选可以区分特别需要个体治疗的患者。早期遭受虐待或创伤的人一般认为能够从个体治疗中受益（Braehler 等，2012）。有学者发现（Warman 等，2005），个体治疗与小组治疗相配合的方式可以取得较好的结果，且在 11 个月的随访期间效果仍然维持。妄想不再那么令人痛苦和坚信，包括无望在内的焦虑和抑郁症状也都降至较低水平。

与其他认知行为小组治疗类似，针对精神病的小组治疗只有当治疗师同时擅长小组治疗和认知行为治疗时才行之有效。随着新的治疗方法被开发出来，这对于治疗师获得继续教育和技能发展提出了新的挑战。尽管心理健康项目需要花钱培训工作人员，但是这种投入是值得的，能够减少住院。因此，治疗师可以根据自己的训练和兴趣选择哪种新的方法整合进入传统的认知行为治疗中。对于近几年精神病的认知行为小组治疗的文献研究可以帮助治疗师做出循证性的决策。

总　　结

本章考察了认知行为小组治疗如何在神经认知的易感性和功能（特别是社会功能）之间发挥调节作用。小组模式为精神患者提供了支持他们发展满意的社会关系的机会。新的研究探索出了针对阳性和阴性症状的行之有效的方法，特别是阴性症状更为明显。精神病的认知行为小组治疗为患者提供了更好地应对内外耻辱和社交相关威胁的方法。本章鼓励治疗师对于精神病及双相情感障碍等严重精神疾病的小组治疗保持开放态度，以大大提高小组治疗的有效性。最新治疗趋势包括叙事提高和认知治疗、同情聚焦治疗、以个体为基础的认知治疗及元认知训练。

备　　注

1. 正如第 4 章所指出，与情绪一致的妄想和幻觉也可以被视作为严重的单相抑郁的一个亚组。

2. 这些最初的"声音"小组其实是同伴支持小组。

3. 认知矫正治疗（cognitive remediation，CR）是另外一种形式的认知训练，目标是改善注意力和记忆力相关的认知能力。使用计算机或者铅笔表格教给患者技术。这种干预有时间限制，每周治疗 2 次，持续 3～6 个月。认知矫正治疗有轻度的效果，精神病性症状有较小的改善（Wykes，Huddy，Cellard，McGurk，&Czobar，2011）。

第 16 章参考文献

第 17 章

成　瘾

物质成瘾影响到了千百万人，按照世界卫生组织的说法（World Health Organization，2010），是死亡和残疾之后排名第 3 的危险疾病。心理健康工作者有时对于为什么很明显适合认知行为治疗的成瘾患者最后却没有在社区接受这种治疗而感到迷惑不解。研究表明，认知行为治疗可以让成瘾行为大大减少，至少在治疗后 1 年内如此。认知行为治疗对于成瘾行为特别有效，因为它强调的是行为条件（比如"我需要酒精来放松"）和认知期望（比如"酒精使我对于自己和他人感觉更好"）。幸运的是，这种情况正在慢慢得到改善。

大量研究表明，结合使用认知行为治疗，不管是个体还是小组形式，都可以大大减少物质滥用，包括酒精、烟草、毒品等。整合的认知行为治疗要求将基本的认知行为治疗干预扩大到处理患者的动机和准备，以改变他们的物质使用行为。针对成瘾的整合认知行为治疗方法将在本章详细叙述。两个包含了许多随机对照试验的综述认为，整合的认知行为治疗方法优于家庭医生采取的一般性药品建议或管理（Magill & Ray，2009；McHugh，Hearon，& Otto，2010）。这些研究并不包括直接的个体与小组认知行为治疗的相互比较。直接的比较参见索贝尔（Sobell）的认知行为治疗《指导自我改变的方法》（2011），其中显示了至少小组和个体认知行为治疗一样行之有效，且很明显更为高效（Nyamathi 等，2011；Sobell，Sobell，& Agrawal，2009）。

既然如此有用，为什么针对成瘾的认知行为治疗在公共的心理健康服务体系中却很难获得呢？一个原因可能是医生缺少成瘾的认知行为治疗培训，另一个原因可能是长期以来一直存在争论，成瘾是道德问题还是疾病问题。反对的观点，与最近的控制性饮酒或降低伤害方法一致（Inciardi & Harrisons，2000），认为任何成瘾行为都是复杂的心理健康问题，而并非仅仅是一种疾病。成瘾行为最好被理解为是行为连续谱上的某一点，可能复发，但是也完全可以康复。对于一些类型的成瘾，比如饮食或者购物，根本不可能彻底戒掉（备注 1）。于是出现了降低损害的方法，而不是彻底戒掉，这与匿名戒酒会（Alcoholics Anonymous，AA）

强调终身节制的理念不同。

匿名戒酒会是几种互助小组中最大的一个。这些小组明显与专业的治疗团队不同。匿名戒酒会主要依靠已经成功戒酒的成员帮助尚未戒掉的成员。它们支持 12 步法（第一步承认人们对于成瘾无能为力；后面各个步骤集中在建立关系和相互帮助促进康复上）。由于当时还没有降低损害的模式，所以匿名戒酒会多年来一直是权威，成了唯一的方法。也许这种情况减轻了社区的心理健康机构提供成瘾行为服务的压力。一些资深心理学家甚至直接推荐患者到当地的匿名戒酒会。

毫无疑问，匿名戒酒会及类似的匿名戒赌会等将继续帮助世界上成瘾的人们。然而，其中的局限性也日益得到察觉。最重要的是，咨询师根本没有接受过心理健康培训，从而使成瘾之外的问题无法得到治疗。许多成瘾的人们还有其他并发症，比如焦虑症、抑郁症、精神分裂症和人格障碍。物质滥用或对于其他活动的成瘾其实与其他精神疾病常常共病。不关心并发症，恢复就很成问题。比如，具有焦虑障碍的人们常常借酒浇愁，结果是更为发愁。因为虽然酒精可以暂时麻醉自己，但并不能治疗焦虑障碍。

尽管认知行为治疗能够对成瘾有效的治疗，在治疗的第 1 年还是有一个高复发率的问题。在一篇理解和预防复发的综述性文章中，物质滥用（包括药物、食物和吸烟）的复发率高达 50%～90%（Brownell，Marlatt，Lichtenstein，& Wilson，1986）。然而，关于什么是复发尚未达成一致。复发率根据成瘾的性质不同而各不相同，比如与环境、文化、生理和治疗类型（如强调应对技能和动机来帮助预防复发）相关的个人变量不同。学者们指出复发率可能被夸大，因为大部分成瘾的人都是通过自己的努力恢复的（我们不知道他们的复发率），只有少数严重情况才接受正式治疗。

尽管对于复发率尚缺乏确切的知识，改进治疗和预防复发的需求仍然存在。本章结束部分将会返回到针对成瘾的认知行为小组治疗的文献上，主要关注如何强化成瘾个体的身份和自我定义。以正念为基础和灵性取向的预防复发方法将得以讨论，这可作为支持人们发展自己对于成瘾行为新的理解及扩大生活目标的方式。

本章主要关注的是成人，但也应该注意到针对青少年物质滥用的个体认知行为治疗和小组认知行为治疗，尽管未必比家庭治疗等方法结果更好，但也不失为一种成熟负责的选择（Diamond 等，2002；Waldron & Turner，2008）。

物质相关或成瘾障碍的诊断

根据 DSM-5（美国精神病学会，APA，2013），物质相关障碍包括 10 类药物，含酒精、咖啡因、大麻、致幻剂、吸入剂、鸦片、镇静药、催眠药、抗焦虑药及兴奋药如可卡因、烟草和其他物质。这些药物过量使用都会造成大脑奖赏系统的过分激活，从而产生成瘾行为。尽管机制各不相同，但是所有这些药物都会产生愉悦的感觉。自控能力不强的个体可能更容易出现物质相关障碍。

除了物质相关障碍，DSM-5 还增加了成瘾障碍。非物质相关障碍或成瘾障碍，主要是赌博障碍，其中包括一系列与药物成瘾类似的诊断标准和奖赏系统激活。DSM-5 规定了诸如上网成瘾、做爱成瘾、锻炼成瘾、进食成瘾和购物成瘾等，由于缺乏证据确立诊断标准，所以这些尚不是正式的诊断。物质相关障碍进一步划分为物质使用障碍或物质引起的障碍。比如，酒精相关的障碍包括酒精使用障碍、酒精中毒和其他酒精引起的障碍。其他酒精引起的障碍包括因为饮酒过度而造成的焦虑或情绪障碍。

所有物质使用障碍的基本特征是一系列认知、行为和生理症状的结合，尽管已经出现显著的问题，但是个人仍然继续使用物质。根据 DSM-5，物质使用障碍的诊断集中在不健康的使用模式，个体大量或长时间的使用（标准 1）；无法减少或停止使用（标准 2）；花费大量时间获得、使用物质或从中恢复（标准 3）；渴求物质（标准 4）。第二组标准（标准 5～7）包括社会功能损害，比如无法完成工作任务，尽管不断出现社交或人际问题但仍然继续使用，远离朋友、家人和兴趣爱好。第三组标准（标准 8～9）包括继续使用相关的风险，比如身体安全问题及身体和精神问题。最后，DSM-5 的最后 1 组标准（标准 10～11）是药物问题，药物耐受性增加。药物使用障碍可以分为轻度（2～3 个症状）、中度（4～5 个症状）和重度（6 个以上症状）且耐受和退缩不是诊断所要求的（备注 2）。其他具体问题如早期缓解或维持治疗的问题也有涉及。

美国的酒精使用障碍流行率为 4.6%（12～17 岁）和 8.5%（18 岁以上）。其中男性为 12.4%，女性为 4.9%。大麻使用的流行率为 3.4%（12～17 岁）和 1.5%（18 岁以上）。其他物质滥用的流行状况都能够在 DSM-5 中找到。

人们为什么会成瘾

与其他心理健康问题类似，人们成瘾的原因是复杂的。基因、脑生化、脾气、坎坷的早年经历及其他精神问题都发挥了作用。成瘾的过程包括刚开始人们使用药物应对某些情况（比如减少疼痛或在社交场合放松）或仅仅是为了提高情绪（比如希望犒赏自己或享受朋友的陪伴）。对于一些人而言，随着时间的发展，成瘾发生了且控制了他们的生活。脑研究的进步揭示了人们容易成瘾的原因，我们一些人天生在神经生化上容易成瘾。

简单来说，摄入物质或沉湎其他快感（比如赌博或者购物）影响到了大脑多巴胺的分泌水平。多巴胺与愉悦和幸福感有关，每个人的分泌水平都不一样。于是，持续使用后，这种神经化学愉悦环路就把人给绑架了，如果减少活动，就无法获得同样的愉悦；为了获得同样的愉悦，他们的多巴胺需要量越来越大（Bien & Bien，2002）。换言之，两杯酒、两双鞋，50 美元的游戏卡或一个性伙伴已经不能满足他们了。

除了生物化学因素，行为习惯和信念也在人们通过成瘾获取快感的过程中发挥了作用。在下面的章节里，我将详细阐述一些强大的决定成瘾的行为和认知因素及认知行为治疗师如何应对它们。我首先将讨论针对成瘾的一般认知行为治疗，然后是评估，最后是针对成瘾的认知行为小组治疗。尽管关于评估的问题通常在治疗前进行讨论，但是我认为下面的治疗部分将使随后讨论的评估部分，主要集中在动机上，更有针对性。

针对成瘾的认知行为治疗

认知行为治疗的行为和认知部分都对治疗框架做出了贡献，大部分治疗师利用这个框架向患者提供整合的认知行为治疗。行为方法受到经典条件反射（巴甫洛夫）和操作条件反射（Skinnerian；O'Brien，Childress，McLellan，& Ehrman，1992）的影响。经典行为理论假设习得行为可以放弃。一个针对物质滥用的行为技巧就是对抗性条件，也就是负性条件。比如，人们已经习惯了每天喝酒，一下班到家就会倒上一杯威士忌，这时就可以参与对抗性条件行为项目。这包括服用一种药物，从而导致喝酒后呕吐。随着时间的发展，酒精的味道不再与愉悦感挂钩，而是开始与恶心的感觉相连（备注 3）。

操作性条件包括促使药物滥用减少或不用的行为。这种行为可以得到正面加强或强化。比如，一个购买商品的优惠券项目可以治疗可卡因滥用（Silverman 等，1998）：随着使用可卡因的减少，优惠券价值增加。其他相关管理形式包括延长雇佣合同，提供折扣住房及任何对于个人有意义的奖赏。与家庭成员相关的行为契约可以帮助影响行为（比如"如果我按时参加治疗，我的丈夫和我将周末出去玩；如果我缺席治疗的次数超过 1/4，我的丈夫有权取消我半年内周末出去游玩的机会"）。

其他集中于自我控制的行为技巧是发展新的应对技巧。这些包括如何自信的拒绝饮酒，如何减慢饮酒速度或如何发展一种兴趣在渴求出现时转向这些兴趣。这些并非都很容易，但是小组成员相互启发发展新的应对技巧，可以使自己不屈服于自己的欲望。抑郁小组中一个 65 岁的老年女性赌博成瘾，我们的治疗方法是如果想要去赌场的欲望出现了，就立即给自己的女儿或外孙打电话。小组支持她如何告诉女儿自己赌博的问题。幸运的是，她女儿能够接受这个问题且愿意帮助。

针对物质滥用等成瘾的认知方法认为，与抑郁类似，不切实际的想法在成瘾行为的开始和保持方面发挥了重要作用（Beck，Wright，Newman，& Liese，1993）。

意识到刺激（有机会接触成瘾）与行为（实际接触成瘾）之间的许多认知变量后，我们对于成瘾的理解和治疗在很大程度上得到促进。

认知理论强调 3 种思维类型可能增加了成瘾的可能性，结果预期、负性自动思维及助长性思维（Wenzel，Liese，Beck，& Friedman-Wheeler，2012）。结果预期与复发有关，且包括积极预测和放松取向的期望。积极预测包括预期幸福感增加（比如"在劳累 1 周后我需要喝点酒放松一下"或"我的新衣服可以让我在下周会议上表现更好"）。放松取向期望包括投入成瘾行为后预期不适或压力减少（比如"喝一点酒，我就更容易克服家庭困难"或"玩几轮牌，我就可以忘记经济上的困难"）。传统的负性自动思维在抑郁症中最为常见，但也在成瘾人群中司空见惯。可能包括"我应该喝酒""周末放松放松"或"我最喜欢的店打折了"。最后，助长性思维认为成瘾不是问题，缩小了其危害。比如"离婚官司结束后，我就不赌了"或"所有人在婚礼上都喝酒，我喝几杯又何妨？高兴一下"。

成瘾治疗最终结果的衡量方法是人们在多大程度上能够减少成瘾的行为。第 6 章介绍了这种成瘾的测量工具——《饮酒预期问卷》（Drinking Expectancy Questionnaire，DEQ；Young，Oei，& Crook，1991）。

评估

除了标准的治疗前评估，成瘾患者的治疗师通常建立一种认知案例概念化（Wenzel 等，2012）。这遵循标准的认知行为治疗案例概念化，总结易感因素、诱发因素、维持因素和保护因素（predisposing，precipitating，perpetuating，and protective factors，4P 模型），并在评估的最后与患者一起来看。为了准确了解哪些因素能够造成上瘾，治疗师要进行功能分析，集中于最近的诱发场景及随后产生的想法，其中包括任何预期或放松取向的想法及成瘾的正面和负面后果。我将使用功能分析讨论针对成瘾的认知行为小组治疗。

改变的动机和准备也进行了评估，如后所述，针对成瘾的认知行为小组治疗通常欢迎各种改变准备阶段的患者。治疗师使用动机访谈确定和探索矛盾情感（Miller & Rollnick，2002）。探讨维持成瘾行为的想法和信念有助于更好的理解患者的矛盾。评估者记下具体哪些认知在治疗中需要特别注意。评估改变的准备是根据行为改变的跨理论模型而确定动机的不同阶段（Prochaska & DiClemente，1984），包括意向前期、意向期、准备期、行动期和保持期。评估者与患者谈论小组如何包括了不同动机和准备阶段的人员。

考察患者可能拥有的宗教和意识形态信仰也有帮助，它们可能推动或阻挠成瘾行为。宗教和意识形态在诱发（比如借助成瘾与上帝接近）或克服（感觉生活有被破坏的风险）成瘾方面发挥了重要作用。一些人参加认知行为治疗小组是因为他们无法容忍匿名戒酒会的方法，而有人对于治疗师不关心他们的宗教和意识形态感到困惑不解。在实践中，治疗师评估成瘾（或者其他心理健康问题）时询问"许多人体会到神圣的感觉，从而给自己的生活带来意义。你是如何认识这一点的？"是合理的。很明显，患者的成瘾干扰到了他们发现和联系生命中神圣的方面，或他们可能只有成瘾时才体会到生命中神圣的东西（Johnson，2013）。这对于治疗和预防复发而言是重要的信息。

尽管把心灵或信仰的历史融入到标准的心理评估里面，对于许多心理健康工作者而言尚是一种陌生的概念，但是这样做的压力正在与日俱增。美国权威心理健康机构现在要求公共健康机构的医生在对成瘾进行治疗时，应该进行心灵和信仰方面的评估（Hodge，2011）。

成瘾行为的认知行为小组治疗

成瘾行为的认知行为小组治疗形式多样。有些小组主要针对的是成瘾，而有些小组针对的既包括成瘾，也包括合并的心理健康疾病。我们首先考察后者，然后再考察主要针对成瘾的认知行为小组治疗。

合并其他心理健康问题的成瘾认知行为小组治疗

如前所述，患有成瘾行为的人们常常合并有其他心理健康问题。公共心理健康项目最好把成瘾与其他心理健康问题结合起来治疗。小组治疗师特别感兴趣的是对于并发症的临床研究。比如瓦金斯等（Watkins 等，2011）发现，对抑郁患者进行小组治疗同时也接受物质滥用治疗可以起到一箭双雕的作用。物质滥用减少了 50%，而抑郁则由严重转为轻度。这项研究中采用的认知行为小组治疗方法是16 次的小组课程《重度抑郁的小组认知行为治疗手册》修订版，每次 2 小时。第12 章已经对之进行了探讨。瓦金斯的研究修订了这个认知行为小组治疗手册，并举例说明了物质滥用与情绪、想法和行为之间的关系，还增加了 45 分钟的个人访谈，目的是提高参加小组治疗的动力。令人振奋的是，我们的社区医生实现了这一目标，采用贝克抑郁量表。

社交焦虑和物质滥用是另外两种既可以分开治疗又可以结合治疗的疾病。在一般的门诊针对焦虑的认知行为小组治疗中，患者必须控制物质滥用才能参加社交焦虑小组。现在有令人鼓舞的结果显示，针对社交焦虑的方法（Heimberger & Becker，2002）可以应用于社交焦虑与物质滥用的结合治疗（Courbasson & Nishikawa，2002）。主要修改包括在治疗当中添加物质滥用的成分。尽管并非所有患者都有改善，但是在库巴什等的研究当中，结合治疗还是出现了可喜的结果。不幸的是，这种小组脱落的比例高达 56%。研究中并没有提到小组治疗师如何处理小组过程因素。如果这些被忽视的话，小组治疗师在从事这种治疗时仍有改进的空间。

至于物质滥用与创伤后应激障碍的结合治疗，寻求安全小组治疗方法产生了令人振奋但并不明确的结果。寻求安全小组是丽莎专为女性创立的（Lisa Najavits，2002）。寻求安全是一种结构明确的认知行为治疗小组，处理的问题包括安全和非安全应对行为，不包括情感上的痛苦，在关系中设定界限及其他自我照顾策略。寻求安全小组并不包括明确的对于创伤回忆的暴露（第 7 章考察了包括积极暴露的小组治疗方法）。这个小组包含 25 次治疗，每次治疗 2 小时。不同研究的结果，包括流浪的女性退役军人和低收入成人及青少年女性，一致显示，创伤后应激障碍和物质滥用都有所改善，只要治疗的时间足够长（Najavits，2002）。简版的 12次治疗比针对女性的健康教育更加有效（Hien 等，2009）。这些研究支持治疗师开发新的整合治疗的小组模式。虽然仅仅是针对女性，但是治疗师报告称这种方法同样适用于男性。在男性小组中，最好治疗师也是男性。现在已经有了针对男性的治疗方案（Najavits 等，2009）。

针对成瘾的认知行为小组治疗方案

治疗师在物质滥用的认知行为治疗小组中使用了很多方法。然而，只有少数方法适用于小组背景。蒙提等（Monti 等，2002）开发的小组治疗方案常常用来作为一种基本框架，强调识别高风险情境、应对技巧、挑战没有帮助的思维、解决问题及预防复发。最近针对不同类型成瘾的手册《成瘾的小组认知治疗》强调了心理教育、应对技巧和认知重建。在这一方案中，每次治疗的开始先考察成瘾的认知模型，然后讨论诱发的情境、想法以及复发（Wenzel 等，2012）（图 17-1）。这一手册建立在新成员不断加入的开放小组上。

早年经历

（家庭、社会、文化和（或）经济处境遇到的困难）

核心信念

（我是没有价值的，我的境遇永远无法改善，我不能处理我的痛苦）

暴露和实验成瘾行为

（鼓励成瘾行为的朋友，具有成瘾行为的家庭成员，对成瘾行为的美化）

成瘾行为相关信念的形成

（药物和酒精使我对自己感觉更好，使用药物让我的朋友和我感觉更好，我更容易被朋友或家人所接受）

随着持续使用药物，信念变得有害

通过暴露激活刺激和放松取向的期望

图 17-1　成瘾的认知模型（根据 Liese & Franz，1996 修改）

　　下面是一个针对成瘾行为的标准认知行为小组治疗提纲。它包括了回顾既往学习的技巧和计划未来的实践等内容，但不包括特定的预防复发的成分。大部分患者需要转向一种具体的预防复发项目，我将在本章后面讨论。尽管在这个大纲中我把预防复发的技巧与积极的认知行为治疗区分开来，但是这并非是针对成瘾的认知行为治疗标准模式。我们提到针对成瘾的认知行为治疗有很多其他内容。对于一些治疗师而言，它包括持续的练习预防复发和其他包括挑战思维和信念的应对技巧。对于其他治疗师而言，它主要意味着提供行为应对技巧。这里提出的是一种全面的认知行为治疗方法，其中包括行为、认知干预和一些预防复发成分。此外延伸的是，预防复发的方案将在本章后面予以讨论。

　　小组治疗每次 90 分钟，通常一周一次，共 12 周。针对成瘾的认知行为小组治疗遵循第 1 章的基本模式，包括轮流介绍、复习家庭作业及布置任务。针对成瘾的认知行为治疗与减少伤害的方法一致且符合 12 步的模型。下面就是针对成瘾的认知行为小组治疗大纲。

治疗主题（节选自 Monti 等，2002；Sobell & Sobell，2011；Wenzel 等，2012）

　　第一次治疗：心理教育，考察成瘾的认知行为治疗模型和个人目标。

　　第二次治疗：心理教育，复习成瘾的认知行为治疗模型。

　　第三次治疗：动机和准备改变。

　　第四次治疗：功能分析，确认高风险情境。

　　第五次治疗：功能分析，确认高风险情境。

　　第六次治疗：认知策略。

　　第七次治疗：认知策略。

　　第八次治疗：应对技巧，自信训练—拒绝技巧。

　　第九次治疗：应对技巧，自信训练—拒绝技巧。

　　第十次治疗：应对技巧，愤怒管理。

　　第十一次治疗：应对技巧，问题解决。

　　第十二次治疗：预防复发和为未来准备，有趣的活动、修复破坏性的关系及发展克服成瘾的活动和兴趣。

　　这份大纲在实践中并不固定，可以同时应用于开放和封闭小组。针对成瘾的认知行为小组治疗师可以灵活修订这个方案来适应特定人群的需要。根据小组成员的需要，治疗师可以重点关注一些部分。治疗师还可以改变治疗时间。比如在重度成瘾的小组成员的居家治疗当中，一些治疗师发现小组无法集中注意超过 1 小时。于是，他们把小组分为每周 2 次。他们还重复第 3 次治疗，动机和准备改变，每周半小时。可以让患者体会在小组中的感受，最后决定是否已经准备好做出改变。一些小组还重复了一些治疗（比如应对技巧、愤怒管理）或与功能分析相结合来检查所有人的每周进程。

心理教育

这部分与第 5 章讨论的关于抑郁认知模型的教育类似。成瘾小组治疗师同样会进行小型讲座并穿插成瘾的案例。我们建议每次治疗都在白板上画出"成瘾的认知模型"，留出空白的地方，然后患者可以在上面写出自己的例子。在开放小组中，治疗师需要每次都对新成员展示"成瘾的认知模型"，并鼓励组员讨论自己成瘾的发展过程。由于在治疗前评估时所有成员已经接触过这一模型，所以通常他们不难接受这些材料。练习可以让组员互相倾听，支持彼此，提高自知力及共同接受应对技巧和干预的认知原理，从而使组员紧紧地连接在一起。

动机和改变阶段

除了治疗前面谈，小组本身也有助于增强患者放弃成瘾行为的信心。与第 15 章考察的针对囤积的小组治疗的动力环节相似，成瘾组员相互支持讨论成瘾行为的优缺点。直接提出改变的准备，邀请组员进行反思。理想的患者处于行动阶段且积极应对，最终产生明显的效果。然而，现实是许多患者处在意向阶段，他们认识到自己有问题但是并不准备放弃或不确定放弃后会怎样。小组成为患者在准备的各个阶段上的独特支持来源。取得进步的患者可以成为其他患者改变的表率。

功能分析

功能分析是一种工具，目的是帮助患者理解究竟是什么维持了某种行为，方法就是确认某种具体行为的功能及强化行为的积极后果。功能分析其他治疗也有，可以更好地理解所有各种问题行为。然而，功能分析在支持成瘾戒除方面特别有效。在确认行为潜在的功能后，患者可以考虑其他更加健康的替代性行为（Sobell & Sobell，2011）。功能分析包括考察哪些情境导致成瘾的思维、情绪和行为及使用哪些应对策略。功能分析提出的问题是患者真的成瘾了吗，有什么积极和消极的结果？关于功能分析表格，参见附录 I。

在功能分析的考察当中，一个组员乔治可能分享他醉醺醺地被一个朋友带回了家。他的妻子很不高兴，他也羞愧难当。小组治疗师帮助乔治完成了表格。他确认诱发因素是升职遭拒，他感到愤怒、无望，且想"我放弃了。这是我第 3 次想当工头了。这家公司太过分了，我没有必要当好丈夫和好父亲了"。他的应对行为是早早离开工作岗位顺便到酒吧坐一坐，他的朋友下班后也去酒吧。一开始，乔治否认自己喝醉酒会有什么好处，但是随着小组持续挑战他，他承认自己确实喜欢第一杯啤酒，特别是当他的朋友也喝啤酒并谈论当地发生的事情时。他几乎忘记了自己升职失败的事情。然而，对于乔治而言，这种行为的负面结果就是妻子伤心，自己也难堪羞愧。至于其他应对行为，在小组的帮助下，乔治承诺一不高兴的时候就给妻子打电话或发短信。他承认妻子非常善解人意，理解他的工作不顺利且支持他重新找一份工作。

成瘾小组治疗师准备好功能分析的工作。他们认识到功能分析有点过于术语，而应该通俗地称之为"缓慢移动"，对成瘾链条的各个环节进行考察。最令非成瘾治疗师奇怪的是，患者难于承认成瘾带来的好处，以至于当小组提示成瘾带来某种积极的结果时他们表示出生气。对于重度成瘾的患者而言，这仿佛提醒他们成瘾遭到误解。一个治疗师分享了这种问题，他问及成瘾的积极后果，结果导致2个患者在同 1 周时间里退出。这带来了很重要的一点，治疗师在多大程度上支持组员回避或暴露成瘾的诱因。认知行为治疗师意识到，如果我们不鼓励患者直面自己的恐惧或诱因，就可能在鼓励患者故意回避。另一方面，针对成瘾的主要方法包括个人和周围的人努力消除所有诱因或者线索。技术高超的认知行为治疗师放松地处理这种紧张，且并不试图以更快的速度推动任何个人或小组往前发展。如后所示，对于成瘾诱因的完全暴露一般直到患者进入预防复发阶段才开始。

挑战没有帮助的想法

与抑郁小组类似，成瘾小组帮助组员确认、评价和修正促进成瘾的思维和信念。治疗师可以创造自己的方法，他们的目的是确定造成成瘾的思维（比如"我应该放松和享受"），并以其他思维取而代之（比如"我意识到可以通过深呼吸和练习瑜伽进行放松"）。《成瘾的小组认知治疗手册》（Wenzel 等，2012）中有一个 6 栏的思维记录。在本书当中，第 5 章提出了如何对整个小组逐一做思维记录，可以把这一点也应用于成瘾的认知行为治疗小组。

大部分成瘾治疗师认识到多年参加 12 步项目的人展现出某种认知风格。这些患者可能称自己为"无力的上瘾者"。对于一些患者而言，这意味着"在超出自身某种力量的帮助下，我正在逐步恢复"，而其他人则称自己"恶心无望"。小组治疗师必须识别组员对提升健康自尊或破坏健康自尊的自我理解潜力。比如，多戈在 20 年里持续地谴责自己。可以用几次高强度的认知治疗来替代他内心的负性自动想法和核心信念。其中一个核心信念就是"我是一个恶心的人，伤害了许多无辜的人"。逐渐地，多戈越来越习惯于提醒自己"我是一个强大的人，每天都与爱我的人拥有健康的关系"。考虑到核心信念通常会造成成瘾人群的自我责备，治疗师可使用第 5 章介绍的方法在几次治疗中重复这种认知工作。

应对技巧训练

对于成瘾人群有帮助的应对技巧多种多样，其中包括自信、愤怒、对抗性条件反射及问题解决等。比如，自信训练可以帮助学习如何在交往中拒绝成瘾行为。解决问题的技巧和第 7 章描述的针对广泛性焦虑的小组相同。对于帮助患者从事更加健康、更为积极的行为和兴趣爱好的对抗性条件反射技巧，治疗师可以使用第 13 章介绍的娱乐技巧问卷（备注 4）。当患者努力发展对抗性条件反射技巧时，小组成为启发、建议和支持的有益来源。患有酒瘾的一个女性最后开始从事儿时的兴趣——做针线活。经过 2 年的稳定和康复后，她为自己的外孙绣了一件小衣服。这项活动克服了酗酒，因为针线工作需要稳定的双手、清醒的头脑和长时间集中注意力国家健康研究所的《认知行为应对技巧治疗手册》。（Cognitive-Behavioural Coping Skills Therapy Manual）于 2003 年提出了一系列有建设性的应对技巧。

家庭作业

可能比其他小组更甚，认知行为治疗师重申了需要尽可能降低成瘾小组的进入门槛。对于一些组员而言，仅仅参加治疗就可以了。对于处在改变阶段的患者而言，家庭作业通常包括每周的应对技巧训练。而且，需要强调治疗师并不支持与家庭作业成功或失败有关的思维，而是支持通过家庭作业可以从中学到什么。从错误当中学习很重要，因此功能分析被称为"持续的个人改造工程"。

预防复发

传统的认知行为治疗方法包括意识到高危情境从而准备未来。因此，它包括继续练习习得的应对技巧。治疗师鼓励完成治疗的患者继续与当地的互助组织保持联系。在针对物质滥用和成瘾的治疗中，有时候鼓励组员在离开小组之前建立通讯录。除了 12 步的小组（比如匿名戒酒会）之外，还有其他支持性团体，其中包括自我管理和康复训练、生活圈及理性女人等针对成瘾的互助组织。

由于任何成瘾项目有效性的最终检验标准就是人们能否摆脱成瘾恢复正常生活，因此，我们的治疗项目不应该仅仅集中在四面墙壁的治疗室。巴里提出，生活本身造成了物质滥用。如果不能带领患者生活得更加健康、更有意义，患者肯定会出现复发的情况（Borras 等，2010）。

在接下来的部分，我将提出 2 种预防复发的办法。其中一种是建立在正念基础上的方法，已经有相当多的证据证明其行之有效；另外一种是心灵取向的方法，对此研究不多，但是由于我们已经开始收集证据，所以值得尝试。

以正念为基础的预防复发方法

成瘾的正念方法针对的是渴求心理。过去 5 年建立在仔细设计的试验基础上的研究表明，经过积极的认知行为治疗后，物质滥用患者再接受正念训练可以大幅降低患者的渴求，因此不容易复发，至少在治疗结束后 4 个月时间内如此（Bowen 等，2009；Witkiewitz，Bown，Douglas，& Hsu，2013）。针对物质滥用和成瘾的正念训练其最终和长期有效性尚待确定（Appel & Kim-Appel，2009）。与第 5 章考察的针对抑郁的以正念为基础的预防复发方法类似，针对成瘾的这种办法集中在帮助患者：①对渴求的体验保持关注；②对体验采取一种开放、好奇和接受的态度。鼓励患者与渴求的体验"待在一起"，而并不屈服或压抑而试图改变。

现在已有一整套把正念治疗融入预防复发模式的方法（Bowen，Chawla，& Marlatt，2011）。这个小组方法包括 8 次治疗，每次 2 小时，6～10 名患者。治疗包括引导冥想、体验练习和分组讨论。具体而言，体验练习集中在渴求，并包括增加对于渴求暴露的次数和强度（下文中的一个对话将展示这一过程）。这还包括对物质滥用诱因的想象暴露，学会应对诱因引起的内在反应（比如以好奇的态度接近体验），如何采取不同的反应及如何减少加强渴求的惯常思维和行为。与其他形式的暴露治疗类似，小组成员学习容忍心理和身体上的不适，而不会为了短期利益放弃长期追求。结果显示，接受、觉察和不加评判的态度等正念成分可以减少渴求。根据患者的自我报告，与其他预防复发的技能相比，接受正念预防复发干预的患者大大减少了渴求。这种手册化的正念预防复发方法对于贪食症患者也有很好的效果，让他们放慢进食的速度，体验食物的味道和颜色（Kristeller，Baer，& Quillian-Wolever，2006）。

除了小组讨论，小组还提供了进一步的分组练习。下面就显示了 2 名组员轮流鼓励将渴求体验语言化。下面的交流可能发生在一个想象练习中。在这个练习中，组员 2 人一组进行练习。

玛丽亚：达芬尼，我在这里听你描述一个高风险的情境，你准备去父母家吃饭，那里有很多红酒，但没有人理解你正在努力克服成瘾。

达芬尼：当然，我认为我妈妈也酗酒，当我提出我们不喝酒而喝水时她就不高兴。她只是告诉我，我们都是成人了，而且有权想喝多少就喝多少。

玛丽亚：这对你当然很困难。好吧，你闭上眼睛描述一下与你父母共同吃饭的情形吧？

达芬尼：（闭上眼睛，放松地坐在椅子上）我坐下来把食物放到盘子里。我父亲拿酒过来。我想拒绝，但是已经闻到酒香且想到它能给我带来好的感觉。享受红酒很容易，他们好像会更喜欢我。父亲开始为我倒酒。我听见自己说，"不用了，爸爸。现在我已经不怎么喝酒了，你们喝吧"。我坚定地看着他的眼睛，直接、清楚和自信地说着。他退了回去，做了个鬼脸，但是没有说什么。我马上有一种自豪感，且想到组员会因为我的成功而高兴。

玛丽亚：达芬妮，我为你自豪。你取得了很大的进步，因为第一次时你说害怕直面父亲。我知道被大家当作一个扫兴的人很难，要让人们知道一杯酒也是多的也很难。

正念方法对于预防复发的成功让人们想知道吸引力和有效性是否也是一种灵性成分。正念受到佛教的影响，甚至心理治疗的西方版试图将正念从宗教中脱离出来。这就引发了一个问题，到底是灵性还是体验导致了正念方法的成功。

灵性一般被认为是与神或超自然力相通（Gallup & Jones，2000），接受某种生命意义和目的的心灵信仰。信仰可以包括针对生命体验的正念方法。在这种意义上，灵性可以被理解为采取一系列哲学信念，正念是接近体验的一种方法。两者既可以相互包括，也不必一定这样（Leigh，Bowen，& Marlatt，2005）。

有趣的是，雷等发现正念水平很高的人往往也自我报告很容易物质滥用。与之相反，灵性水平很高的人不容易物质滥用。研究人员推测一些容易被愉快的身体和情绪体验吸引的人可能更容易接受正念训练，因为它强调了关注人的身体感觉（Leigh 等，2005）。是否对于身体体验的敏感容易带来物质滥用呢？对此需要更多的研究，包括对于灵性和宗教的研究。但是灵性水平高不容易造成物质滥用支持了其他研究，而这并非新的观点。

文献显示，人们的宗教与灵性水平越高，他们越不可能受到成瘾的控制（Longshore，Anglin，& Conner，2008）。可能灵性水平高的人具有更好的内在自控力。如果灵性可以治疗成瘾，治疗师也不会拒绝接受这种治疗方法。调查显示超过 80%的患者希望强调治疗当中灵性的因素，我们没有必要拒绝患者的呼声（Hodge，2011）。随机对照试验研究也显示，建立在灵性基础上的治疗对于欢迎这种方法的许多心理障碍患者有效（Rosmarin，Pargament，Pirutinsky，& Mahoney，2010；Rosmarin，Pargament，& Robb，2010；Tan & Johnson，2005）。

灵性取向的预防复发方法

2009 年，在西雅图的一个会议上，物质滥用预防复发方面的先驱阿兰·马兰特（Alan Marlatt）提出了一个许多治疗成瘾的医生都同意的用语。马兰特医生赞扬荣格把许多成瘾患者称为误入歧途的神秘主义者。成瘾患者和治疗师发现从开始到康复的整个过程都有宗教和灵性的成分。不幸的是，直到最近，心理学界尚未解决如何把灵性问题融入对成瘾的治疗中。在之前的讨论当中，我们触及了一些实证问题，人们成瘾是因为生活缺乏意义和目的吗？治疗师在世俗背景下如何整合意义和目的进入预防复发的方案？我们本人如何理解宗教与灵性的差别且能够胜任两者？

　　以前，灵性被定义为人与超自然力量的关系。宗教常常被看成是灵性的表达，遵循特定和标准的形式、信仰和仪式，并与组织中的其他人一同分享。简单来说，灵性是个人的，而宗教是集体的（Hodge，2011；Todd，2009）。

　　一段时期以来，认知行为治疗被看成是一种提升心灵的治疗方法。诸如信念、图式和期望的认知行为治疗概念可以归为某种具体的信仰。灵性取向的认知行为治疗与一系列宗教有关，包括基督教、伊斯兰教、佛教和道教，其结果类似或优于传统的认知行为治疗（Hodge，2011）。我们还有一些非常有效的认知行为小组治疗方法，参见波士顿麦林精神病院的《灵性与认知行为治疗》小组。这个 50 分钟、开放式的小组按照一定的方案进行，其中包括考察灵性如何提高认知和行为练习的有效性。它还提供灵性练习的说明，比如感恩、回忆奇迹及留出时间沉默和深层对话。小组熟悉基本的认知行为治疗。在参加灵性小组认知行为治疗前，患者必须参加预备的认知行为治疗小组。这个小组的开发者使用内在的、非宗教的术语，但是按照小组成员的愿望鼓励关于特定宗教的讨论。根据患者满意程度打分，小组受到各种不同宗教信仰，甚至无信仰患者的欢迎。

　　灵性的自我图式治疗或 3S（spiritual self-schema therapy）治疗，也许是对成瘾预防复发中整合灵性方法进行小组治疗的最好尝试（Avants，Beitel，& Margolin，2005）。与灵性& 知行为治疗小组类似，灵性的自我图式治疗适合各种信仰的人们，且建立在认知行为治疗的原则之上。然而，与灵性&认知行为治疗小组不同，它选择了一种具体的宗教-佛教作为框架。小组和个体手册可以用于这个 8 次治疗的方案，且可以从灵性自我图式发展项目网站 http：//info.med.yale.edu/psych/3s/training.html（备注 5）下载。这种治疗建立在贝克的认知治疗假设之上，人们关于自身的信念或图式将影响到他们对于信息的过滤和处理。比如，如果某人的图式是"我是个没救的瘾君子"，他们就不会关心怎样安全的使用注射器、性行为或饮酒。8 次治疗都有具体的目标，目的是从"成瘾的我"这一图式转向"灵性的我"。这一项目的开发者所做的自然条件下的研究使用了一系列结果，其中包括尿样分析，3S 治疗可以帮助减少物质滥用，降低冲动行为及提高灵性的实践（Avants 等，2005），但仍需要更进一步的研究（Johnson，2013）。

　　如前所述，预防成瘾复发还有改善的空间。我们可以得出结论认为，正念方法很有前途，特别是对于已经能够容忍暴露的患者而言。然而，正念的体验方面可能对于某些对身体过分敏感的患者来说容易造成物质滥用的复发。治疗成瘾的治疗师也告诫说正念的概念相当抽象，且很难掌握，特别是对于患有大脑损伤认知功能下降的患者而言。对于这些患者，治疗师建议他们应该以转移注意力来应对渴求。身体锻炼常被推荐且应该经常与积极的人交谈。休闲技巧清单（附录 H）是一种有用的工具，可以帮助人们扩大对有意义活动的选择。最后，我们还可以得出结论认为，大部分患者迫切希望支持强化个人生活哲学，不管这是具体的宗教取向或更为个人的灵性取向（包括世俗的人文主义世界观）。

治疗成瘾的医生可能思考灵性和目的取向的预防复发小组都包括哪些内容。他们可能受到预防复发的 8 周小组模式启发，该模式用在了正念、灵性自我图式或麦林医院灵性&认知行为治疗小组。为什么不考虑扩大预防复发融入更大的意义和目标框架？在对于预防复发的小组治疗中，下面的问题可以引起很多讨论，"你在哪里能够找到心灵的平静""为什么你会感恩""你的奋斗目标是什么"及"什么时候你的生命力最强大"（Pargament，2007）。通过有组织的小组讨论，就像灵性&认知行为治疗小组一样，认知行为小组治疗师可以帮助组员建立一套个人哲学，目的是帮助他们组织日常生活、目标和重点。对于公共场合的小组而言，无论他们有许多宗教信仰的兴趣还是缺乏这种兴趣都必须得到尊重。然而，麦林医院小组的最初结果显示，公共体系可以满足我们的患者与更大的生活问题做斗争的需要，认知行为治疗框架特别适合这一点。治疗师必须保持现实，即在短期的预防复发项目当中能够做什么。最好的结果就是成瘾患者可以重新思考自己生命的价值和意义。

利用小组治疗成瘾

也许与其他心理健康问题相比，成瘾问题更具有小组治疗的传统，主要来源于匿名戒酒会中的患者互助方法。一些人想知道戒除行为之所以成功是否与小组行为及公开讨论信念有关。但是，退出比例在匿名戒酒会里很高（40%～80%），在认知行为治疗小组中也不低（40%～70%）。所以，对于成瘾进行小组治疗的认知行为治疗师觉得需要创造一种安全、受欢迎且有帮助的小组治疗方法。

关键的小组过程因素是要让组员感受到理解和共情。特别是在成瘾小组中，人们常常因为被接受、理解和共情而感动落泪。很多人遭到社区和家庭的抛弃。尽管患者常常理解和接受这种抛弃，他们仍然希望获得归属感，小组就成为他们临时的家庭和社区。治疗师必须传达共情，可以说我们都有做事过分的时候，且成瘾存在于人类行为的连续谱上，所以并不奇特。有时候，治疗师受到组员的影响认为必须以一种成瘾行为取代另外一种。这完全是一个错误的理念。当治疗师真正共情且富有能力时，这种影响就会减少。

无论是积极的还是消极的，组员之间的互动至关重要。治疗师保证组员之间的矛盾得到解决且可以锻炼组员的人际交往能力。很多成瘾患者把认知行为治疗小组当成了自己的社区。如果引入更多的意义或灵性取向的成分，小组可能充满了感恩与欢乐，从而加强了家庭或社区的气氛。

成瘾认知行为小组治疗的常见挑战

成瘾治疗师一致认为，具体的认知行为治疗部分必须尽量简化。诸如动机、改变的准备和出勤等其他特定问题是主要挑战。由于退出比例很高，我支持尽量采取开放治疗形式，参见《针对成瘾的小组认知治疗》（Wenzel 等，2012）。这不仅可减少等待时间，而且更重要的是，它可以避免到治疗最后原本 10 个成员只剩下一两个。《针对成瘾的小组认知治疗》方法灵活，特别有助于组员投入到治疗当中，我希望认知行为小组治疗能够广泛被人们采用。

如果患者具有完整的认知功能和一些抽象推理能力，针对成瘾的认知行为治疗方法最好（Maude-Griffin 等，1998）。由于物质滥用带来不同程度的大脑损伤是常见的障碍，治疗师常通过减少认知练习的难度和使用图片来解释要点。第 11 章和第 12 章概括了简化认知行为治疗干预的思想，它可能有助于大脑损伤的成人。

除了应对不同程度的认知能力，治疗师带领处于不同改变阶段的成瘾小组是个挑战。当改变的准备阶段不同时，这就会变得更为复杂。比如，一个组员可能准备戒掉海洛因，但是他仍然坚持服食大麻不是问题。最后，治疗师必须明白多大程度的暴露患者可以忍受。要想小组获得成功，最低程度的忍耐力很可能决定了速度——除非可以同时开办两个小组，一个处于低水平的准备改变阶段，一个处于高水平的准备改变阶段。

总　　结

本章考察了治疗成瘾及其并发症的问题。具体的认知行为治疗技术往往问题不大。问题在于小组成员准备改变的动机不同、信念不同和外部环境不同。《针对成瘾的小组认知治疗》（Wenzel 等，2012）是一个优秀的手册，能够帮助治疗师来治疗物质滥用等成瘾问题。

尽管宗教和灵性对于成瘾患者很重要，但是一直到最近才引起学术界的重视，因此治疗师根本没有证据用来指导临床实践。认知行为小组治疗模式本身就能够提升信仰，其中包括生活目的、意义和个人神圣体验。与针对成瘾的正念预防复发方法类似，我认为一些成瘾小组治疗师正等待机会把灵性方法整合进入传统的认知行为治疗。本章鼓励小组治疗师尝试创造更加灵活的方法，不管是在积极的治疗阶段还是在预防复发阶段。

备　注

1. 在成瘾专家中仍然存在争议，一些成瘾行为如进食或者色情，是否也是成瘾行为，而非传统所认为的进食障碍或者冲动控制障碍。然而，成瘾的认知小组治疗（后面将予以描述）也将对其他成瘾行为有所帮助。

2. 在过去的诊断标准中，DSM-Ⅳ（APA，2000），区分了物质滥用和物质依赖，新的 DSM-5 进一步分解了这种不同，将物质滥用放在连续谱上，根据症状的数量及耐受和（或）戒断反应，可分为"轻度""中度""严重"。

3. 临床印象显示，戒酒硫的一个问题是当人们想要饮酒时就会停用它。为了有效，人们需要规律地使用它。这是戒酒硫不能广泛使用的一个原因。

4. 第 13 章讨论了如何支持强迫症患者从事一些更加建设性的有益的行为代替无意义的仪式行为。

5. 在他们的文章中，埃文特斯等（Avants 等，2005）鼓励读者浏览这个网站。

第 17 章参考文献

附　　录

附录 A　抑郁症的认知行为小组治疗大纲

抑郁症的认知行为小组治疗大纲

治疗次数	主　题	教育材料
1	关于抑郁症的教育	
2	抑郁症的认知模型	附录 B
3	自我监测掌控感和愉悦感	
4	目标设定	附录 C
5	目标设定和情绪识别	附录 D
6	识别负性自动想法	
7	替代和平衡思维：思维日记	附录 E
8	替代和平衡思维：思维日记	附录 E
9	替代和平衡思维：思维日记和假设	附录 E 和 F
10	替代和平衡思维：思维日记和核心信念	附录 E 和 F
11	预防复发和准备未来	附录 G
12	预防复发和准备未来	

附录 B　抑郁症的认知模型

抑郁症的认知模型

早年经历

与孪生姐妹比较

父亲（主要支持者）早亡

功能失调性假设形成

我是个失败的人

我的价值取决于别人如何看我

除非我满足别人，否则将遭到拒绝

关键事件

婚姻破裂

假设激活

负性自动思维

全是我的错，我搞砸了一切

我无法掌控生活

我将终身孤独，这很可怕

抑郁症状

行为—活动水平下降，大部分时间待在家里

动机—失去兴趣和乐趣，做任何事情都觉得费力

情绪—悲伤、负疚、焦虑、羞愧

认知—犹豫不决、无法集中注意力、反复回想过去的错误、自我批评

身体功能—失眠或嗜睡，没有胃口，性欲丧失

我的抑郁认知模式

早年经历

功能失调性假设形成

关键事件

假设激活

负性自动思维

抑郁症状

行为

动机

情绪

认知

身体功能

附录 C 我喜欢做的事情

姓名＿＿＿＿＿＿＿＿　　　日期＿＿＿＿＿＿＿＿＿＿＿＿

我喜欢做的 10 件事情（或者过去经常做的事情）

活动	能够独自完成	需要陪伴完成	阻力或障碍
1			
2			
3			
4			
5			
6			
7			
8			
9			
10			

附录 D　格罗里亚·威尔考克斯的情绪轮

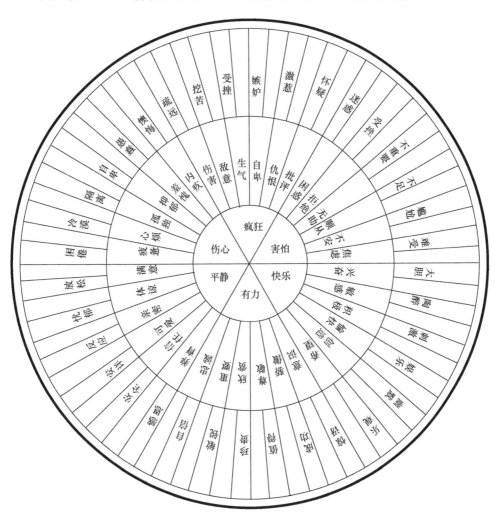

附录 E　简尼塔的思维记录

情境	情绪	自动想法（图像）	支持的证据	不支持的证据	其他想法/平衡想法	重新评价心情绪
周六晚上独自在家，跟父母亲通电话	害怕-90% 生气-90% 无助-90%	我是个自私的人 我做事像个孩子 我在理财方面是个失败的人 我无法忍受我的母亲 我不信任自己	是的，我已经是第2次遇到偿还债务的困难了 这个债务我一直没有告诉丈夫	我正在治疗来解决我的问题，我能够听从别人的意见 我离婚破产还很远 过去我曾经很好的理财 收入减少了并不意味着失败	我意识到自己有个问题，就是支出经常超过了我和丈夫所能承受的范围 我将为此负责，我与我的理财顾问和心理治疗师一起解决这个问题	害怕-40% 生气-30% 无助-20%
你跟谁在一起 你正在做什么 是在什么时候 你在哪里	用一个词描述每种情绪，评估其强度（0～100%）	当我有这种情绪时，我脑子里在想什么？ 我心里对自己说什么？ 这次我/生活/未来意味着什么？ 我害怕的发生什么？ 如果是真的，最坏的结果将是什么？	写下支持自动想法的证据事实 （注意防止对审实的歪曲）		写下其他或平衡的想法 评估你在多大程度上相信这个新的想法（0～100%）	复制第2栏的情绪词汇 重新评价每种情绪的强度

注：Padesky & Greenberger, 1995，经吉尔福特出版社同意转载

附录 F　认知偏差或错误假设

错误假设并非思维中唯一的问题。有可能假设是正确的，但结论仍然错误，原因只是因为思维出现了偏差。下面按照顺序列举了一些偏差。请对影响自己的认知偏差做出标记。当你发现偏差影响自己的思维时，请反复提醒自己。

"全或无"的思维

"全或无"思维，也被称作"非黑即白"，你看不到中间的灰色地带。要么是胖要么是瘦，要么是节食要么是吃很多，要么是聪明要么是愚蠢，要么是抑郁要么是高兴，要么是能干要么是无能等。同样还有其他类型。两性关系要么完美要么糟糕，有人要么无私要么自私。"全或无"的思维与完美主义有关，因为"好"的定义通常都是绝对的。你必须完全符合这一类型，否则就属于其他类型，要么什么都不吃，要么什么都吃完。伴侣要么在各个方面都是完美的，否则就是"禽兽"。

过度概括化

你把孤立的负性事件看成是一种永远的模式。和大多数人一样，你也寻找事情的发展规律，但是你发现的规律往往是负性的，且没有足够证据支持。一天下雨你就认为整个假期都在下雨。一个批评等于永远都是批评。一次跌倒等于永远无法站起来。一个问题错过，等于永远都失败。过度概括化导致人们对于自己无法做、不喜欢做或必须回避的东西具有错误的信念，结果生活受到限制。

选择性关注

每天，我们都过滤掉周围的场景和声音。我们必须这样做，因为每次无法理解这么多的信息。当你把所有正面和中性的信息都过滤掉，而只留下负面的信息时就出现了问题。于是，你的生活可能无比阴暗。然后需要等待所有问题解决，你才能感觉更好。其实每个人的生活都有阴暗的一面，而你这是能发现且关注这些负性方面。

注意力分散

注意力分散表示每次你想的事情过多。可能你想到一个需求或一个项目需要完成，或希望解决一个争论。于是一个问题接着一个问题接踵而来，令你无法承受。"我必须冲洗车库，但是还有保险问题，且房间很乱，孩子还要吃饭，我自己还要吃饭，我还要洗衣服，我还要完成工作报告……"听起来很熟悉？对于焦虑或抑郁的人而言，这是一个大问题。人类一次只能想清楚一个问题。目标是能够抓住主要矛盾。你可以把问题都写下来，然后没有必要把它们都放在大脑里面。

正向折扣

你拒绝生命中所有积极的事情，指出它们不值得一提。通过这种方式，你坚持某种负性的信念，而不管生活中发生了多少正面的事情。你拥有的好朋友不算数，因为只有一个。你取得的成就不算数，因为你认为是运气。你做出的成就不算数，因为所有人都办得到。你如何克服这种认识倾向？认识到生活中积极的事情至少和消极的事情一样重要和有意义。

读心术

你没有问别人的感受或他们做事的目的，你通过读心术得知。"他这样做只是为了钱""她之所以这样说，是因为她怜悯我""他秘密地想甩掉我""她认为我很愚蠢""他是个固执的人—我能从他看我的样子知道"。读心术往往集中于负面的事物。而你做出的解释往往只是可能，还有其他可能性你没有发现。可能他那样做纯粹是出于乐趣。可能她这样说因为她尊重你。可能他这样看你是因为你占据了他想要的停车位。读心术通常导致你过于肯定自己的负面结论。提醒自己，除非别人说出来，否则自己是无从得知别人的想法的。

算命错误

除了读心术，你还能够预知未来，且看起来未来不妙。你认为事情总会变坏，且你确信自己的预测是准确的。你已经报名了一个课程，但你认为自己肯定学不好。你碰到了一个新人，但是他或她可能很快甩掉你。算命的一个问题就是你能够使未来成真。如果你准备失败，为什么还学习？如果你的伴侣将要抛弃你，为什么这么努力发展关系？结果证明了你对于未来的预测，且下次预测更糟糕。应该提醒自己无法预测未来。尝试从现在做起。

夸大和缩小

你夸大自己的错误和别人的成就（"她获得了学位——天才；我乘错了车——愚

蠢")。与此同时，你缩小你的成就和其他人的错误（"我得到了一份好工作，但是我什么都不懂；她失去了工作，但这是被人算计了"）。通过这种方式，你觉得自己什么都不行。问题是你对于自己和他人使用的标准不同，这些标准使你无法自我感觉良好。如果你对待自己和别人的标准相同的话，你就发现很容易自我感觉良好。

灾难化

你往往小题大做，想象会有灾难发生。一次请求约会遭到拒绝使你认为自己会终身孤独。工作中犯一个错误意味着你被开除且永远找不到工作。情绪一次低落意味着你就要严重抑郁。一旦问题放大，你会想象灾难仿佛真的到来。因为你集中于对灾难的想象，所以你无法应对现实（"我忘记开会了，也许我应该准备一个记事本"）。

情绪化推理

你认为你的负面情绪反映了现实。"我这样感觉，所以这一定是真的""我担心更加抑郁，所以我肯定会得抑郁症""我感觉没有希望，所以肯定没有希望"。但是记住，你的情绪取决于你的想法，而不是现实。如果你看问题错误（老板皱眉头意味着她讨厌我），你将会有错误的情绪（担心被炒鱿鱼）。奇怪的是，大部分人的情绪推理仅仅局限于负面情绪。他们从来没有认为一旦自己高兴，所有的一切都会变好。

贴标签

贴标签意味着把一个暂时的事件变成了永远的特点。一旦你犯了错误，你可以集中在错误以及改正之上。相反，如果你乱贴标签，你就迅速给自己贴了一个负面的标签，"我是个失败的人"。现在你给问题定性了，这不是你犯了一个错误，而是你不可改变的个性导致了错误。因此，你无可救药。奇怪的是，事情顺利时人们往往不贴标签（"我是一个胜利者"）。贴标签有时也用于其他个人或组织。当别人的行为妨碍到你时，你给别人贴负面标签（"他是一头猪"）。如果是真的，那个人可能无法改变，问题也得不到解决。为了解决问题，你必须集中在实际发生的事情上。

捕捉你的认知偏差

大部分人发现他们具有上面的不止一种偏差。哪种给你带来了最大的麻烦？

你可能不会一直使用这种偏差。在什么情况下最可能发生思维扭曲？

在自己不觉时，认知偏差就会发生作用。下次当你出现上面的情况时，尝试抓住这些偏差。然后提醒自己该做点什么（比如提醒自己）。在你列举的情形中，更加现实的思维方式是什么？

多次重复自己的修正思维。一开始可能因为不习惯而觉得很假。随着时间的发展，你更加熟悉而且开始感觉良好。

Paterson，2002. 经 Randy J.Peterson 同意转载。

附录 G 预 防 复 发

患有重度抑郁症的患者有复发的风险。需要利用身体状态良好的时机积极预防复发。如同糖尿病一样，抑郁需要自我监控或注意自己的情绪，以便能够及时发现复发的早期信号避免全面复发。

1. 为了预防复发，监控情绪波动，建立个人警告信号清单，关注对你的情绪有正面影响的活动。当感觉好一些时，关注情绪波动。不要忽视变化，比如睡眠不好、负面或无望的想法，这表示你有可能复发。多关注那些能够帮助稳定或改善情绪的活动，并将之融入到你的日常活动当中去。比如，如果遛狗或访友有帮助，确保这些成为你日常生活的一部分。如果你感觉到有警告信号出现，你应该看家庭医生或是见精神科医生。

2. 健康的生活方式很重要。健康的生活方式包括合理的营养、锻炼和良好的睡眠习惯。如果你正在努力克服抑郁，需要特别关注这些方面。如果你吃得很少或不健康，就很容易疲倦。研究发现经常锻炼可以对情绪有积极的影响。如果你睡眠有困难，需要按时睡觉。最好早睡早起。避免睡前受到刺激。许多人采取做放松运动或服用药物的方法帮助睡眠。

3. 你无法避免压力，但是可以采取新的策略应对。许多抑郁的患者倾向于采取一种办法应对压力。比如，他们回避担忧和问题。这可能一时解决问题，但无法永远解决问题。在可能的情况下，尝试各种办法。问题一旦出现就尽快解决，回避问题会让压力累积。对于压力保持现实的态度。认识到哪些关系可能不健康，在可能的时候，避免可能导致复发的因素。

4. 记得重要关系和社会支持对于自我价值和快乐很重要。大部分时间一个人独处可能造成抑郁或复发，然后抑郁的情绪让人们倾向于更加隔离自己。强大的社交网络和社会支持可以成为对抗抑郁的缓冲。尝试参加社交活动，扩大社交圈子。

5. 努力发展一种平衡的生活，给工作、家庭和朋友、娱乐都留出足够的时间。刚开始可能集中于一个领域（如工作或者爱好）来逃离抑郁情绪。最终，需要各个方面兼顾，包括生活、学习、工作、志愿者活动、家庭和朋友及爱好。随着病情恢复，应该平衡生活中的各个方面以避免复发。

6. 处理你的热点想法。热点想法是自动蹦进大脑的负性想法。它们造成你情绪低落。继续练习实事求是（寻找支持和反对想法的证据），以达到思维平衡。虽然一开始很难奏效，但是随着充分的练习，最终会习惯成自然。

7. 如果你情绪低落，不要恐慌。情绪有起伏是正常现象。慢慢的，事情会有改善，但是在康复的道路上仍会有暂时倒退的时候。如果你注意到全天情绪不好，你可能担心问题又回来了或变糟糕了。你可能认为自己发病了。这些想法令你感到害怕，最终导致你的情绪真的变糟。所以，需要记住担心或过度解读只会使问题变糟。你应该接受情绪变化是恢复过程中的正常现象。认识到情绪不会永远糟糕，然后接着做已经计划好的其他活动。

8. 如果你情绪低落，一些人喜欢刨根问底。一些人对于情绪低落的反应是喜欢问原因。他们询问到底出了什么问题。虽然有时候这有助于预防问题复发，但是总体上不好。你可能找不出原因。即使确实找到，情绪也不会好起来。恰恰相反，情绪反而可能更糟。最好的办法就是集中在正面的行动上。

9. 随着情绪好转，避免不断检查情绪。想象几周来你肩膀酸痛。有一天你突然发现不痛了。你可能试图伸展身体检查疼痛是否真的消失了。你认为如果继续疼痛，伤口需要更长时间愈合。如果不痛了，那你就好了。对于抑郁你也会这样做。你可能通过思考生活中的负面来检验自己。毫无疑问，这会让你感觉更糟，这意味着你仍然抑郁吗？不是。病情好转并不意味着你不能让自己变糟，除非你不这样做。所以，如果抑郁和焦虑不存在了，不要去寻找它们。

10. 随着情绪的提升，保持热情。情绪问题剥夺了你的精力和热情。你经常感觉不想做事。为了保持热情，你需要减少对自己的期望。做一些小事情，通过这些保持你的动力和兴趣。但是，当你的热情回来后，你可能陷入困境。你渴望做更大的事情，于是忘记了循序渐进。如果你揠苗助长，你可能适得其反，继续回到抑郁。记住循序渐进的重要性。一旦有了热情，不要让它轻易离开。

11. 最后，注意患者康复后可能担心再度复发。请仔细考虑与家人建立紧急联系的方案。这个方案包括谁通知医生，谁通知学校，谁保证支付账单。你有了预备方案（急救箱）就不会那么焦虑了。

附录 H　休闲技巧清单

休闲技巧清单

活动	过去做的	现在开始	想要做的
（A）运动	☐ 排球	☐ 排球	☐ 排球
	☐ 篮球	☐ 篮球	☐ 篮球
	☐台球	☐台球	☐台球
	☐垒球	☐垒球	☐垒球
	☐游泳	☐游泳	☐游泳
	☐曲棍球	☐曲棍球	☐曲棍球
	☐高尔夫	☐高尔夫	☐高尔夫
	☐冰壶	☐冰壶	☐冰壶
	☐滑冰-下山	☐滑冰-下山	☐滑冰-下山
	☐滑冰-越野	☐滑冰-越野	滑冰-越野
	☐慢跑	☐慢跑	☐慢跑
	☐自行车	☐自行车	☐自行车
	☐划船	☐划船	☐划船
	☐骑马	☐骑马	☐骑马
	☐足球	☐足球	☐足球
	☐健美体操	☐健美体操	☐健美体操
	☐足球	☐足球	☐足球
	☐箭术	☐箭术	☐箭术
	☐ 羽毛球	☐ 羽毛球	☐ 羽毛球
	☐ 射击	☐ 射击	☐ 射击
	☐ 观看比赛	☐ 观看比赛	☐ 观看比赛
	☐ 网球	☐ 网球	☐ 网球
	☐ 壁球	☐ 壁球	☐壁球
	☐ 举重	☐ 举重	☐举重
	☐高尔夫	☐高尔夫	☐高尔夫
其他			
（B）自然	☐步行	☐步行	☐步行
	☐野营	☐野营	☐野营
	☐公园散步	☐公园散步	☐公园散步
	☐游园	☐游园	☐游园

活动	过去做的	现在开始	想要做的
（B）自然	□养宠物	□养宠物	□养宠物
	□室内栽培	□室内栽培	□室内栽培
	□狩猎	□狩猎	□狩猎
	□钓鱼	□钓鱼	□钓鱼
	□诱捕	□诱捕	□诱捕
其他			
（C）爱好和手工	□　缝纫	□　缝纫	□　缝纫
	□　射击	□　射击	□　射击
	□　做饭	□　做饭	□　做饭
	□　皮革制作	□　皮革制作	□　皮革制作
	□　编结	□　编结	□　编结
	□　制模	□　制模	□　制模
	□木工	□木工	□　木工
	□　编织	□　编织	□　编织
	□　钩编	□钩编	□钩编
	□　修补房屋	□修补房屋	□修补房屋
	□　内部装修	□内部装修	□内部装修
	□　汽车修理	□汽车修理	□汽车修理
	□　刺绣	□刺绣	□刺绣
	□室内栽培	□室内栽培	□室内栽培
	□织布	□织布	□织布
	□陶器	□陶器	□陶器
	□地毯制作	□地毯制作	□地毯制作
	□　家具装饰	□　家具装饰	□　家具装饰
	□　足球	□　足球	□　足球
	□　蜡烛制作	□　蜡烛制作	□　蜡烛制作
	□　金属加工	□　金属加工	□　金属加工
其他			
（D）创造性的	□　绘画	□　绘画	□　绘画
	□　照相	□　照相	□　照相
	□　雕塑	□　雕塑	□　雕塑
	□　写作	□　写作	□　写作
	□　制陶术	□制陶术	□制陶术
	□　跳舞	□跳舞	□跳舞
	□　彩色玻璃	□彩色玻璃	□彩色玻璃
	□　戏剧	□戏剧	□戏剧

续表

活动	过去做的	现在开始	想要做的
（D）创造性的	☐ 玩乐器	☐玩乐器	☐玩乐器
	☐ 写乐谱	☐写乐谱	☐写乐谱
	☐ 汽车修理	☐汽车修理	☐汽车修理
	☐ 唱歌	☐唱歌	☐唱歌
	☐ 素描	☐素描	☐素描
其他			
（E）娱乐、社交和文化活动	☐ 看电视	☐看电视	☐看电视
	☐ 看戏	☐看戏	☐看戏
	☐ 去博物馆	☐ 去博物馆	☐ 去博物馆
	☐ 去艺术展	☐去艺术展	☐去艺术展
	☐ 购物	☐购物	☐购物
	☐ 参加学术课程	☐参加学术课程	☐参加学术课程
	☐ 参加爱好课程	☐参加爱好课程	☐参加爱好课程
	☐ 访问朋友	☐访问朋友	☐访问朋友
	☐ 去酒吧	☐去酒吧	☐去酒吧
	☐ 旅行	☐ 旅行	☐旅行
	☐ 阅读小说	☐ 阅读小说	☐阅读小说
	☐ 阅读散文	☐ 阅读散文	☐阅读散文
	☐ 阅读报纸	☐ 阅读报纸	☐阅读报纸
	☐ 听讲座	☐ 听讲座	☐听讲座
	☐ 参观景点	☐ 参观景点	☐参观景点
	☐ 参加拍卖	☐参加拍卖	☐参加拍卖
	☐去自然保护公园	☐去自然保护公园	☐去自然保护公园
	☐参加聚会	☐参加聚会	☐参加聚会
	☐社交聚会跳舞	☐社交聚会跳舞	☐社交聚会跳舞
	☐出去吃饭	☐出去吃饭	☐出去吃饭
	☐ 参加自我改善的课程	☐参加自我改善的课程	☐参加自我改善的课程
	☐ 参加宗教活动	☐参加宗教活动	☐参加宗教活动
	☐ 看电影	☐看电影	☐看电影
	☐ 参加音乐会	☐参加音乐会	☐参加音乐会
	☐ 听收音机	☐听收音机	☐听收音机
	☐ 听音乐	☐听音乐	☐听音乐
其他			
（F）俱乐部和组织	☐ 宗教	☐宗教	☐宗教
	☐ 运动	☐运动	☐运动
	☐ 教育	☐教育	☐教育

活动	过去做的	现在开始	想要做的
（F）俱乐部和组织	□ 社交	□社交	□社交
	□ 种族	□种族	□种族
	□ 社区	□社区	□社区
	□ 年轻公民	□年轻公民	□年轻公民
	□ 政治	□政治	□政治
	□ 志愿服务	□志愿服务	□志愿服务
	□ 爱好	□爱好	□爱好
	□ 文化	□文化	□文化
其他			
（G）游戏	□ 国际象棋	□国际象棋	□国际象棋
	□ 西洋棋	□西洋棋	□西洋棋
	□ 桥牌	□桥牌	□桥牌
	□ 尤克牌	□尤克牌	□尤克牌
	□ 其他纸牌	□其他纸牌	□其他纸牌
	□ 撞球	□ 撞球	□ 撞球
	□ 乒乓球	□乒乓球	□乒乓球
	□ 马蹄铁	□马蹄铁	□马蹄铁
	□ 保龄球	□保龄球	□保龄球
	□槌球戏	□槌球戏	□槌球戏
	□ 字谜游戏	□字谜游戏	□字谜游戏
	□ 谜题	□谜题	□谜题
	□ 推圆盘游戏	□推圆盘游戏	□推圆盘游戏
	□ 台式游戏	□台式游戏	□台式游戏
	□ 拼字游戏	□拼字游戏	□拼字游戏
	□ 飞镖	□飞镖	□飞镖
其他			
（H）收集	□ 硬币	□硬币	□硬币
	□ 邮票	□邮票	□邮票
	□ 古董	□古董	□古董
	□ 汽车	□汽车	□汽车
	□ 艺术	□艺术	□艺术
	□ 手稿	□手稿	□手稿
	□ 照片	□ 照片	□ 照片
	□ 石头/贝壳	□石头/贝壳	□石头/贝壳
	□ 光盘	□光盘	□光盘
其他			
（I）志愿服务	□ 医院/ 健康服务	□医院/ 健康服务	□医院/ 健康服务
	□ 残疾人	□残疾人	□残疾人

续表

活动	过去做的	现在开始	想要做的
（I）志愿服务	□ 服务组织	□服务组织	□服务组织
	□ 娱乐	□娱乐	□娱乐
	□ 办公室	□办公室	□办公室
	□ 行政部门	□行政部门	□行政部门
	□ 飞镖	□飞镖	□飞镖
	□ 基金会	□ 基金会	□基金会
	□ 公共/广告	□公共/广告	□公共/广告
其他			

附录I 功能分析

功能分析

情境	想法/情绪/行为	如何应对	积极后果	消极结果

附录 J　认知行为小组治疗前评估

抑郁症

1. 在过去一年的时间里，你是否感到孤单、悲伤、抑郁或无望？

2. 睡眠是否突然增加或减少？

3. 食欲是否突然增加或减少，体重是否变化？

4. 精力是否突然有变化？

5. 兴趣/动机是否突然有变化？

6. 你是否求全责备？

7. 你是否认为自己无用？

8. 注意力集中吗？思维放慢或犹豫不决吗？

9. 不断思考死亡或伤害自己吗？你想这些东西多吗？已经有企图、计划了吗？这些想法的频率是多少？

10. 你如何评定自己的情绪，用 1～10 分？

躁狂发作

1. 你是否有过一段时间精力特别旺盛或特别自信？

2. 你是否有过一种特别想跟别人或世界建立联系的感觉？

3. 你是否有过失眠超过 3 天以上的时间？

4. 你是否有过花钱大手大脚，且产生想做大事的计划？

惊恐障碍

1. 在过去 1 个月的时间里，你是否有过突然感到强烈的恐惧或不舒服？

2. 你是否经历过发抖、出汗、气短、胸闷、头晕、非现实感或担心死亡等症状？

3. 过去 1 个月里发作过多少次？

4. 你担心再次发作吗？

5. 由于害怕惊恐发作，你回避去某些地方吗？

社交焦虑

1. 过去 1 个月，当你成为关注的中心或在别人面前表现时，你感到焦虑吗？

2. 当你在别人面前写作、阅读或者做什么事情的时候焦虑吗？

3. 你由于害怕尴尬而回避社交场合吗？

广泛性焦虑障碍

1. 在过去 1 个月，你持续为生活中的各种小事或大一点的事情担心或焦虑吗？

2. 你担心什么事情？

3. 你感到不安或者危险吗？

4. 你很容易疲劳吗？

5. 你睡眠有问题吗？

强迫症

1. 过去 1 个月，你是否为脑中反复出现的想法、图像或者冲动而烦恼，它们毫无意义，但你控制不住得想？

2. 为了消除不舒服的感觉，你反复做一些或想一些事情吗？

3. 你经常洗手或洗澡吗？

4. 你希望任何事情都井井有条吗？

身体变形障碍

1. 你认为自己的身体有一个缺陷，但是别人往往注意不到吗？

2. 你每天反复照镜子或化妆，在脑中将自己的形象与别人比较吗？

拔毛障碍

你从头皮或身体其他部位拔毛发吗？

抠皮肤障碍

你经常抠皮肤导致皮肤受损吗？

囤积障碍

1. 你有不管物品的实际价值而都囤积它们的癖好吗？

2. 你有很多东西占据了空间而无法活动吗？

3. 你认为需要帮助解决这一问题吗？

创伤后应激障碍

1. 你经历或见到过性侵、事故或伤亡等创伤性事件吗？
2. 你回避思考或谈论这些事件吗？
3. 你觉得疏远他人了吗？
4. 你觉得容易生气发火吗？

成瘾

1. 其他人说你饮酒/服药或者赌博了吗？
2. 你觉得需要减少饮酒/服药或赌博吗？
3. 你使用酒精/药物/赌博作为应对焦虑或抑郁的办法吗？

精神病

1. 你有时候觉得人们在背后议论或者特别关注你吗？
2. 你认为有人故意伤害你吗？
3. 你是否从电视、广播等处收到特殊的和你有关的信息？
4. 你觉得自己特别重要或者有超能力吗？
5. 你是否觉得有种外部力量在控制你的想法或者行为？
6. 你是否看到或者听到别人所不能感觉到的东西？